国家卫生健康委员会"十三五"规划教材

全国高等学历继续教育（专科）规划教材

供护理学类专业用

护理管理学

第4版

主　编　郑翠红　张俊娥

副主编　韩　琳　马秀梅

人民卫生出版社

图书在版编目（CIP）数据

护理管理学/郑翠红,张俊娥主编.—4 版.—北京:人民卫生出版社,2018

全国高等学历继续教育"十三五"（护理专科）规划教材

ISBN 978-7-117-26927-8

Ⅰ.①护… Ⅱ.①郑…②张… Ⅲ.①护理学-管理学-成人高等教育-教材 Ⅳ.①R47

中国版本图书馆 CIP 数据核字（2018）第 168262 号

| 人卫智网 | www.ipmph.com | 医学教育、学术、考试、健康、购书智慧智能综合服务平台 |
| 人卫官网 | www.pmph.com | 人卫官方资讯发布平台 |

护理管理学
第 4 版

主　　编：郑翠红　　张俊娥

出版发行：人民卫生出版社（中继线 010-59780011）

地　　址：北京市朝阳区潘家园南里 19 号

邮　　编：100021

E - mail：pmph @ pmph. com

购书热线：010-59787592　010-59787584　010-65264830

印　　刷：保定市中画美凯印刷有限公司

经　　销：新华书店

开　　本：850×1168　1/16　印张：15

字　　数：443 千字

版　　次：2007 年 7 月第 1 版　　2018 年 8 月第 4 版
　　　　　2022 年 7 月第 4 版第 4 次印刷（总第 36 次印刷）

标准书号：ISBN 978-7-117-26927-8

定　　价：36.00 元

打击盗版举报电话：010-59787491　E-mail：WQ @ pmph. com

（凡属印装质量问题请与本社市场营销中心联系退换）

数字负责人　郑翠红

编　　者（按姓氏笔画排序）

马秀梅 / 齐齐哈尔医学院附属第二医院

牛鸿爽 / 哈尔滨医科大学附属第二医院

宁晓东 / 荆门市第一人民医院

李华萍 / 福建卫生职业技术学院附属机关医院

汪淼芹 / 川北医学院附属医院

张俊娥 / 中山大学护理学院

陈　媛 / 厦门大学附属心血管病医院

郑翠红 / 福建卫生职业技术学院

黄湘晖 / 厦门市儿童医院

韩　琳 / 甘肃省人民医院

编写秘书　李华萍 / 福建卫生职业技术学院附属机关医院

数字秘书　李华萍 / 福建卫生职业技术学院附属机关医院

第四轮修订说明

随着我国医疗卫生体制改革和医学教育改革的深入推进，我国高等学历继续教育迎来了前所未有的发展和机遇。为了全面贯彻党的十九大报告中提到的"健康中国战略""人才强国战略"和中共中央、国务院发布的《"健康中国 2030"规划纲要》，深入实施《国家中长期教育改革和发展规划纲要(2010-2020 年)》《中共中央国务院关于深化医药卫生体制改革的意见》，贯彻教育部等六部门联合印发《关于医教协同深化临床医学人才培养改革的意见》等相关文件精神，推进高等学历继续教育的专业课程体系及教材体系的改革和创新，探索高等学历继续教育教材建设新模式，经全国高等学历继续教育规划教材评审委员会、人民卫生出版社共同决定，于 2017 年 3 月正式启动本套教材护理学专业(专科)第四轮修订工作，确定修订原则和要求。

为了深入解读《国家教育事业发展"十三五"规划》中"大力发展继续教育"的精神，创新教学课程、教材编写方法，并贯彻教育部印发《高等学历继续教育专业设置管理办法》文件，经评审委员会讨论决定，将"成人学历教育"的名称更替为"高等学历继续教育"，并且就相关联盟的更新和定位、多渠道教学模式、融合教材的具体制作和实施等重要问题进行了探讨并达成共识。

本次修订和编写的特点如下：

1. 坚持国家级规划教材顶层设计、全程规划、全程质控和"三基、五性、三特定"的编写原则。

2. 教材体现了高等学历继续教育的专业培养目标和专业特点。坚持了高等学历继续教育的非零起点性、学历需求性、职业需求性、模式多样性的特点，教材的编写贴近了高等学历继续教育的教学实际，适应了高等学历继续教育的社会需要，满足了高等学历继续教育的岗位胜任力需求，达到了教师好教、学生好学、实践好用的"三好"教材目标。

3. 本轮教材从内容和形式上进行了创新。内容上增加案例及解析，突出临床思维及技能的培养。形式上采用纸数一体的融合编写模式，在传统纸质版教材的基础上配数字化内容，以一书一码的形式展现,包括PPT、同步练习、图片等。

4. 整体优化。不仅优化教材品种,还注意不同教材内容的联系与衔接,避免遗漏、矛盾和不必要的重复。

本次修订全国高等学历继续教育"十三五"规划教材护理学专业专科教材13种,于2018年出版。

第四轮教材目录

序号	教材品种	主编	副主编
1	护理学导论（第3版）	张金华	夏立平　张涌静　沈海文
2	护理管理学（第4版）	郑翠红　张俊娥	韩　琳　马秀梅
3	护理心理学（第4版）	曹枫林	曹卫洁　张殿君
4	健康评估（第3版）	桂庆军	王丽敏　刘　蕾　李玉翠
5	内科护理学（第4版）	魏秀红　任华蓉	杨雪梅　李红梅　罗　玲
6	外科护理学（第4版）	芦桂芝　韩斌如	崔丽君　郑思琳　于亚平
7	妇产科护理学（第4版）	柳韦华　郭洪花	刘立新　吴筱婷
8	儿科护理学（第4版）	仰曙芬	高　凤　薛松梅
9	急危重症护理学（第3版）	刘雪松	王欣然　谭玲玲
10	临床营养学（第3版）	史琳娜	李永华　谭荣韶　葛　声　张片红
11*	基础护理学（第2版）	杨立群　高国贞	崔慧霞　龙　霖
12*	社区护理学（第3版）	涂　英　沈翠珍	张小燕　刘国莲
13*	临床护理技能实训	李　丹	李保刚　朱雪梅　谢培豪

注：1. * 为护理学专业专科、专科起点升本科共用教材

2. * 为配有在线课程，激活教材增值服务，通过内附的人卫慕课平台课程链接或二维码免费观看学习

评审委员会名单

前　言

　　《护理管理学》是将管理学的理论、方法与护理管理实践相结合的应用型学科。作为一门继续教育护理学专业必修课，是提高学生人文素质修养的主干课程，也是护士执业资格考试的重要内容，在护理课程体系中占有一定地位。教材编写以学生为主体，以学生职业生涯发展为落脚点，注重学生职业素养的培养；编写团队中护理行业专家占据 70%，编写内容对接行业标准，与国家卫生健康委员会最新行业标准要求接轨，内容丰富，重难点突出，目标具体明确。本书编写紧扣高素质技能型、应用型现代护理人才的培养目标，把握内容的深度、广度及侧重点，既保证知识的完整性和系统性，又突显继续教育"必需""够用"的特点。

　　本教材共有 10 章，内容包括管理与管理学基础、护理管理规划与决策、医院护理组织管理、护理人员招募与培养、岗位管理与个案管理模式、领导与护理指挥系统、控制与护理成本管理、护理质量管理与持续改进、护理服务与护理安全管理及护理信息管理。主要突出以下特色：一是改变了过去理论与实践脱节的现象，充分把临床护理管理者在护理管理过程中经历的鲜活案例贯穿在全文中，帮助学生理解管理学的基本知识和理论，注重学生护理质量、安全等意识的养成。二是紧密结合护理岗位管理、绩效考核、临床路径、护士分层培训等相关内容，让学生能更好地贴近临床。三是具有丰富临床经验的专家参与编写，使知识、技能更贴近临床，充分体现"必需""够用"的职业教育理念。四是注重案例解析、能力培养，提高学生对临床实际问题的分析能力和解决问题的能力。

　　本教材由 3 所学校和 7 家医院的 10 位护理专家合作编写而成，在编写过程中，凝聚了全体编者的智慧和心血，同时也得到了各参编单位的大力支持，在此一并表示诚挚的感谢。

　　由于编者的能力和水平有限，教材难免存在疏漏之处，敬请广大师生、护理同仁及广大读者批评指正。

郑翠红

2018 年 6 月

目　录

第一章 管理与管理学基础

1

01章

学习目标	
掌握	管理及护理管理的概念；管理的职能；应用科学管理理论和行为科学理论解决护理管理问题。
熟悉	管理的基本要素、基本原则；各管理理论的主要观点、基本原理与原则并能熟练应用。
了解	管理的必要性及作用；管理理论的发展。

第一节　概述

一、管理及管理学的概念

（一）管理的概念

管理活动自古有之,是现代人类最重要的社会活动之一。对于各级护理管理人员来说,学习管理学有助于成为一名合格的管理者。什么是管理呢? 由于专业背景的不同,人们从不同的角度、不同的侧重点来研究和描述管理的概念。科学管理理论认为,"管理"就是确切地知道你要别人干些什么,并鼓励和引导他们用最好、最经济的方法去做;经营管理理论认为,"管理"就是计划、组织、协调和控制;现代管理理论认为,"管理"就是设计和维持一种环境,使集体工作的人们能够有效地完成既定目标的过程。而从汉语词义上解释,"管理"就是管辖和处理;从广义上解释,"管理"就是人类的一种有意义、有目的的行动;从功效角度解释,"管理"就是通过一系列有效的活动,提高系统功效的过程;从职能角度解释,"管理"就是计划、组织、人员配备、指导和领导以及控制;从资源利用角度解释,"管理"就是有效地分配和利用组织中的人力、物力、财力、时间和信息资源,以实现组织目标的过程;从决策角度解释,"管理"就是决策。

1. **管理（management）**　是管理者为实现组织目标,对组织内部资源进行计划、组织、人力资源管理、领导、控制,以取得最大组织效益的动态活动过程。目前,国内外管理界对管理的涵义公认为:管理是管理者与被管理者共同实现既定目标的活动过程(图 1-1)。

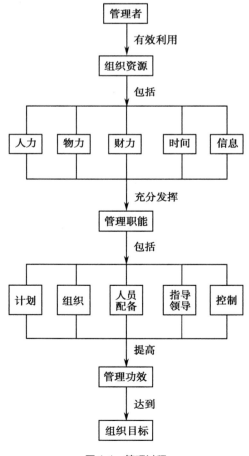

图 1-1　管理过程

2. 管理的基本含义 ①管理的宗旨是实现组织目标,管理是一个有目的、有意识的行为过程;②管理的核心是计划、组织、人力资源管理、领导和控制这五大职能的实现;③管理的基础是对人、财、物、时间、空间、信息等各种资源的合理使用和分配;④管理的重点是明确目标和正确决策;⑤管理的作用是使投入的成本效益最大化。

（二）管理学的概念

管理学(science of management)是自然科学和社会科学相互交叉产生的一门边缘学科,主要研究人类管理活动的基本规律及其应用。它既是一门具有规范意义的理论学科,也是一门对管理实践具有实际指导意义的应用学科,其基本原理、理论、技术和方法,适用于各个行业和不同组织的管理活动。

（三）护理管理学的概念

1. 护理管理（nursing management） 是以提高护理服务质量和工作效率为主要目的的工作过程。WHO对护理管理的定义为:护理管理是为了提高人们健康水平,系统地利用护士的潜在能力和有关的其他人员或设备、环境以及社会活动的过程。

2. 护理管理学（science of nursing management） 是一门研究护理管理活动的普遍规律、基本原理和一般方法的学科,是管理学在护理领域中的具体应用,使护理管理更趋科学化、专业化和效益化,以提高护理管理的水平和质量。它既是卫生事业管理的分支学科,也是现代护理的分支学科。

二、管理的基本特征和要素

（一）管理的基本特征

1. 管理的二重性 管理具有自然属性和社会属性。

(1)管理的自然属性:指管理是一种不随个人意识和社会意识变化的客观存在,不因生产关系、社会文化的变化而变化,只与生产力水平相关。自然属性具有普遍性和共性,它告诉我们可以大胆地引进和应用国外成熟的管理经验,以迅速提高我国的管理水平。

(2)管理的社会属性:指人们在一定的生产关系、社会文化、政治、经济条件中必然要受到生产关系的制约和社会文化、政治、经济制度影响的特性。它反映了一定社会形态中生产资料占有者的意志,是为一定的经济基础服务的,反映出管理的目的性。社会属性是管理的特殊性和个性,它告诉我们不能全盘照搬国外的做法,必须结合国情,建立有中国特色的管理模式。

2. 管理的科学性和艺术性 管理的科学性和艺术性是相辅相成的。

(1)管理的科学性:指管理者在管理活动中遵循管理的原理、原则,按照管理的客观规律解决管理中的实际问题的行为活动过程。管理活动具有规律性和普遍性,是一项专门的业务活动,管理活动必须建立在科学基础之上才能有效地进行。管理的科学性体现了管理的客观规律性,反对经验论。

(2)管理的艺术性:是管理者在实践中充分发挥创造性,熟练运用管理知识,并因地制宜采用不同的管理方法和技能达到预期管理效果的行为。管理活动的动态发展变化决定了管理的随机性和灵活性。管理的艺术性还体现在管理活动中管理者个人在解决管理问题时采用方法的创新性和多样性。管理的艺术性体现了管理的实践性,反对模式论。

3. 管理的普遍性和目的性

(1)管理的普遍性:指管理存在于各种活动之中,涉及社会每一个角落,与人类的各项社会活动、组织活动息息相关。

(2)管理的目的性:管理同其他社会实践一样,都是有意识有目的的活动,管理的一切活动都要为实现组织目标服务。通常表现为社会劳动和社会群体的共同目的,而不是某个人或管理者单方面的目的。

（二）管理的基本要素

1. 管理主体 是指从事管理活动的人员。组织中的管理主体由两类人构成。

（1）组织的高层管理人员：指根据组织既定目标，将任务分解为各类管理活动，并督促完成既定目标的人，他们通常是组织中的核心人物，如医院的护理副院长或护理部主任。一个组织的绩效如何，在很大程度上取决于管理者的综合能力，特别是最高领导者的综合能力。

（2）组织的中层管理人员和基层管理人员：指从事各方面具体管理活动的人，他们通常是组织中的骨干人物。离开这些人，组织的既定目标难以实现，如医院的科护士长或病房护士长。他们在成为管理主体的同时，又是组织高层管理人员管理活动的对象，受其领导和控制，执行其分解的组织目标和任务。因此，他们既是管理活动的发出者，又是管理活动的接收者。也就是说，他们既是管理的主体，又是管理的客体。

2. 管理客体 指管理活动所作用的对象，即管理的接收者。管理的对象是指管理者实施管理活动的对象，包括人、财、物、时间、空间和信息等组织管理所拥有的资源，其中人是管理的主要对象。

（1）人：指从事社会活动的劳动者，包括生产人员、技术人员和管理人员。人是管理的主要对象，是组织中第一资源，是一种可以反复利用、不断增值的资源。人力资源管理的目标是以人为本，用人所长，使人尽其才，才尽其用，最大程度地发挥人的价值。

（2）财：指一个组织在一定时间内所掌管和支配的物质资料的价值体现，是具有一定独立性和规律性的特殊资源。财力资源管理的目标就是通过对组织财力资源的科学管理，做到财尽其力，用有效的财力资源创造更大的社会效益和经济效益。

（3）物：指设备、材料、仪器和能源等。物质是人们从事社会实践活动的基础，所有组织的生存与发展都离不开物质基础。物力资源管理的目标就是通过对各种物力资源进行最优配置和最佳的组合利用，做到物尽其用，提高利用率。

（4）时间：时间是一种珍贵而有价值的无形资源，主要表现为速度和效率，是运动物质的存在形式。时间管理的目标是充分利用时间，做到在最短的时间内完成更多的事情，创造更多的价值。

（5）空间：从资源学的角度来看，空间资源主要包括高度资源、环境资源和物质资源。空间资源管理的目标是通过优化资源配置，提高资源的综合利用水平，以拓展人类的生存与发展空间。

（6）信息：指最新的知识、技术及研究成果等，是管理中不可缺少的要素，也是管理工作的基本工具。信息管理的目标是广泛收集、精确加工和提取、快速准确传递和处理、有效利用信息，以提高管理的有效性，达到效益的最大化。

理论与实践

护士工作中的管理问题

护士是护理管理者的管理客体，但在日常工作中也作为管理主体参与病房的管理工作。

1. 护士对患者的管理 包括患者安全管理、满足患者生理及心理需求等。

2. 护士对环境的管理 为患者营造安全、整洁、安静、舒适的物理休养环境，促进病区和谐医护、护护、医患、护患、患患的人际环境。

3. 护士对医疗物品及仪器设备的管理 做到医疗物品及仪器设备完好备用、定点放置、及时清洁、定时消毒、经常维护、定期检修、班班交接。

4. 护士对时间的管理 护士在上班期间要做好时间的管理，分清事情的轻重缓急，并根据 ABC 时间管理法做好工作安排。

5. 护士对信息的管理 护士需不断提高信息素养，熟练运用信息系统执行各项操作、电子病历书写、资料收集等工作，注意信息安全。

3. 管理目标 是指管理活动的努力方向和所要达到的目的,是决定管理行动的先决条件,贯穿于整个管理活动的始终,渗透在各项具体组织活动中,是衡量管理活动是否合理的标尺。彼得·德鲁克说:"目标并非命运,而是方向;目标并非命令,而是承诺;目标并不决定未来,而是动员组织的资源和能源以便塑造未来的那种手段"。

相关链接

不同的目标,不同的结果

唐太宗贞观年间,有一头马、一头驴子是好朋友。贞观三年,这匹马被玄奘选中前往印度取经。17年后这匹马驮着佛经回到长安,便到磨坊会见它的朋友驴子。老马谈起这次旅途的经历:浩瀚无边的沙漠、高耸入云的山峰、炽热的火山、奇幻的波澜……神话般的境界,让驴子听了大为惊叹。驴子感叹道:"你有多么丰富的见闻呀!那么遥远的路途,我连想都不敢想。"老马说:"其实,我们跨过的距离大体是相同的,当我向印度前进的时候,你也一刻都没有停步。唯一不同的是,我同玄奘大师有一个遥远的目标,并按照始终如一的方向前行,所以我们走进了一个广阔的世界。而你被蒙住了眼睛,一直围着磨盘打转,所以永远也走不出狭隘的天地"。

4. 管理方法和手段 管理方法是管理者作用于管理对象的工作方式和方法;管理手段是指管理者在管理中所采用的物质条件和管理工具。管理手段侧重于"硬件",如信息化的程度、计算机的使用等;管理方法侧重于"软件",是管理者在长期的实践中摸索出来的行之有效的方法。常用的管理方法有:行政方法、经济方法、法律方法、教育方法、技术方法及数量分析方法等。

(1)行政方法:是最基本、最传统的管理方法,是指依靠行政组织权威,通过命令、指示、规定等手段指挥下属工作而实现管理目标的方法。具有权威性、强制性、垂直性及具体性等特点。行政方法的使用可以使管理系统达到高度统一,也可集中人力、物力、财力等保证组织目标的实现。但管理效果却受到决策者水平的影响,同时也影响基层人员的主动性和创造性,造成官僚主义;行政层级多,层层传递信息,存在信息传递失真及缓慢等问题,影响工作效率。

(2)经济方法:是根据客观经济规律,运用各种经济手段和经济方法,特别是运用经济杠杆来调节国家、集体和个人之间的利益所实施的管理方法。具有利益性、灵活性、关联性及公平性等特点。经济方法的使用可以提高经济效益,使员工更容易从经济利益出发关注组织目标的实现,提高行政效果,但容易导致员工过于注重经济利益和忽视社会效益。

(3)法律方法:是通过制定和实施的法律、法令、条例等对人的各种行为规范规则进行管理的方法。具有公开性、规范性、严肃性及强制性等特点。法律方法的使用可使职权明确,奖罚分明,利于管理活动有序进行,从而保证生产秩序正常进行。但缺乏灵活性和弹性,不便于特殊问题的处理。

(4)教育方法:是通过传授、启发、诱导等方式,提高人们的思想认识水平和科学文化水平,发挥人的主观能动作用,执行管理职能的方法。其实质是对受教育者施加影响,从而达到提高人的综合素质,调动人的主观能动性的目标。具有启发性、灵活多样性及长期性等特点。但教育方法的实施是一个长久而缓慢的过程。

(5)技术方法:是组织中各个层次管理者管理活动的需要,自觉运用自己或他人所掌握的各种技术,以提高管理效率和效果的管理方法。各类技术主要包括信息技术、决策技术、计划技术、组织技术和控制技术等。管理技术方法的实质就是把技术融进管理中,利用技术来辅助管理。具有客观性、规律性及精确性的特点。

(6)数量分析方法:是建立在现代系统论、信息论、控制论等科学基础上的一系列数量分析和决策方法,可以提高管理科学性以及决策准确性。具有模型化、客观性强等特点。

三、管理的必要性及作用

（一）管理的必要性

1. **管理的普遍存在性**　管理普遍适用于任何类型的组织,无论是营利性组织(如大小型企业)还是非营利性组织(如政府、军队、医院、学校等)都有其特定的组织目标、资源调配和利用的问题,都需要人员负责执行管理任务。作为组织成员,在人生的不同阶段,可能是管理主体,也可能是管理客体。因此,管理无处不在。

2. **管理的普遍需要性**　任何组织要想实现发展目标,都离不开全体成员的共同努力。只有通过管理,才能把各个成员的目标引向组织的发展目标,把无数分力组成方向一致的合力。因此,实现社会发展预期目标离不开管理,若管理不善,组织将成为一盘散沙,能否生存都成问题,更谈不上实现预期的发展目标。

（二）管理的作用

1. **管理是提高经济效益和社会效益的金钥匙**　有限的资源,要靠合理管理、有效配置,才能形成有效的社会生产力,效益高低取决于管理是否合理。

2. **管理是科学技术进步的推进器**　科学是第一生产力,有效管理是科技成果尽快转化为生产力的手段和中介,没有科学的管理,任何先进技术都无从发挥作用。

3. **管理是协调政府、企业和个人三者关系、调动各种积极因素的润滑剂**　无论是合理分工协作,还是资源的有效配置,调动各种积极因素等都需要管理。如果管理不善,则不能调动员工的积极性或者只调动了一部分人的积极性,而且很可能引起社会或企业内部的矛盾和冲突,导致效率低下,从而阻碍社会或企业的发展。

4. **管理是凝聚目标、形成合力的黏合剂**　把组织中每个成员千差万别的局部目标引向组织的目标,把无数分力组成一个方向一致的合力,都需要管理发挥作用。

5. **管理是 21 世纪的制胜法宝**　以计算机技术为基础,信息网络、互联网等在中国各行各业的应用和普及,大大推进了我国现代化管理的进程,使人们亲身感受到现代管理的巨大能量。在新世纪中管理越来越成为影响组织生死存亡和社会经济发展的关键因素。21 世纪,工作质量、服务质量和生活质量的提高,都依赖于管理水平的提高。

四、管理的职能

管理职能是管理或管理人员应发挥的作用或承担的任务,是管理活动内容的理论概括。1916 年,法国管理学家亨利·法约尔提出,所有的管理者应履行计划、组织、指挥、协调和控制 5 项管理职能。20 世纪 50 年代,美国管理学家哈罗德·孔茨和西里尔·奥唐奈提出了计划、组织、人员配备、领导和控制 5 项管理职能,本书将从以下 5 个方面来阐述管理职能。

1. **计划职能**　是管理最基本的职能,包括确定组织目标和选择实现目标的途径。管理者根据计划从事组织、领导及控制工作等活动,以达到预定目标。为确保组织中各项活动有效、协调进行,必须有严密、统一的计划。具体而言就是要确定做什么(what)、为什么做(why)、谁来做(who)、何时做(when)、何地做(where)和如何做(how)。

2. **组织职能**　是指为实现预定目标,根据计划科学安排组织的各种资源,设计和维持合理的组织结构,包括组织设计、人员配置和组织变革 3 部分。组织设计是为实现计划目标,对各种业务活动进行组合分类,设置相应的岗位和职务,并按一定标准组合这些岗位和职务,形成不同的工作部门。人员配置是根据各个岗位的活动要求以及组织成员的素质和技能特点,恰当有效地选择、考评、培养和使用组织结构所规定的不同岗位人员,将适当的人员安置在相关岗位上,以胜任组织结构规定的各项职务,从而实现组织目标。组织变革是根据组织活动及环境的变化,对组织结构做必要的调整。

3. 人力资源管理职能 是指管理者根据组织管理内部的人力资源供需状况所进行的人员招募与遴选、培训、使用、评价的活动过程,以保证组织任务的顺利完成。随着管理理论研究和实践的不断深入,人力资源管理职能的含义已扩展为选人、育人、用人、评人和留人这5方面,且已经发展成管理学中的分支学科。

4. 领导职能 是使各项管理职能有效实施、运转并取得实效的统率职能。护理管理的领导职能就是管理者引导护理团队齐心协力实现组织目标的过程。发挥领导职能的关键是正确运用领导者的影响力,有效激励下属的工作自主性、积极性和创造性,提高工作效率,确保组织目标的实现。

5. 控制职能 是指根据既定目标和标准对组织活动进行监督、检查,在发现偏差时采取纠正措施,以达到预期目标。控制工作是一个延续不断,反复进行的过程,目的在于保证组织实际活动及其成果同预期目标相一致。控制的核心是保证组织目标的实现。

五、现代管理的基本原理、原则及应用

现代管理基本原理是对管理工作本质及其基本规律的科学分析和概括。现代管理基本原则是根据对客观事物基本原理的认识而引申出来的管理活动中所必须遵守的行为规范。现代管理基本原理和原则对管理实践具有普遍的指导意义,既要认识基本原理与原则的区别,又要注意两者之间的联系。现代管理的基本原理包括:系统原理、人本原理、动态原理和效益原理等,而每个原理又包含若干原则。

(一)系统原理

系统是由相互作用、相互影响的若干部分或要素组成的具有特定功能的有机整体。系统具有整体性、层次性、目的性及环境适应性等特征。

1. 系统原理的主要内容 管理对象是一个动态的开放系统,该系统的每个基本要素都不是孤立存在的,而是根据整体目标相互联系,按一定结构组合在一起,与其他各系统发生各种形式的联系。为实现管理目标,必须对管理对象进行细致的系统分析,从整体看部分,使部分服从整体。同时,管理对象也是其上级系统的一个构成部分,应考虑全局,服从大局。

2. 与系统原理相对应的管理原则

(1)整分合原则:是在管理中把统一领导与分级管理有机结合起来,在整体规划中明确分工,在分工基础上再进行有效的综合。整体把握、科学分解、组织综合是整分合原则的主要含义。

(2)反馈原则:任何管理系统与外部环境都有输入和输出关系,系统的输出反过来作用于输入,从而影响再输出。但就其内部相互关系而言,则必须构成一个各环节首尾衔接、互相约束、互相促进的连续封闭回路。在这个封闭系统中,反馈起着关键作用,有效地发挥管理中各个环节的功能和作用,形成有效管理,就是反馈原则的核心。

理论与实践

护 理 系 统

1. 护理工作运行子系统 是指各护理单元通过开展每日护理活动,为护理质量提供保证。

2. 支持子系统 是指由供应室、护理信息系统等支持单位组成的,为临床护理工作提供各种有效的人、财、物的支持系统。

3. 扩展子系统 通过开展护理科研、教学、培训,引进和开展护理新业务、新技术,加强人力资源的培训,发展专业内涵,拓展护理新领域的系统。

4. 系统原理在护理管理中的应用

(1)具有全局观念,落实优化管理:在错综复杂的护理工作中,不能片面地看问题,必须用系统分析方法,拥有全局观念,以充分发挥护理管理系统整体功能,实现其整体效应。在确定护理工作目标时,要正确处理组织内部与外部、局部与全局、眼前利益与长远利益的关系,以达到优化管理的目的。

(2)关注系统结构,实现管理目标:系统结构在发挥护理管理系统的整体功能中起重要的作用。护理管理工作必须根据面临的不同环境、任务、内部条件,适时、适当地进行结构调整,以确保管理目标的实现。

(二)人本原理

1. 人本原理的主要内容　人本原理就是以人为本的管理原理,在管理中把人看作最重要的资源,强调和重视人的作用,一切管理活动以人为核心,以调动人的工作积极性、主动性和创造性为出发点,善于发现、培养和使用人才,努力创造各种机会,满足组织成员自我实现的需要。在实现组织目标的同时,最大限度地实现组织成员的自我价值,达到个人和组织的共同发展。

2. **与人本原理相对应的管理原则**

(1)能级原则:其核心是人员优势和特点与岗位要求有机结合与匹配,做到能级对应。管理者为了使管理活动高效、有序、稳定和可靠,必须在组织系统中建立一定的管理层次,设置各个管理层次相应的管理职责和工作要求,然后按照管理系统中组织成员的自身特点、能力和素质等,安排到相应职位和岗位,做到人尽其才。

(2)动力原则:人的行为是需要动力的。管理的动力原则是指管理者在从事管理活动时,必须正确认识和掌握组织成员的行为动机,运用有效的管理动力机制,激发组织成员的行为向组织整体目标努力。组织中人的行为动力主要有物质动力、精神动力和信息动力 3 种类型。物质动力是人生存发展的基础,是组织行为的首要动力;精神动力是实现人高层次需要的源泉,是激发人持久努力的核心动力;信息动力为人在组织中的适应性发展和职业生涯规划提供了前提条件,是人在 21 世纪提高竞争力的关键。

3. **人本原理在护理管理中的应用**

(1)注重精神鼓励:护理管理者应改变传统工作方式,注意发现护理人员的长处,对其辛勤劳动及时肯定,多加赞美,减少责备,激发其工作热情与潜能,变被动工作为主动工作。

(2)重视授权:授权是护理管理者对护理人员的鼓励与信任,知人善任,用人所长,可使护理人员充分发挥其聪明才智,大大提高其工作积极性和主动性,激发工作热情。

(3)合理物质鼓励:奖金的分配应当与工作绩效挂钩,使奖金分配相对合理,使员工认识到自己的价值所在。应多采用正向激励,物质动力是人生存发展的基础,是组织行为的首要动力,因此在护理管理中可适当使用物质鼓励。

(三)**动态原理**

1. **动态原理的主要内容**　动态原理是指管理者在管理活动中,注意把握管理对象的运动和变化情况,不断调整各个环节以实现整体目标。管理对象是一个系统,随着系统内外条件的变化,人们对系统目标的认识也在不断变换与更新,衡量目标的准则也会随之改变。

2. **与动态原理相对应的管理原则**

(1)弹性原则:管理者在实施管理活动时要适应客观情况的变化,留有余地。弹性原则要求管理应具有伸缩性,强调管理者在进行决策和处理问题时,要尽可能考虑多种因素,以避免出现被动管理的局面。

(2)随机制宜原则:是权变管理学派的管理思想。要求在管理活动中应从具体实际情况出发,因时、因地、因人、因事不同而采取最适宜和最有效的管理方法。

3. **动态原理在护理管理中的应用**

(1)具备动态管理理念:随着新的护理管理模式的发展,新的政策制度、管理方法的出现,护理人员观念、行为方式的转变,以及护理服务对象和范围的扩展,对护理工作不断提出新要求。护理管理者要具备动态管理理念,对护理管理问题具有预见性,增强组织的适应能力,以免导致护理管理的被动局面。

（2）用动态原理指导实践:管理者在制定工作计划、管理决策、配置人力资源、执行改革创新等方面工作时,都应遵循弹性和随机的原则。根据实际情况,收集信息,及时反馈,对管理目标及管理方式进行调整,因地制宜,保持充分弹性,有效地进行动态管理,以适应环境变化对护理的要求,保持组织的稳定和发展。

（四）效益原理

1. 效益原理的主要内容　效益原理是指组织的各项管理活动都要以实现有效性、追求高效益作为目标的一项管理原理。它表明现代社会中任何一种有目的的活动,都存在着效益问题,效益问题是组织活动的综合体现。影响效益的因素是多方面的,如科学技术水平、管理水平、资源消耗和占用的合理性等。有效的管理能够使资源得到充分利用,带来组织的高效益。

2. 与效益原理相对应的管理原则　与效益原理相对应的原则是价值原则。管理学中的价值是指衡量事物有益程度的标准,是功能与效益的综合反映。管理者应使用人力、物力、财力、时间和信息资源,以最少的消耗达到最高的效益,满足服务对象的需要。

3. 效益原理在护理管理中的应用

（1）以讲求社会效益为最高目标:护理管理者在追求护理服务经济效益的同时,应注重其社会效益,以追求社会效益为最高目标。

（2）讲求效益要用全局观点:护理管理者应正确处理好全局效益和局部效益的关系,以获得最佳的整体效益。

（3）讲实效:护理管理者在工作中不能只注重动机和结果,还要注重工作效益,才能在激烈的竞争中立于不败之地。

（4）长远目标与当前任务相结合:护理管理者应注意长远目标与当前任务的结合,增强工作的预见性和计划性,减少盲目性和随意性,达到事半功倍的效果。

第二节　管理的基本理论

问题与思考

某医院对所有新招聘护士进行岗前培训,其中一项重要内容就是对各项护理操作技术进行规范化培训,很多新护士不能理解,我们都是经过学校培训的,铺麻醉床、无菌技术、静脉输液等操作实习时都在做,为什么还要进行培训呢？为什么一定要按照这个医院的规范进行操作呢？

思考:对新护士进行统一的规范化培训是否有必要,这项培训是遵循了哪个管理理论的观点？

一、管理理论的发展阶段

自从有了人类组织活动,就有了管理活动。管理活动的形成和发展经历了管理实践、管理思想和管理理论的漫长过程。管理思想源于管理实践,是对管理经验的概括和总结。管理理论是对管理实践中积累起来的管理经验进行提炼和总结,逐步形成的对管理活动的系统化认识;受管理活动所处历史环境与阶段的影响,管理理论又反作用于管理实践,对管理实践起指导和推动作用。管理理论是指导管理人员从事各项管理活动的路标和蓝图,它是由一系列观念或观点构成的知识体系,是人们对管理过程中发生的各种关系认识的总和。管理理论的发展、生产力的发展以及生产组织方式的变化紧密相连,时代的发展决定了管理理论的发展。

管理理论的发展主要经历了古典管理理论阶段(19世纪末~20世纪30年代)、行为科学阶段(20世纪30年代~60年代)和现代管理阶段(20世纪60年代~80年代)。近年来,也有管理学家将20世纪80年代至今称为当代管理理论阶段。本节重点介绍各阶段的代表理论。

二、经典管理理论

(一)古典管理理论

1. 泰勒的科学管理理论　20世纪初美国资本主义经济较快发展,但由于企业管理落后,美国经济发展和企业中劳动生产率的提高远远落后于当时科学技术成就和国内外经济条件所提供的可能性。费雷德里克·泰勒(Frederick W Taylor,1856年~1915年)作为一名从学徒工开始,先后被提拔为车间管理员、技师、小组长、工长、设计室主任和总工程师的管理者,他了解工人们普遍怠工的原因,他感到缺乏有效的管理手段是提高生产率的严重障碍。为此,泰勒开始探索科学的管理方法和理论。他主要通过搬运生铁试验、铁锹试验、金属切割试验来研究如何提高工人的劳动生产率和组织的管理效率。1911年出版的《科学管理原理》标志着科学管理理论的形成。泰勒也被誉为美国古典管理学家、科学管理理论的创始人,被称为"科学管理之父"。泰勒认为管理是一门建立在明确的法规、条文和原则之上的科学。泰勒的科学管理主要有两大贡献:一是管理要走向科学;二是劳资双方的精神革命。

相关链接

泰勒的三大实验

1. "搬运生铁试验"——摸索出工人每日合理的工作量,从而为实行定额管理奠定基础。在伯利恒钢铁公司,有一搬运小组搬运生铁,泰勒试验之前,这个搬运组的75名员工平均每人每天装货约12.5吨,而泰勒等人的观察发现他们能搬运47~48吨。

2. "铁锹试验"——铁锹铲煤试验,为实行工具标准化奠定了基础。铁锹试验首先研究了铲口的负载量;其次研究各种材料达到标准负载的铁锹的形状、规格;与此同时还研究了各种原料装锹的最好方法,并对每套动作的精确时间做了研究,从而提出了一个"一流工人"每天应该完成的工作量。堆料场的劳动力从400~600人减少为140人。平均每人每天的操作量从16吨提高到59吨,每个工人的日工资从1.15美元提高到1.88美元。

3. "金属切削试验"——该试验延续26年之久,为制定各种机床进行高速切削和精密加工的操作规程提供了科学的依据。

(1)泰勒科学管理理论的主要内容

1)效率至上:观察和分析工人工作过程中的每个动作细节及其所花费的时间,据此制定科学的操作方法,以规范工作活动和工作定额。

2)挑选及培训一流员工:细致地挑选工人,并培训他们使用标准的操作方法,以提高劳动生产效率。

3)劳资双方共同协作:真诚地与工人们合作,确保劳资双方均能通过提高生产效率得到好处。

4)差别计件工资制:在工资制度上实行差别计件制。根据工人完成工作定额的情况支付工资,激励工人努力工作。

5)计划职能与执行职能相分离:明确管理者和工人各自的工作和职责,把管理工作称为计划职能,工人劳动称为执行职能,以科学管理方法取代经验管理方法。

6)实行标准化管理:在科学分析的基础上确定有关标准,让工人掌握标准化的操作方法,使用标准化的工作机器和材料,并使工作环境标准化。

7)提出例外原则:高级管理人员把例行事务授权给下级管理人员,自己只需要保留对例外事项的处理和监督权。

8)实行"职能工长制":人具有不同的禀赋和才能,科学管理要求挑选和培训适合其工作而又有进取心的人,使他们有最合适的工作,使每个工长只承担一种管理职能,激励他们尽最大的力量来完成工作任务。

(2)泰勒科学管理理论的评价:泰勒是从个别工人的角度来研究如何提高每个工人的工作效率,从而提高整个企业的效率,具有较强的实践性。列宁对此理论评价:"一方面是资产阶级剥削最巧妙的残酷手段,另一方面是一系列最丰富的科学成就,用科学来分析人在劳动中的机械动作,制定最精准的工作方法,实行最完善的计算和监督制度。"泰勒站在资产阶级立场,研究科学管理的目的主要是为了使资本家获得更大的剩余价值。不足之处在于重视工作,忽视人性;重视物质,忽视精神;重视规章制度,忽视相互沟通,把人作为"经济人"看待,忽视了人的社会性。

(3)科学管理理论在护理管理工作中的应用

案例1-1

描述

规范护士在护理操作技能大赛中的操作规程

某医院接到省卫生计生委通知:预计在今年的5·12护士节举行全省护士技能操作大赛,比赛项目有:无菌技术、静脉输液、铺麻醉床、留置导尿、穿脱隔离衣5项,请各参赛单位做好准备工作。该院护理部立即对全院护士进行几项操作的考核,挑选出得分高的护士进行集体培训,由资深护士长们对每项操作的最佳姿势、最节力动作及最省时步骤进行讨论并结合评分标准制定出新的操作流程,对优胜护士进行集体培训,以备参赛。但被选护士积极性不高,训练太辛苦,集训时获得的工作量分为最低的10分,直接影响参赛护士的绩效。

解析

1. 存在问题

(1)操作标准与评分标准可能存在差异。

(2)参赛护士操作姿势、节力及操作时间的把控方面不够熟练。

(3)未充分考虑影响参赛护士积极性的相关因素。

(4)未使参赛护士明确自己比赛获奖与职业发展之间的关系。

2. 解决方案

(1)制定新的操作标准:使其尽量接近参赛评分标准,缩小两者之间的差异。该案例中护理部应尽量结合最新、最权威的比赛评分标准对院内评分标准进行调整。

(2)进一步规范操作流程:本案例中,护理部已经委托院内资深护士长对几项操作的最优美姿势、最节力动作及最省时步骤进行讨论研究,制定出一份新的操作流程。另外,在进行集训之前首先对全院的护士进行了一轮选拔,挑选最优的护士参加培训,正如泰勒所说:"应记住的是,对外科大夫的培训,在形式上几乎和在科学管理下给予工人的教育和培训一样。对外科大夫早期的教育,都是在有经验医生的监督下,以最精细的方法,在每个工作环节上教他该怎样做才能最出色"。

（3）提高参赛护士物质待遇：为使参赛护士主动学习，护理管理者应充分考虑影响其工作积极性的相关因素，如：高强度的集体培训、枯燥乏味的重复练习，却仅给予最低工作量分是影响护士参赛积极性的一个非常重要的物质因素，应该给予适当的、让她们感到满意和平衡的工作量分及绩效。

（4）实行奖励性报酬制度：护理管理者应制定《护理操作技能考核奖惩制度》等相关文件，将考核成绩与参赛护士的奖金、转正、晋升等方面挂钩，使参赛护士明确操作技能掌握程度与受到奖惩的关系。如：对表现突出者进行表彰，并推荐参加更高一级的比赛，在后续的晋升、升职等方面优先，为其规划自身的护理职业生涯提供更多途径，增强学习效果。

2. 法约尔的管理过程理论　亨利·法约尔（Henri Fayol，1841年~1925年），出生于法国，是管理过程学派的鼻祖，被称为"管理过程之父"和"现代经营管理之父"。他在一个煤矿担任了多年的组织管理者，着重研究如何通过管理职能和高层管理工作来提高劳动生产率。1916年出版的《工业管理与一般管理》是其主要代表作，标志着一般管理理论的诞生。

（1）法约尔管理过程理论的主要内容

1）区别经营和管理：法约尔将管理活动从经营活动中提炼出来，法约尔认为，管理是一种普遍存在的单独活动，有自己的知识体系，由各种职能构成，管理者通过完成各种管理职能来实现组织目标。

2）明确提出管理的5项职能：法约尔将管理活动分为计划、组织、指挥、协调和控制，进行了相应的分析和讨论，并指出所有管理者在管理过程中都要履行这5项职能。

3）倡导管理教育：法约尔认为每个人或多或少都需要管理的相关知识，而管理能力可以通过管理教育来获得。

4）提出管理的14项基本原则：①管理分工原则：分工不只适用于技术工作，也适用于管理工作，通过分工可以提高管理工作的效率；②权力与责任相一致原则：有权力的地方，就有责任，责任是权力的必然结果和必要补充；③纪律原则：下属必须严格遵守组织规则，良好的纪律依赖于有效的管理；④统一命令原则：下级人员只能接受有隶属关系的直接上级的指令；⑤统一领导原则：具有相同目标的组织活动应在同一管理者和同一计划的指导下进行；⑥个人利益服从集体利益原则：组织内任何个人或群体的利益均不应置于组织整体利益之上；⑦报酬公平原则：对下属的劳动付出必须支付合理的酬劳；⑧权力适度集中原则：相对的集中与分散是一个尺度问题，关键在于找到适合企业的最适度；⑨等级原则：从组织的最高层到最低层之间的职权代表是一个等级链，信息应当按等级链传递，当等级链导致信息传递延迟时，则允许横向交流；⑩秩序原则：人员应放在最适合其能力发挥的工作岗位上；⑪公平管理原则：管理者应当善意与公平地对待下属；⑫人员稳定原则：管理者应掌握人员稳定和流动的因素，以利于组织成员能力的充分发挥；⑬首创精神原则：鼓励和允许下属充分构想并实施其计划，以激励下属的工作热情；⑭团队协作原则：鼓励团队合作，构建和谐团队。

（2）法约尔的管理过程理论评价：法约尔的管理过程理论从企业角度研究如何提高生产效率，强调较高层次的一般管理，具有较强的概括性和普遍性。倡导管理教育，促进了社会对管理知识的接受和普及，促进了管理专业的形成。不足之处在于：考察了组织内在因素，对组织与周围环境的关系未引起重视，缺乏具体性；各管理原则有时在实际管理工作中无法实行，甚至出现原则之间相互矛盾，没有从动态和发展的角度来研究组织的运动和发展。

3. 韦伯的行政组织理论　马克斯·韦伯（Max Weber，1864年~1920年），德国人，被称为"行政组织理论之父"。他从行政的角度对管理的组织结构体系进行探讨，在其代表著作《社会组织与经济组织理论》中提出了"理想的行政组织体系",目的是解决管理组织结构优化问题。

（1）韦伯行政组织理论的主要内容：

1）权力是组织存在的基础：韦伯认为，任何组织都必须以某种形式的权力作为基础，没有这种权力，任何组织都不能达到自己的目标。他认为人类社会存在 3 种为社会所接受的合法权力：传统权力、超凡权力、法定权力。合理的法定权力是行政组织的基础，是保证组织能够健康发展的最好权力形式。

2）理想的行政组织体系：理想的行政组织体系具有以下特征：①组织中的成员有明确的职位和职责范畴；②自上而下权力等级链；③人员任用通过正式的考核和培训实现；④对成员进行合理分工，并通过技术培训提高工作效率；⑤员工有固定的薪金和明文规定的晋升制度；⑥组织成员之间的关系对事不对人。

（2）韦伯行政组织理论的评价：韦伯理想的行政组织体系是一种高度结构化、正式化、非人格化的体系，它是强制控制的合理手段，是达到目标，提高效率的最有效形式。这种组织形式在精确性、稳定性、纪律性和可靠性等方面都优于其他形式，是对泰勒、法约尔理论的补充。其不足之处在于：高纯度化的理论与现实中的组织有差距，忽视了非正式组织的影响力、下级人员的主动性和积极性，缺乏民主精神。

（二）行为科学理论

1. 梅奥的人际关系理论　乔治·埃尔顿·梅奥（George Elton Myao，1880 年～1949 年）是美国行为科学家、人际关系理论的创始人。1927 年他在美国哈佛大学工商管理学院从事工商管理研究时，应邀到西方电气公司所属的霍桑工厂，主持组织管理与生产效率关系的实验，即"霍桑试验"。1933 年发表了《工业文明的人类问题》，1945 年发表了《工业文明的社会问题》。这两本著作对霍桑试验进行了总结，也是梅奥人际关系学说的代表性论著。

（1）梅奥人际关系理论的主要内容：

1）工人是社会人：传统组织理论把人当作"经济人"，认为金钱是刺激人积极性的唯一动力。梅奥则认为，人与人之间的友情、安全感、归属感和受人尊敬等也影响人的积极性，而后者更为重要。因此，不能单纯着眼于技术和物质条件管理，必须首先从社会及心理方面考虑合理的组织与管理。

2）组织中存在非正式组织：传统组织理论只重视组织结构、职权划分、规章制度等正式组织的问题，但梅奥通过霍桑试验发现，任何组织中都存在着两种类型的组织，一种是正式组织，另一种是非正式组织。非正式组织是组织成员在工作和长期的接触中，由于相互了解和感情加深，从而形成的一种相对稳定的非正式群体，具有特定的规范和规则，影响着组织的运行和组织成员的行为。两种类型的组织相伴相生，相互依存。管理者必须正视非正式组织的存在，并利用它来影响人们的工作态度，为正式组织的活动和目标服务。

3）新型管理者重视提高工人的满意度：传统组织理论认为，生产效率主要受工作方法、工作条件、工资制度等制约，只要采用科学的作业方法、改善工作条件、实行恰当的工资制度，就可以提高生产效率。梅奥通过试验证明，生产率能否提高，很大程度上取决于工人工作的积极性、主动性和协作精神，取决于对各种需要的满足程度，满足程度越高，士气就越高，劳动生产率也就越高。新型管理者应尽可能满足工人的需要，不仅要解决其物质生活或生产技术方面的问题，而且要使经济需要与非正式组织的社会需要之间取得平衡，最大可能提高工人士气，进而从根本上提高生产效率。

（2）梅奥人际关系理论的评价：梅奥人际关系理论开创了管理中重视人的因素的时代，在西方管理思想和管理理论的发展史上具有划时代意义。它纠正、补充和发展了古典管理理论，为管理方法的变革指明了方向。该理论提倡下级参与企业的各种决策，建立面谈和调解制度，加强意见沟通，以此改善人际关系，提高职工士气，重视、利用和倡导各种非正式组织。其不足之处在于过分强调人的社会需要，而忽视其经济需要。

相关链接

霍桑试验

1924~1932年间,在西方电气公司所属的霍桑工厂,梅奥为测定各种有关因素对生产效率的影响程度进行了一系列试验,由此提出人际关系理论。试验依次分为4个阶段:工场照明试验(1924—1927)、继电器装配室试验(1927—1928)、大规模的访问与调查(1928—1931)及接线板接线工作室试验(1931~1932年)。通过霍桑试验,梅奥认为:人们的生产效率不仅要受到生理方面、物理方面等因素的影响,更重要的是受到社会环境、社会心理等方面的影响。

(3)行为科学理论在护理管理工作中的应用

案例1-2

描述

谁才是真正的护士长

某医院供应室有护理人员35名,小王是最近竞聘上岗的护士长,她是护理管理专业的研究生,正好有一套新的管理理论很适合供应室的日常管理,想用这套理论对供应室的工作进行整改,以提高供应室成员的技术水平和工作效率,保证工作人员的绩效。王护士长管理工作原则性强,行事雷厉风行,奉行的座右铭是:一切向制度看齐。对于原有的一些管理方法及制度持不赞成态度。老张是退休的护士长,目前返聘在科室工作,实际工作中大家有疑惑仍习惯向张护士长请教,也总能得到较满意的答复。王护士长感觉自己的权威受到挑战,在推进管理理论、做工作整改的过程中遇到了较大的阻力,无法进一步推进。

解析

1. 存在问题

(1)王护士长过于强调技术水平、工作效率及物质条件。

(2)管理工作一切以制度为准绳,缺乏人性化及弹性管理。

(3)管理过程中,未争取多数人尤其是有影响力的老护士长的支持,导致管理措施推行受阻。

2. 解决方案

(1)与科室人员"同一条心":王护士长必须明白的一点是,科室的人员不仅仅是经济人,更是社会人,他们需要尊重、归属感和安全感,应与科室人员建立友情,获得他们感情上的支持,从心理上接受她成为护士长的事实。同时,也支持她所提出的一些管理上的改变。

(2)充分利用科室中的"非正式组织":组织中存在非正式组织,一个高效的管理者,对非正式组织的存在不应持排斥态度,而应该是尽可能地利用非正式组织的力量,尽量让他们的目标与组织目标一致,从而利于组织目标的实现。本案例中,张护士长就是非正式组织的代表人物,她的影响力将会对王护士长推进管理改革起决定性作用。

(3)调动员工积极性,提高满意度:在获得员工支持的前提下,了解各位员工的需求,采用激励机制,调动员工的积极性,提高其满意度,鼓舞员工士气,从而推动管理整改工作。

2. 麦格雷戈的人性管理理论 道格拉斯·麦格雷戈(Douglas M · McGregor,1906—1964)是美国著名的行为科学家,他在1957年发表了《组织的人性方面》一文,提出了有名的"X-Y理论",该理论侧重对个体行为的研究。

（1）麦格雷戈人性管理理论的主要内容：

1）X理论：麦格雷戈将传统管理的观点总结为"X理论"，认为人性是消极的，具体内容主要包括：①人天生好逸恶劳，不愿工作，尽可能逃避工作；②人不求上进，不愿负责，而宁愿听命于人；③人们大多为了满足基本生理需要而选择经济上获利最大的工作；④人以自我为中心，漠视组织需要；⑤人缺乏理智，不能克制自己，易受他人影响。根据上述假设，管理工作的重点应为：①管理者应以利润为出发点，考虑人、财、物等资源的运用；②将金钱作为激励的手段；③严格的管理制度和法规、处罚和控制是保证组织目标实现的有效手段。

2）Y理论：麦格雷戈对"X理论"的否定，提出了与之对立的"Y理论"，认为人性是积极的，具体内容主要包括：①人并非天生懒惰，厌恶工作并非人的本性；②在适当的激励下，人们不仅会接受责任，而且还会主动承担责任；③一般人都具有解决问题的想象力及创造力；④个人目标与组织目标可以统一，有自我实现要求的人往往以达到组织目标为个人目标；⑤人愿意实行自我管理和自我控制。根据上述假设，管理工作的重点应为：①可通过有效地综合运用人、财、物等要素来实现组织目标；②鼓励员工参与自身目标和组织目标的制定，充分调动员工的主动性及积极性；③给员工安排具有吸引力、有意义的工作，尽可能使个人目标和组织目标相统一。

（2）麦格雷戈人性管理理论的评价：人性管理理论提出管理活动中要充分调动人的积极性、主动性和创造性，实现个人目标与组织目标一体化的思想，主张管理方式由监督制转为自主激励，在一定程度上纠正和弥补了古典管理理论的缺陷和不足。不足之处在于X理论过低估计了人的能动性，Y理论则把人完全理性化，过分关注人的因素、非正式组织及人际关系和需求是否满足等，忽视了对组织结构、制度、规则及职业角色的研究。

（三）现代管理理论的主要学派

1961年，美国加州大学洛杉矶分校的哈罗德·孔茨对现代管理理论中的各种学派加以分类，发表《管理理论丛林》一文，认为管理学至少分为6大学派。1980年，孔茨又撰文《再论管理理论丛林》，把流行的管理理论学派划分为11大学派。

1. **管理过程学派**　管理过程学派又称管理职能学派，是由美国加利福尼亚大学的教授哈罗德·孔茨和西里尔·奥唐奈里奇提出来的。该学派认为，无论组织性质和组织所处环境多么不同，管理人员所从事的管理职能却是相同的。该学派将管理职能分为计划、组织、人事、领导和控制，而把协调作为管理的本质。孔茨利用这些管理职能对管理理论进行分析、研究和阐述，最终得以建立管理过程学派。孔茨继承了法约尔的理论，并把法约尔的理论更加系统化、条理化，使管理过程学派成为管理学派中最具有影响力的学派。

2. **管理科学学派**　管理科学理论以系统的观点，运用数学、统计学方法和电子计算技术，为现代管理决策提供科学依据，通过计划和控制解决组织生产与经营中的问题。该理论是泰勒科学管理理论的继承和发展，其主要目标是探求最有效的工作方法或最优方案，以最短的时间、最少的投入，取得最佳效果。

3. **决策理论学派**　决策理论学派是在吸收行为科学、系统理论、运筹学和计算机程序等学科知识的基础上建立起来的。该学派认为，管理过程就是决策过程，管理的核心就是决策。决策理论学派的代表人物西蒙强调决策职能在管理中的重要地位，以有限理性的人代替绝对理性的人，用"满意原则"代替"最优原则"。

4. **系统理论学派**　系统理论学派将组织作为一个有机整体，把各项管理业务看成相互联系的网络。该学派重视对组织结构和模式的分析，应用一般系统理论，全面分析和研究组织的管理活动和管理过程，并建立起系统模型以便分析。该学派的重要代表人物是美国著名的管理学家弗里蒙特·卡斯特。

5. **权变理论学派**　权变理论学派认为，组织管理要根据组织所处的内外条件随机应变，没有一成不变、普遍适用的"最好的"管理理论和方法。组织管理要根据组织所处的内部条件和外部环境来决定其管理手段和管理方法,要根据不同的情景、组织类型、目标和价值,采取不同的管理手段和方法。该学派的代表人物是卢桑斯。

6. 社会系统学派　该学派从社会学的角度研究管理,认为社会各级组织都是一个协作系统,把组织中人们的相互关系也看成是一种协作系统。认为组织是人组成的协作系统,由协作的意愿、共同的目标及信息的沟通3个因素组成。管理人员作为相互联系的中心,通过信息沟通来协调组织成员的协作活动,保证组织的正常运转,以实现组织目标。

(李华萍)

学习小结

本章首先介绍了管理、管理学、护理管理及护理管理学的定义,管理的基本特征,管理的基本要素及职能。通过学习,学生应能够叙述管理及护理管理的基本内涵及主要职能,明确学习管理学的必要性。

其次介绍了系统原理、人本原理、动态原理和效益原理等基本原理;整分合原则、反馈原则、能级原则、动力原则和价值原则等基本原则。通过学习,学生应能阐述各基本原理及原则的主要内容,并在实际工作中加以体会和运用。

最后介绍了管理理论的发展及各发展阶段有代表性的管理理论。通过学习,学生应能阐述各理论的主要内容,并能应用科学管理理论和行为科学理论解决现实中的护理管理问题。

复习思考题

1. 简述管理的基本含义。
2. 简述管理的基本特征和管理的要素。
3. 简述管理的基本方法。
4. 简述管理的基本原理内容及原则。
5. 简述科学管理理论的主要观点。

第二章　护理管理规划与决策

2

第一节　护理规划

问题与思考

某医院护理部依据原国家卫生和计划生育委员会出台的《优质护理评价标准》制订 2016 年度计划和 2016~2020 年度护理中长期规划,要求实施责任制整体护理和护理岗位管理,并有具体措施保障落实优质护理,从而达到有效执行年度计划和实现护理工作中长期计划的目的。

思考: 为何要制订护理规划?其作用是什么?如何来制订?

作为原国家卫生和计划生育委员会《优质护理评价标准》的第一条,护理规划的首要性尤为突显。护理规划是护理管理的核心及重要内容,由于护理管理涉及面广、内容复杂,且容易出现各种突发事件,因此需要有完整而详细的规划,才能保证护理组织目标的实现,达到为服务对象提供高质量护理服务的目标。

一、护理规划的概念及形式

(一)护理规划的概念

什么是规划?简单说,就是在做事之前有一个整体的计划,明确要做什么,为什么要做,在什么地方做,什么时候做,由谁做,怎么做,需要多少资源和资金。规划就是对以上一系列问题进行梳理,以期达到对事情的发生和发展了然于胸。

护理规划是护理管理活动的第一步,是管理最基本的职能,在整个管理活动中占据至关重要的地位。护理规划包含 4 个要素:①规划必须针对未来;②规划必须含有行动的成分;③规划必须和组织相结合;④规划必须有专人负责。

例如,原国家卫生与计划生育委员会办公厅印发的《全国护理事业发展规划(2016—2020)》就是对于未来 5 年间推进健康中国建设、深化医药卫生体制改革、改善人民群众就医体验及促进社会和谐等方面进行的全局性考虑,在此基础上进行整体性、长期性的护理工作部署。临床护理工作中制订护理计划、临床护理路径等也都是护理规划的典型例子。

(二)护理规划的形式

护理规划的表现形式多种多样,哈罗德·孔茨和海因·韦里克从抽象到具体,把它分为使命、目标、战略、政策、程序、规则、方案及预算,如图 2-1 所示。

1. **使命**　使命指明了组织机构在社会上应起的作用及所处的地位,它决定了组织的性质。如医院的使命是治病救人,世界卫生组织(WHO)护理专家规定护理的目的和使命是"保持健康、预防疾病、减轻痛苦、促进健康"。

2. **目标**　组织的目的和使命比较宏观、抽象,不够具体;可以分解为具体的目标加以落实。目标是指组织活动所要达到的最终的、可测量的结果,组织的使命支配着组织各个时期的目标和各个部门的目标。目标的特点是具体、可测量和可预测。如在"十三五"期间护理事业发展主要目标:预计到 2020 年注册护士总数达到 445 万,每千人口注册护士数达到 3.14,执业(助理)医师与注册护士比 1:1.25;三级综合医院全院护士与实际开放床位比达到 0.8:1,全院病区护士与实际开放床位比达到 0.6:1。

3. **战略**　战略是指为实现组织目标而采取的对策,是针对实现组织目标的决定、目标的变更所需资源的获取、运用和处理而采取的政策。随着医疗体制改革的深入,部分医院已经走向市场化,医院的品牌代

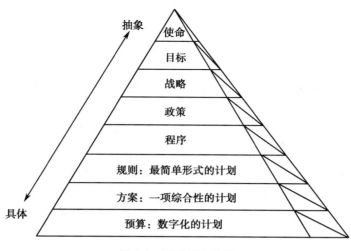

图 2-1　规划的层次体系

表着医院的特色。很多医院纷纷打出品牌战略,结合医院自身优势及市场营销的手法来扩大市场影响力,使医院能有更加广阔的发展空间。

4. 政策　政策是指一般性说明或叙述,是组织执行决策时应遵循的原则和方针,是指导管理者沿着特定方向思考的指南。政策为管理者确定行动方向和参数,组织成员具有自由处理问题的决策权,使政策符合目标,进而促进组织目标的实现。如护士晋升政策、医院绩效工资浮动政策等。

5. 程序　程序是确定的一系列互相关联的活动顺序,管理者应遵循这些顺序解决问题。如静脉输液程序、护理不良事件上报程序等。

6. 规则　规则通常是最简单形式的计划。规则没有酌情处理的余地,它详细、明确地阐明必须行动或无须行动,其本质是一种管理决策。如医院对医护人员迟到、缺勤、投诉或出现医疗事故的处理原则。

7. 方案　方案是一个综合的计划。它涵盖了以上一系列因素,将计划部署得具体、详尽,可操作性强。比如结合国际护士节的主题制定护士节活动方案,医疗改革实施具体方案等。

8. 预算　预算是通过数字来表示所预期结果的报告书或数字化的计划。预算是一种使组织和系统各项计划统一的重要手段。如医院开展义诊活动、护理技能竞赛、"5.12"国际护士节活动等经费预算。

二、护理规划的特性和作用

(一)护理规划的特性

护理规划的根本目的就是保证组织管理目标的实现。制定合理的规划并使其有效发挥作用,必须把握护理规划的特性,表现在以下 5 方面。

1. 首位性　规划是管理的首要职能。把规划工作摆在首位,不仅因为从管理过程的角度看,计划工作先于其他管理职能,而且在某些场合,计划工作是付诸实践的唯一管理职能。比如某家医院计划举办一场全市医院的急救演练,而该规划没有得到上级部门的支持,因而此医院就无法将想法付诸实践。

2. 目的性　每个规划都是为了使组织或个人的总目标得以实现。任何的规划都是尺度、准则、路标,指向性明确。在护理工作中要求始终坚持规划导向的目标,全局思考问题,分清轻重缓急。

3. 普遍性　规划的普遍性有两层含义:一是组织要有效实现管理目标,都必须具有相应的规划;二是各级各类的管理者都必须制定规划并在其指导下工作。再次凸显规划作为管理的一项基本职能,贯穿在管理的全过程中。

4. 效率性　计划不仅要确保组织目标的实现,而且要从众多的方案中选择最优方案,以达到合理利用资源和提高效率的目的。效率高指的是组织以最小的投入获得最多的产出。用通俗的语言讲，就是既要"做正确的事"又要"正确地做事"。

5. **创造性** 规划的过程中需要对遇到的新问题、新机遇、新挑战做出应对，因此它是一个创造性的管理过程，而创造性也给了规划更多的生命力，使得管理团队充满活力，不断向前推进。

（二）护理规划的作用

在忙碌的临床工作中，进行有效的规划需要花费大量的时间和精力，那么护理管理者为什么还要进行规划呢？因为其具有以下重要作用。

1. **达成共识，早作准备** 有效的规划为管理者和非管理者提供指导，并能让团队中的成员达成共识，早作准备。比如：护理部制订全年的护理人员分层培训计划，护理发展规划，质量管理计划等，就是护理部在年初时给全院护理工作制定的全局性指导。在此基础上，下一级的护理管理者可以做好科室的工作部署，科室护理人员也可以根据自身情况做好安排。

2. **理清思路，展望未来** 有效的规划可以大大降低未来的不确定性，制定规划的过程迫使管理者理清思路，展望未来，预测变化，制定应对措施，做好风险防范，降低未来的不确定性。

3. **减少浪费，提高效率** 有效的规划可以尽量减少浪费和冗余，根据事先拟定好的计划进行活动安排，可以大大提升效率，少走回头路，减少人、财、物等不必要的浪费。

4. **设定目标，控制成效** 有效规划利于管理者对组织进行控制，当管理者制订规划时也会设定目标和方案，这将有利于对于未来成效的控制。没有事前的规划，也就谈不上目标和管控。

三、护理规划的步骤

（一）护理规划的步骤

1. **分析评估** 收集本组织相关的各种信息和资料，分析组织内外环境的优劣是规划工作的第一步。分析形势时要求管理者能够深入实际，对组织规划现状及历史进行充分的了解、调查及相应分析。常见分析方法有 SWOT 分析法，该方法能够分析组织或个人内部的优势和劣势以及外部环境的机会和威胁，是一种制定未来发展策略的工具。

SWOT 分析法：又称为态势分析法，S（strength）指组织内部优势；W（weakness）指组织内部劣势；O（opportunity）指源于组织外可能存在的机会；T（threats）指来自组织外部可能存在的威胁或者不利影响。它是旧金山大学的管理学教授海因茨·韦里克在 20 世纪 80 年代初提出来的，是一种能够客观而准确地分析和研究一个单位内部现实情况的方法。SWOT 是一种战略分析方法，通过综合评估与分析得出被分析对象的优势、劣势、机会和威胁等，结合内部资源和外部环境清晰地确定分析对象的资源优势和缺陷，了解所面临的机会和挑战，从而在战略与战术两个层面上调整方法和资源，保障被分析对象达到所要实现的目标。

内部分析 外部分析	优势（S） 1. 2. 列出优势 3.	劣势（W） 1. 2. 列出劣势 3.
机会（O） 1. 2. 列出机会 3.	SO战略 1. 2. 发挥优势，利用机会 3.	WO战略 1. 2. 克服劣势，利用机会 3.
威胁（T） 1. 2. 列出威胁 3.	ST战略 1. 2. 利用优势，回避威胁 3.	WT战略 1. 2. 减少劣势，回避威胁 3.

图 2-2 SWOT 分析矩阵

在实际应用中,首先应厘清组织外部的机会(O)、威胁(T)和组织内部的优势(S)、劣势(W),在调查这些因素时不仅要考虑到历史和现状,还要着眼于未来与发展。其次,将调查出的组织内外部因素按照轻重缓急或影响程度等进行排序,构建出 SWOT 矩阵,详见图 2-2。最后依照矩阵的排列,用系统分析的思想,把各种因素匹配起来进行分析:①如何发挥优势,利用机会(SO 分析);②如何克服劣势,利用机会(WO 分析);③如何利用优势,回避劣势(ST 分析);④如何减少劣势,回避威胁(WT 分析)。根据分析从而得出一系列相应结论,并据此来制定针对性对策。

2. 确定目标 在分析形势的基础上为组织或个人制定目标是计划工作的第二步。在确定组织目标后,各个部门根据总目标拟定各自分目标,而各个部门的分目标又对其下属单位的目标进行控制。通过逐层控制,可以更准确地把握员工的工作方向。管理者在制定目标时应注意:

(1)制定目标应具体,避免目标过于宽泛、模糊或不明确:例如在进行护理质量控制的目标设定中,不应宽泛地设定"提高病房护理质量",而应落实到具体的目标值,如"抢救车急救药械完好率100%""基础护理合格率95%""病历书写合格率95%"等。

(2)目标应可测量:目标的内容包括空间、时间、数量等,尽可能应用可衡量的词语来描述。

(3)制定目标应结合实际,可操作性强:如果目标制定得过高,实现的可能性较小,会使组织成员在执行时感到力不从心;如果目标制定得过低,较容易完成,会使组织成员缺乏挑战和激励。

(4)目标之间相互关联:如果实现了这个目标,但对其他的目标完全不相关,或者相关度很低,那这个目标即使达到了,意义也不是很大。

(5)目标的实现要有特定的期限:特定期限有利于组织做好进度的把握和相应工作的考核。

3. 拟定备选方案 根据分析形势来确立目标并提出备选方案是计划工作的第三步。在评估组织现状和条件的基础上,根据目标提出多个备选方案。拟定备选方案应考虑达到目标需要的条件,分析组织内已经具备条件的优势及劣势,如组织的人力资源、技术力量、经费、设备资源、人际关系等与相关部门间的关系。管理者需要调动组织成员的积极性,鼓励他们充分发挥创造性思维,听取多方面意见,采集集体智慧,利用集体的优势拟定更多的备选方案。管理者可以利用相关部门发布的信息进行预测,注意环境变化及不确定之处。拟定备选方案应考虑到:①方案与组织目标的相关程度;②可预测的投入与效益之比;③公众的接受程度;④下属的接受程度;⑤时间因素。

4. 比较备选方案 在确立目标,分析计划实施的假设条件基础上拟定实现目标的方案。确定方案时应考虑全面,往往一个不引人注意的方案,效果可能是最佳的。同时,尽量在全面考虑的基础上减少可供选择方案的数量。

5. 确定方案 确定备选方案后,根据前提条件和目标的衡量标准,可以采取专家论证、同行评议、群众评定等方式对每个备选方案的优缺点、可行性进行评估、比较、分析和评价,以选出最佳方案;也可按拟定方案步骤中的 5 个应该考虑的因素进行量化评分,并用优、良、中、差的等级评定。结合组织、部门成员的实际情况在备选方案中选出可行性强、满意度高和效益性好的方案。

6. 制订辅助计划 选择实现目标最合适的方案后,可根据实施方案的具体条件制订辅助性计划。将总计划进行分解,列出单项计划或辅助计划,如应用人、财、物等单项计划,来辅助和扶持方案的实施,以达到不断地纠正和完善计划的需要。

7. 计划预算 计划预算是对选定方案中所涉及的有关经费进行测算,使之数字化,这是计划工作的最后一步。计划预算实质是计划资源的分配,包括成员、设备、经费、时间等方面。通过计划预算,将各类计划进行汇总和综合,以控制计划的完成进度,确保计划目标的实现。

8. 总结评价 根据计划的步骤制订出计划后,对所制订的计划在实施过程中要不断地总结评价,积累经验,为下一次的计划制定奠定基础。

（二）护理规划在管理中的应用

拟定高质量的护理规划最关键的步骤是进行正确的分析评估。熟练应用 SWOT 分析工具可为护理规划提供科学的方法,更全面地指明未来工作的方向。

案例2-1

描述

老年心血管病患者回归社区后实行延续性护理服务的可行性分析

随着老龄化社会的到来,老年人疾病预防、治疗和康复成为卫生领域的重大课题。根据第三次国家卫生服务调查显示:在 8811 万老年人口中,有 1000 多万人患有高血压,600 多万人患有心脏病,可见心血管病所占比例很大,疾病反复发作、病程长,使患者的日常生活受到严重影响。原国家卫生计生委关于印发《全国护理事业发展规划(2016~2020 年)》的通知中指出其主要任务包括拓展护理服务领域,开展延续性护理服务,鼓励医疗机构充分发挥专业技术和人才优势,为出院患者提供形式多样的延续性护理服务,将护理服务延伸至社区、家庭,逐步完善服务内容和方式,保障护理服务的连续性;与基层医疗机构和老年护理服务机构等建立合作联系,完善双向转诊机制,建立预约就诊、紧急救治的"绿色通道",提高医疗效率,满足群众健康需求。因此如何在社区为心血管疾病患者提供延续性护理服务就显得尤为重要。

1. 请用 SWOT 分析老年心血管病患者回归社区后实行延续性护理服务的可行性及存在的困难。

2. 根据 SWOT 分析结果给出相应对策。

解析

1. 优势(S):社区服务内容和方式更全面、服务更便捷、医疗费用更低廉,容易建立更加和谐的护患关系。劣势(W):由于社区延续性护理起步较晚,管理机制欠规范,基础设施相对落后,护理人力资源较缺乏。机会(O):政策支持力度大,居民保健意识不断增强,社区老年康复需求不断增长,随着疾病谱发生改变,老年心血管疾病受到进一步关注。威胁(T):目前存在经费补偿机制正在逐步建立,延续性护理服务模式不断探索完善中,转诊机制不够健全,居民认可度有待提高的情况。

2. 根据 SWOT 分析结果给出相应对策

(1)发挥优势,利用机会(SO 分析):有效利用外部资源,制订以居民需求为导向的服务计划,挖掘居民潜在的卫生服务需求,增强服务功能,规范服务行为,争取进一步的政策支持,加强宣传,让连续性护理被更多的心血管病患者及家属认知并认可。

(2)克服劣势,利用机会(WO 分析):充分利用政策规定,加大政府财政支持,社区卫生机构要从提高自身管理能力出发,积极寻找、拓宽筹资渠道,提高其抗御风险的能力;社区护士提高自身综合技能储备,打造兼具临床护理专家与个案护理者的护理团队。

(3)利用优势,回避劣势(ST 分析):充分发挥地域、价格、服务形式多样化及服务计划等的优势,提供社区老年人方便、可及、可支付的服务;加强医院和社区的联结,日益完善双向转诊机制,让患者能够安心出院。

(4)减少劣势,回避威胁(WT 分析):借鉴延续性护理成功经验,利用社区现有的人力资源,培养并合理使用家庭保健员,建立以护士为主导的延续性护理团队,规范化管理,确定适宜的质量评价标准。

四、护理规划的影响因素

护理规划的有效性会受到以下 3 种因素的影响：

1. 组织层次　通常情况下，基层管理者的计划活动主要是制定作业计划，随着管理者的层级上升，其计划角色就更具有战略导向性。趋于扁平的组织结构在动态环境中往往能更有效地制订计划，因此管理者应该指导员工如何设定目标和制定方案。

2. 组织的生命周期　组织经历的生命周期可以分成 4 个阶段，分别是形成阶段、成长阶段、成熟阶段、衰退阶段。在组织生命周期的各个阶段，计划的时间长度和明确性应当在不同的阶段有相应的调整：①在组织的形成阶段，管理者应当更多地使用指导性规划，因为这一阶段对组织灵活性有很高的要求，而指导性规划使得管理者可以随时按照需要进行调整；②在组织的成长阶段，管理者应该倾向于制定短期的、具体的规划。因为随着前期的磨合，这个阶段目标较确定、资源也容易获取，此时的规划更具有明确性；③在组织的成熟阶段，可预见性最大，此时管理者适合制定长期的具体规划；④在组织的衰退阶段，规划也从具体性再转为指导性，这时目标要重新考虑，资源要重新分配，管理者应制定短期的、更具指导性的规划。

3. 环境的不确定性　随着全球一体化的推进，环境的不断变化已成为如今的常态。在一个不确定的环境中，管理者应该制定具体但有弹性的方案。环境的不确定性越大，规划就越有指导性，其期限也会越短。管理者需要认识到，规划是一个持续的过程，如果环境提出新的要求，他们就应该随时改变方向，这种灵活性尤其重要。管理者要时刻对外界变化保持警觉，以便做到快速响应。

总之，在不断变化的外界环境中，护理管理者应该紧跟形势发展，懂得"取势"，避免思维僵化、故步自封。优秀的管理者不仅要认识到规划的重要性，又要注意不应将大量的时间花费在制订刻板教条、定量化规划上，而应更多关注未来可供选择方案的制订。

第二节　管理决策

任何人都会面对鱼和熊掌不可兼得的局面，舍弃鱼或是熊掌，需要从中进行选择，也就是制定决策。人们每天都在做决策，人生是由决策构成的，人类历史是所有人决策的结果。决策更是在管理中经常发生的一种活动，决策理论的代表人物赫伯特·亚历山大·西蒙认为管理就是决策，决策是管理工作的核心，是管理的首要职能，它贯穿于管理的整个过程，包括计划、组织、领导、人力资源管理和控制等各项管理职能。管理者就是决策者，无论是最高层管理者还是最基层工作者都需要在自己的职责范围内做出决策。决策质量对组织的可持续发展有着重要意义。"一着不慎，满盘皆输；一着占先，全盘皆活"说明决策直接关系到管理工作的成败，甚至组织的生存，护理管理者应充分认识决策的重要性，掌握决策的程序和方法，以便做出科学的决策。

一、管理决策概述

（一）决策的概念

不同的学者对决策的概念理解不同。决策理论学派的代表人物西蒙对决策的解释较为宽泛，他的名言是"管理就是决策"。美国学者亨利·艾伯斯（Henry Embeth）则认为，决策有狭义和广义两种理解：从狭义方面说，决策就是在几种行为方案中做出抉择；从广义方面说，决策还包括在做出最后抉择前后所必须做出的一切活动。部分学者还认为决策仅仅是对不确定条件下发生的偶发事件所做的处理决定,这是对决策概念最狭义的理解。在现代管理学中,决策就是人们为了实现特定的目标,在大量调研预测资料的基础上,运用科学的理论和方法,充分发挥人的智慧,系统地分析主客观条件,围绕既定目标拟订各种预选方案,从若干个有价值的目标方案中选择或实施一个最佳执行方案的活动。

相关链接

赫伯特·亚历山大·西蒙

赫伯特·亚历山大·西蒙(Herbert Alexander Simon,1916.6.15~2001.2.9):美国管理学家和社会学家,是决策理论学派的主要代表人物。他通过一系列研究形成了系统的决策过程理论,并由于"对经济组织内的决策程序所进行的开创性研究"获得了1978年诺贝尔经济学奖。他也是唯一一位因管理方面的研究获得诺贝尔经济学奖的人。同时他在组织行为学、心理学、政治学、社会学、计算机科学等方面都有很深的造诣。

他提出的"管理就是决策""人是有限理性的""决策的标准是满意"等管理理论以及管理实践已经渗透到管理的不同分支,成为管理学的基石。他的主要著作有:《管理行为》《公共管理》《组织》《经济学和行为科学中的决策理论》《管理决策新科学》《我生活中的方方面面》等。其中《管理行为》是他最重要的作品,该书主要包含两方面内容:①"有限理性"和"满意解"——现实生活中的决策判断取决于有限理性,在这种条件下,人们寻求的是满意解,而非最优解;②决策过程理论——组织内部的活动分为经常性(程序化决策)和非经常性(非程序化决策),而经常性活动具有共同的决策过程。

(二)决策分类

按照不同的分类依据可将决策分为不同类型。而不同的决策类型,涉及的决策主体和采用的决策方法不同。以下介绍几种常见的分类方法。

1. 按决策的层次性分类 分为战略决策、管理决策和业务决策。

(1)战略决策:指关系到组织长期发展的具有全局性、方向性的重大决策,是决定组织成败的关键。主要由高层管理者行使。如中国护理事业发展规划。

(2)管理决策:又称战术决策或策略决策,是为了实现既定战略目标,解决组织内部资源配置,提高工作效率,合理优化业务流程的决策。一般是局部性、较短时期内实现的行动方案,属于执行性决策。主要由中层管理者行使。如:护理人才梯队的建设、新型护理模式和技术的推广等。

(3)业务决策:是解决比较明确的日常管理工作所做的决策。主要由基层管理者行使。如仪器的维护和保养、物资的采购等。

2. 按决策的重复程度分类 分为程序化决策和非程序化决策。

(1)程序化决策:是日常工作中重复出现的、常规性、例行性的,可以通过一定程序加以解决的决策。例如:护理人员的排班、物资的申购等。

(2)非程序化决策:是偶然发生或首次发生而且又较为重要的决策。这种决策一般随机性大,无规律可循,需要高层管理者参与决定。比如2003年"非典"事件,对政府而言是重大的公共卫生事件,没有多少前人的经验可以借鉴,需要依靠决策层长期的经验、直觉、判断力和魄力等迅速判断,进而制定决策,采取必要措施,化解危机。

3. 按决策的主体分类 分为个体决策、群体决策和社会决策。

(1)个体决策:由决策者一个人做出的决策。

(2)群体决策:由两个及两个以上主体组成的集体共同做出的决策。

(3)社会决策:社会组织成员通过公开投票进行决策。

实际上很少有决策是以单个个体在不考虑其他人观点的情况下做出的。即便管理者具有行使决策的权利,通常也要收集利益相关群体的意见,否则就成了"一言堂","一把手"就变成了"一霸手"。

4. 按决策确定性分类 分为确定型决策、风险型决策和不确定型决策。

(1)确定型决策:指各种备选方案执行后有一个确定结果的决策。

(2)风险型决策:指各种备选方案执行后可能会有几个结果的决策,这些结果出现的概率是可预测的。

(3)不确定型决策:指各种备选方案执行后会有多种结果,而且这些结果出现的概率是无法预测的,需凭决策者的经验进行判断。

一般来说,层级越高,其决策越具有战略性、非程序性、不确定性的特点;层级越低,其决策越具有战术性、程序性、确定性、技术性的特点。

(三)决策的原则

决策的过程并不是随机、武断或者简单的选择,它是一个系统的、有逻辑性的,并且通常都是非常复杂的过程。因此,制定出科学的决策,需要遵循以下原则。

1. 满意原则 决策理论学派的代表人物西蒙认为在现实生活中的决策判断取决于"有限理性",在这种条件下,人们寻求的是"满意解",而非"最优解"。也就是说在复杂多变的环境中,要求决策者对各种备选方案进行比较,对未来做出"绝对理性"的判断而选出最佳方案是不现实的。他们更倾向于为了一定的目标比较备选方案,从中选择足够好的方案。例如:在人事任命方面,最优解就是要发现与组织任务相匹配的最佳员工,而满意解则是要发现一个能够足够好地完成特定任务的员工。

2. 个体与集体决策相结合的原则 个体决策与集体决策各有优缺点。个体决策有利于当机立断、把握机会,但容易受到个体知识和经验的限制;集体决策是在组织成员参与的基础上,集思广益,充分发挥集体的聪明才智,调动集体的积极性,具备良好的群众基础,有利于决策的顺利实施,但往往意见难以统一,决策所花费的时间较长。因此,组织在建立决策体系时,注意发挥个人的主动性和集体的积极性,一般采用重大决策集体参与和决策执行个人负责的方式把决策的制定和执行紧密衔接在一起。总之,无论是个体决策还是集体决策,必须做到科学化和民主化,实事求是,按客观规律办事。

3. 定性决策与定量决策相结合的原则 这是科学决策的基本原则和基本思路。科学的决策要求把以经验判断为主的定性分析和以现代科学方法为主的定量论证相结合,以便做出科学的判断。无论定性或者定量分析,都要求做好调查研究,收集相关信息和数据。传统的决策主要依靠决策者进行定性分析,而现代的决策强调用数据说话,从而提高决策的科学水平。

(四)影响管理决策的因素

1. 环境因素 环境对决策的影响是双重的。环境的特点影响组织的活动选择,同时环境的习惯反应模式也影响着组织的活动选择。如随着我国老龄人口的增加,"十三五"期间全国护理发展纲要中,加强老年护理、医养结合及安宁疗护机构能力建设,成为护理事业重点关注的项目。而随着老年护理机构的建设,越来越多的人选择从事老年护理工作。

2. 组织文化 组织文化制约着组织及其成员的行为以及方式。在决策层次上,组织文化影响人们的态度。例如:在保守、压抑的组织文化中,人们总是担心在变化中会失去某些既得利益,对组织的决策漠不关心,因而易产生怀疑、害怕和抗御的态度和行为;相反,在具有开拓、创新、团结的组织文化中,人们总是以发展的眼光来分析决策的合理性,并积极地参与到组织决策中,因而持渴望、欢迎和支持的态度与行为。而在前一种组织文化中,为了有效实施新的决策,首先必须改变组织成员的态度,建立一种有利于变化的组织文化。因此,决策方案的选择应考虑改变现有组织文化而必须付出的时间和费用代价。

3. 决策者个人决策风格 管理者做出决策的方式存在重大的个体差异,这些差异可用"个人决策风格"(decision style)的概念来解释。所谓的个人决策风格指人与人之间在感知问题和决策方式上的差异。

已经确认的决策风格有4种:指导性风格、分析性风格、概念性风格和行为性风格。大多数的管理者都有主导的个人决策风格,但是每天做出不同的决策时,也会采用不同的决策风格或综合运用多种决策风格。如护士长在人员分配方面可能会采用指导性决策风格,但是在处理不良事件方面可能会转为概念性决策风格。最有效的管理者应该是能根据具体的需要在不同决策之间灵活转换。

相关链接

个人决策风格的类型

指令型决策风格的管理者:喜欢简明、清晰地解决问题。这种管理者一般是理性的、有效率的。他们不愿意处理大量的信息,而是喜欢依靠现有的规则或程序作决策,因此能快速做出决策。

分析型决策风格的管理者:喜欢根据所能收集到的数据设计复杂的解决方案。这种管理者把决策建立在管理控制体系和其他渠道的客观而理性的数据之上,根据能掌握的信息,搜索可能的最佳方案。

概念型决策风格的管理者:与分析型风格相似,喜欢参考大量的信息。但是他们更多是以社会为导向,因而喜欢就问题及可能解决方案与他人交谈,积极地思考解决方案,并创造性地解决问题。

行为型决策风格的管理者:他们喜欢与人一对一交谈,了解其对问题的感受以及给定的决策方案所带来的影响。

如果你将来成为一名管理者,你的主导决策风格会是哪一类型?

4. 时间的紧迫性　时间是决策的影响因素。美国学者威廉·R·金和大卫·I·克里兰把决策问题分为时间敏感型决策和知识敏感型决策。对于时间敏感型决策需要迅速而尽量准确地做出决策,这类决策对速度的要求高于质量。例如:当危及生命的事件发生时,我们首先想到的是如何脱离危险,至于这种方法可能带来的不良后果是没有时间进行考虑的。知识敏感型决策主要取决于决策者的知识与决策的质量而非决策速度。一般战略性的决策属于知识敏感型决策,需要充分利用知识做出正确的决策。

二、决策制定过程

制定决策不是从各种备选方案中进行选择的简单行为,它是一个过程,需要通过一系列的程序来进行。对此学术界有许多的分类方法,赫伯特·亚历山大·西蒙把管理决策概括为4项活动:情报活动、设计活动、抉择活动、评审活动。情报活动的内容主要是调查环境,识别和定义决策需要的条件,获取决策所需要的相关信息;设计活动主要是制定和分析各种备选的行动方案;抉择活动主要是对多个备选方案进行评估,从中选择一个特定的行动方案;评审活动是在选定的方案进行贯彻实施后,制定决策者对实施中的信息进行反馈,评价实施行动是否正常运行,适时采取必要的可控措施,从而确保决策目标的实现。基于上述活动,可以将决策过程划分为以下5个步骤(图2-3)。

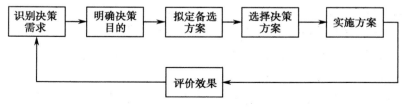

图2-3　决策制定过程

(一)识别决策需求

决策需求可有两种表现方式:问题或机遇。当组织取得的成就小于既定的目标时就出现了问题;相反,超过了当前预期目标的潜在成就时就存在机遇,总之,现有状况与预期状况之间出现了不一致。在现实生活中决策需求可能不那么显而易见,而有效地识别一个问题或机遇也不是那么容易。例如:当护士抱怨使用笔记本电脑进行护理记录时,电脑运行速度太慢,究竟是电脑太旧,或是无线网络信号差,还是护理系统程序不合理? 这就需要管理者进行深入调查,找出导致电脑运行速度太慢的真正原因。如果没有找出真正的原因,那么即便问题被暂时解决了,也可能徒劳无功,其效果相当于没有发现问题导致也没有真正解决问题,所以有效地确定需求非常重要。管理者需要对需求进行系统分析,审视组织内、外环境,确认需求的内涵和定义,界定需求的性质和特征、广度和深度、严重程度以及与其他问题的关联程度,从而抓住需求的关键,寻找解决的办法。

(二)明确决策目标

确定决策目标有利于决策者明确一定时期内所希望达到的效果,不仅为备选方案的制定和选择提供依据,而且为决策的实施和控制、组织资源的分配、各种力量的协调提供标准。实践证明,失败的决策往往是由于决策目标不正确、不明确或设立得不合理造成的。因此,制定正确的决策目标是成功的基础。一般有效的目标应该具有 3 个特征:①目标明确,尽可能量化。一般来说,越是近期的目标,越要具体明确,尽量用数字来表示,以便监督、控制和评价。如果确实难以量化,应在质性分析的基础上尽可能描述清楚;②时间限定。根据时间长短,可把目标分为长期目标、中期目标和短期目标,分阶段落实;③明确责任人。明确责任人可以保证目标得到有效落实。

(三)拟定备选方案

这一步骤主要任务是对提供的数据和情报进行系统分析,并在此基础上列举出各种切实可行的备选方案。这需要发挥决策者的创造力,尽可能列举多种方案。因为如果只有一个备选方案,也就没有比较和选择的余地,也就无所谓决策,即"没有选择就没有决策"。研究发现,限制备选方案的数量是组织决策失败的首要原因。但是备选方案也不宜太多,一般 3~5 个为宜。决策方案的拟定一方面取决于决策者的个人知识、经验以及对情况的把握;另一方面,还需要征询他人(如专家)的意见,特别要重视反面意见。提供的备选方案应有本质区别,具有概括性、典型性和代表性的特征,鼓励尽量从不同的角度进行拟定,以便权衡比较。

相关链接

相反的意见

在一次内部高层会议中,通用汽车公司总裁斯隆发现所有的人都对一个重要决策持认同态度。他强调说:"对于这个问题,所有的不同意见都可以提出。"大家都点了点头。斯隆接着说:"诸位先生,我想我们大家对这项决定都一致同意,是吗?"出席会议的委员们点头表示同意。于是他接着说:"现在,我宣布会议结束,这一问题推迟到下次会议时再行讨论,我希望下次开会时能听到相反的意见,只有这样,我们才能得到对这项决策的真正了解。"斯隆做决策从来不靠"直觉",总是强调必须用事实来检验看法,懂得正确的决策必须建立在各种不同意见充分讨论的基础上。他不仅允许员工提出异议,并且鼓励来自各方面的异议,并且认为这是管理过程中必要的一环。他鼓励员工勇于表达对决策的异议,使得通用公司从 1921 年到 1926 年在美国汽车市场的占有率从 7% 上升到 40%。

(四)选择决策方案

备选方案拟定后,就必须选择其中一个方案作为决策方案。但是,什么是最佳方案? 最佳方案的标准是什么? 这是个复杂的问题。因为实际工作中,由于结果的评价准则多样,很难找到一个对所有准则都满意的方案,而且决策者具有个体差异性,符合理性准则的方案决策者不一定满意。其次,需要达到什么程度才符合要求,是"最优解"还是"满意解"? 能够达到最优标准何乐不为呢? 但是在实际工作中,往往难以达到。由于受到认知的限制,有的方案对一个组织适用,而对另一个组织不适用;有的方案短期内是最优的,而长期的效果不一定好。所以,绝对的"最优"是不存在的,而是以"满意"为准则。对于决策者来说他们需要寻找一个"足够好"的行动,不必去寻求"最佳可能"。

(五)实施方案

选定的方案最终是否能够成功取决于它能否转化为行动力,需要管理者运用领导技能、管理能力、激励技巧和沟通能力,将方案传达给那些受到影响的人并获得他们的认同,从而将该决策付诸实践。除此之外,在实施过程中管理者还需要重新评估环境,不断地反馈信息,回顾和比较决策和行动结果是否存在差异,从而修订和完善决策的过程。

为了保证方案的顺利实施,一般在全面实施前需要选择整个系统中最具典型性的地方进行"试点",验证方案的可靠性,即在规定条件下和预定的时间内完成任务数或达到目标的概率。如果方案在试点中完全无法实施,应考虑重新选择方案。如果方案经过可靠性验证后,则可以进入全面实施阶段。在进入全面实施阶段时应注意:①围绕目标优化方案,制定具体的措施,明确各个部门的职责、分工和任务,以及时间进度安排,层层落实,以保证总体目标的实现;②通过宣传教育的方式,确保所有组织成员能够正确理解方案实施意义、具体目标及详细步骤,积极参与方案的实施;③在实施过程中,注重信息反馈,掌握方案进展情况,及时进行反馈和控制。当组织成员看到管理者通过了解实际情况来不断扩大决策的战果时,他们更容易产生积极的行动。

相关链接

谁来给猫挂铃铛

一则古老的寓言:某地的一群老鼠深受附近一只凶狠无比、善于捕鼠的猫所苦。这一天,老鼠们群聚一堂,讨论如何解决这个心腹大患。老鼠们颇有自知之明,并没有猎杀猫儿的雄心壮志,只不过想探知此猫的行踪,早作防范。有只老鼠的提议立刻引来满场的叫好声,说来也无甚高论,它建议在猫儿身上挂个铃铛,如此一来,当猫儿接近时老鼠们就能预先做好逃跑的准备。在一片叫好声中,有只不识时务的老鼠突然问道:"那么,谁来挂铃铛?"

美国某商学院的教授把这个寓言搬进了学期结束前最后一堂课的讨论中,MBA学生反应热烈,有的建议做好陷阱,让猫儿踏上后,铃铛自然缚在脚上;有的建议派遣敢死队,牺牲小我,成就大我;更有的宣称干脆准备毒饵,永绝后患。这是个没有结论的讨论,临走前,教授只是狡黠地留下一句话:"想想看,为什么从来没看到过被老鼠挂上铃铛的猫?"这则寓言告诉我们决策很重要,但决策的可行性与落实更重要。

(六)评价效果

在决策过程的评价阶段,决策者收集信息,了解决策实施情况和结果以检查需求是否得到解决,也就是最终的结果与决策者当初设立的目标是否存在偏差。如果存在,那么管理者需要判断哪个环节出现了问题:是没有发现真正的需求? 还是对备选方案评估错误? 抑或是方案没有得到有效的实施? 这些问题的答案都可能会对先前的步骤提出修正,甚至重新开始整个过程,以便使决策更加符合组织的实际和变化的环境,这一过程也叫"决策追踪"。因此,决策实际上是一个循环反复的动态过程,它有赖于时空变量的复杂随机函数,如果把它看成是一个凝固僵化的东西,是不切实际的。因此,管理者要正确对待决策方案的必要修正。"罗马不是一天建成的",许多大问题的解决都是连续蚕食几个解决方案的结果,经过追踪决策使方案达到优化,不但不会增加损失,而且还可以获得最佳效益。

需要说明的是,虽然按照以上科学程序进行决策也不能够保证决策结果完全达到预期目标,但是现实生活中,很多决策失误的根本原因都是没有按照决策程序一步一步地完成。因此遵循决策的程序,可能会避免严重差错的发生,得出的方案也更加科学和严谨。

三、决策的方法

（一）定性决策方法

定性决策方法是建立在心理学、社会学和行为科学等基础上的"专家法"，是在决策过程中根据已知的信息，发挥专家的知识和经验，在系统调查研究分析的基础上进行决策的方法。以下主要介绍头脑风暴法、德尔菲法、哥顿法。

1. 头脑风暴法（Brainstorming） 也叫思维共振法、智力激励法，最早是由美国的奥斯本提出的，目前已成为快速生成创造性解决方案最著名的方法之一。它运用面对面的交互影响小组来提出一系列广泛的决策方案，有利于激发集体智慧和提出创新设想的思维方法。有效的头脑风暴的关键在于：每个人可以畅所欲言，互相启发；鼓励"自由想象"，任何理念都是可以接受的，而且越是荒唐的可能越有价值；批评和评论是不允许的。它的目标是提出尽可能多的想法，就越有可能获得更多有价值的观念。在头脑风暴中应避免群体成员由于心理相互作用影响，易与其他人的说法保持一致，形成所谓的"群体思维"。它也不适用于那些具有社交障碍或是难以在小组中表达自己理念的人。有研究发现，当4个人被要求单独进行头脑风暴时，他们提出的理念数通常是以4人为一组进行头脑风暴理念数的两倍。

相关链接

艾比林矛盾（Alilene paradox）

杰里·哈维（Jerry Harvey）创造了一个词语，叫"艾比林矛盾"，用来说明存在于群体中的保持一致性的潜在压力。哈维讲述了一个故事：在离得克萨斯州艾比林市50英里的一个小镇上，他们一大家人在42℃的高温下坐在门廊，热得难受。当有人建议驾车去艾比林的咖啡馆时，每个人都附和，即使汽车并没有空调装置。其实当时每个人都很难受，回家时筋疲力尽，怒火中烧。之后每个人都承认他们从没有想过咖啡馆，并认为这个提议很荒谬。他们之所以去了，仅仅是因为他们原以为其他人都想去。

2. 德尔菲法（Delphi Method） 又名专家意见法，是以匿名的方法，通过发函或背靠背轮番征询专家意见，最终得出预测结果的一种经验判断预测法。其基本原则是专家之间不得互相讨论，目的是为了保证每个专家把自己真实的想法充分表达出来。这种方法有规定的程序，具体做法是向和预测对象有关领域的专家分别发函，提出问题，并要求专家对问题进行答复，然后由预测组织者将专家的答复进行综合整理，再将整理的意见反馈给各专家征求意见；专家们根据综合的预测结果，参考他人意见修改自己的预测，这样经过反复征询、归纳、修改，直到意见基本一致为止。最后由主持预测单位对经过反复征询得到的意见进行统计处理，确定预测值。它一般是应用于缺乏必要的客观历史数据或应用其他方法进行预测有困难时。这种方法的优点主要是简便易行，具有一定的科学性和实用性，它采用独立征询意见的方式，充分发挥各位专家的作用，有利于避免了群体思维定式，又有利于各位专家根据别人的意见修正自己的判断。最后经过统计分析，又可以将专家的意见进一步量化，从而取得较为准确的结果。当然，这种方法也有缺点，例如选择合适的专家方面存在困难，征询意见时间较长，对于需要快速判断的预测不太适用。

相关链接

德尔菲法

德尔菲法是在20世纪40年代由O·赫尔姆和N·达尔克首创，经过T·J·戈尔登和兰德公司进一步发展而成的。德尔菲这一名称起源于古希腊有关太阳神阿波罗的神话，传说中阿波罗具有神的高超预见未来的能力。因此,这种预测方法被命名为德尔菲法。1946 年,美国兰德公司为避免集体讨论存在的群体思维缺陷,首次采用这种方法进行定性预测,后来被迅速广泛采用。20 世纪中期,当美国政府执意发动朝鲜战争的时候,兰德公司又提交了一份预测报告,预告这场战争必败。美国政府没有采纳,结果一败涂地。从此,德尔菲法得到广泛认可,并从科技领域逐步推广至军事预测、人口预测、医疗保健预测、经营和需求预测、教育预测等领域。

3. 哥顿法　哥顿法是美国人哥顿于 1964 年提出的决策方法。该法与头脑风暴法相似,不同的是解决的具体问题只有会议主持人知晓。会议开始时,主持人只把问题抽象地向大家介绍,然后要求参会人员"海阔天空"地提出各种解决方案,再公开具体的问题。由于会上大家对类似的问题或方案已经讨论透彻,因此真正想要解决的问题自然也就有了办法。它的优点在于先把问题抽象化,避开了个人偏见和思维定式,参会人员可以从各个角度各抒己见扩展思维。

(二)定量决策方法

定量决策方法是将与决策有关的变量与变量之间、变量与目标之间的关系,通过数学模型进行优选的决策方法。它可以提高常规决策的时效性和准确性,也是决策方法科学化的重要标志。下面介绍 3 种不同决策环境中常用的定量决策方法。

1. 确定型决策方法

(1)线性规划:适用于函数表达式是线性的,约束条件也是线性的,目标函数要求实现最大化或最小化值。也就是给予一定数量的人力、物力和资源,如何应用而能得到最大经济效益。主要用于解决两类问题:①资源一定的条件下,力求完成更多的任务,取得更好的经济效益;②任务一定的条件下,力求节省资源。

(2)盈亏平衡分析法:是研究生产、经营一种产品达到不盈不亏时的产量或收入的一种分析模型,这是进行产量决策时常用的方法。通过分析产销量、生产成本、利润上的关系,掌握盈亏平衡点,从而选出能产生最大利润的经营方案。

2. 风险型决策方法

(1)决策损益表法:是以决策收益表为基础,分别计算各个方案在不同的自然状态下的损益值,然后按客观概率的大小,加权计算出各种方案的期望收益值并进行比较,从而得出最佳的方案。

(2)决策树:是常用的风险分析决策方法。它是由决策点、方案枝、机会点、概率枝和期望值 5 个要素组成的树状图。它以决策结点为出发点,引出若干方案枝;每个方案枝的末端是一个状态结点,而后引出若干概率枝;每一概率枝代表一种状态,它的末端是该自然状态下的所取得的结果,也就是结果结点。这样自左而右层层展开便得到形如树状的决策树(图 2-4)。

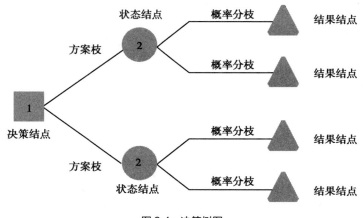

图 2-4　决策树图

3. 不确定型决策方法　在不确定型决策方案中,根据决策者对风险的态度可以分为以下 3 种决策方法。

(1)小中取大法:也称悲观原则,这种方法基于决策者对未来持比较悲观的态度,先计算出各种方案在最差自然状态下的收益,从中选择在最差自然状态下收益最大或损失最小的方案作为决策方案。这类决策者对损失反映比较敏感,不求大利,害怕冒险,力求稳健。

(2)大中取大法:也称乐观原则,与悲观原则相反,这种方法基于决策者对未来持比较乐观的态度,从中找出最好自然状态下能够带来最大收益的方案作为决策方案。这类决策者对利益反映比较敏感,往往追求大利,不怕冒险,积极进取。

(3)大中取小法:也称折中原则,各个方案的机会损失的大小作为判断优劣的依据。这类决策者既不愿冒大风险,也不愿意循规蹈矩。

第三节　目标管理与时间管理

问题与思考

某医院护理部提出在新的一年要达到"将全院的院内压疮例数减少到零"的目标。

思考:作为管理者,如何带领各部门实现这个目标? 各部门又如何合理安排时间,制定分目标并执行,保证达到总目标?

一、目标管理

目标管理是现代护理管理中一种先进的管理思想和方法,最早是美国著名管理学家彼得·德鲁克提出来的,其后他又提出"目标管理和自我控制"的主张。德鲁克认为,有了目标才能确定每个人的工作,并将目标管理和自我控制相结合,通过目标给人带来自我控制力,以取代来自他人的支配式的管理控制方式,从而激发人的潜能,把事情做好。因此管理者应该以目标为出发点,通过对目标有效的逐层分解,转变为各部门和个人的分目标,激励员工完成目标,再根据目标的完成情况对下级进行评价和奖惩。目标管理能有效地调动组织成员的积极性和创造性,以提高组织的经济效益和社会效益。

(一)目标和目标管理的概念

1. 目标(objective)　是在宗旨及任务的指导下,组织要达到的可测量的、最终的具体结果。在目标确定之前,需要明确目标的宗旨和任务。

2. 目标管理(Management by objectives,MBO)　是指组织的最高领导层与各级管理人员共同参与制定出各项工作目标,组织成员实现自我控制并努力完成工作目标,管理者对其进行考核、评价和奖惩的先进管理方法。

(二)目标管理的特点

目标管理认为在目标明确的条件下,人们能够对自己负责。它的形式多样,但基本内容是一样的,它是一种程序或者过程,使上下级一起协商,共同制定分目标,并把这些目标作为评估、奖励的标准。它与传统的管理方式相比有鲜明的特点,具体如下:

1. 强调共同参与　目标管理要求上、下级共同参与目标及目标衡量方法的制定以及整个目标的实施、评价过程。由每个部门的成员共同参与目标转换为分目标和个人目标的过程,由此产生的特定目标有利于成员自我管理,并且上级也能给予个性化的评价。

2. 强调管理的整体性 管理者确定一定时期的总目标,然后对总目标逐层分解落实,逐级下达。每个部门和成员应明确各自的工作目标与总目标的关系,方向一致,相互协作,共同努力,以达到组织的总目标。

3. 强调自我管理 上下级在制定目标的过程中是平等、尊重、互相支持的,成员得到了激励,能最大限度地实现自我管理和自我控制,发挥最大的积极性和创造性,进而选择更加有效的措施去达到目标。

4. 强调有效评价 目标管理以目标完成情况为考核终点,并结合目标完成过程中的检查、反馈信息对成员做出综合评价。重点强调组织成员的自我评价,引导其经常自我检查,以提高工作效率,同时制定相应的奖励措施,以促进员工更好地发挥自身的潜能。

（三）目标管理的基本过程

目标管理一般分为目标的制定、实施、考核 3 个阶段,3 个阶段形成循环的周期,下一个周期可提出更高的目标。

1. 目标制定 实施目标管理的第一步是制定完整的目标体系,这也是最重要的一步。目标的制定越合理明确,后期的实施和评价就越容易进行。目标制定分为 4 个步骤:

（1）制定总目标:总目标是高层管理者通过组织的长远规划,评估所处的客观环境带来的机会和挑战,结合组织自身的实际情况而制定。制定目标时应与下级共同讨论决定,可以上级提出,让下级一起讨论;也可以下级提出,上级批准,无论哪种情况,都是上下级共同商讨确定的,这样能增加下级的责任感,以利于目标的实现。

（2）组织结构调整:总目标制定之后,要求每一个分目标都有明确的责任人,因此需要重新审查和调整组织结构,使每一个分目标都有明确的负责主体,做到责任分明,并协调好关系。

（3）确立下级目标:在总目标的指导下,根据组织结构和职责分工制定下级部门的分目标,并确定分目标的责任主体。确立下级目标之前,上级应使下级明确组织的整体目标和规划,并引导下级清楚自己的能力,比如能作出什么贡献、在什么时间内完成、完成什么目标、需要什么资源等。这样既能帮助下级建立明确可实现的目标,也能帮助其解决影响目标完成的诸多问题,同时保证下级目标与总目标一致。

（4）形成协议:下级目标建立后,上级与下级之间需要针对如何完成目标及实现目标后的奖惩事宜达成协议;且上级应授予下级相应的人、财、物等资源配置的权力,以利于目标的顺利实施。双方意见一致后,由下级整理成书面协议。

2. 目标实施 目标管理强调自觉、自治、自主,重视结果,在目标实施的过程中,负责人实现自我管理,调动一切积极因素,全权决定达到目标的方法。但是并不代表管理者就能放手不管,目标体系环环相扣,一环失误就会牵动全局,上级在目标实施的过程中仍旧是不可或缺的。上级首先应定期检查目标实施的进展情况,给予指导、协助、督导,而后进行常规检查,不给下级造成压力;其次积极提供良好的工作环境和相关信息,定期告知进度,便于信息互通,互相协调;还应善于发现实施中的问题,帮下级解决工作中的种种困难,必要时与下级共同调整分目标。

3. 考核评价

（1）考核方法:预定期限到达后,上、下级共同对目标完成的情况进行考核评价,考核的方法依据目标的性质而定,一般是由下级主动提出问题和报告,上、下级共同协调商谈,对目标实施的结果进行考核,决定奖惩;目标如果没有完成,上级应主动承担必要的责任,并引导下级自检,维持相互信任的气氛,切勿互相指责。对于不达标的项目再次调整,制定另一个新的目标,进入新的循环。

（2）评价目标:对各级目标的完成情况和结果,需进行自下而上的检查和评价。预定的期限达到后,下级首先进行自我评价,然后上下级共同考核目标完成情况,决定奖惩。最后再考虑下一步的目标,进入新的循环。

4. 良好目标设计的特征　目标管理中个人目标应与组织目标相一致。一个好的目标管理体系一定有设计良好的目标。良好的目标具有如下特征：①以结果而不是以行为来表述；②定量并且可测量；③具有挑战性但却是经过努力可达到；④以书面形式表述；⑤与组织的有关成员共同制定。

良好的目标设计有着明确的期限，是经过努力可以实现的，又有一定的挑战性，能够有效地激励员工。没有时间期限的目标会导致效率低下，更不能确定何时应该进行检查和衡量目标完成情况。

（四）目标管理的优缺点及其在临床护理实践中的应用

目标管理被广泛推广，但是在实施中也出现一些问题，因此我们需要辩证地看待，才能扬长避短，取得更好的效果。

1. 目标管理的优点

（1）精益管理，提高效率：在目标管理过程中，改进了组织结构和职责分工，上下级在对目标的具体化进行协商讨论的过程中，形成了上级和下级的职责范围，权责分明，有效地提高各阶层的工作效率。

（2）利于实施，有效控制：在组织目标管理过程中，上级适当授权，使下级获得锻炼管理能力的机会。上级在指导下级确定问题、拟订目标及评价结果的过程，正确评价员工的知识和态度，使员工得到公正的考核，定期的检查、督促和反馈，能及时发现并纠正工作中的偏差。

（3）激励成员，自我管理：下级成员自行制定的目标更有效力。目标管理强调各级成员参与目标制定，鼓励成员把自己的想法纳入计划之中，提高了成员的自觉性。因为强调上、下级之间的讨论和协调，以及下属参加目标制定的过程，有授权、有支持，强调成员的自我管理，可以有效地调动员工的积极性和主动性，使员工对目标理解得更加透彻，并能专心投入到目标实现之中，善于及时发现和解决问题。公正的评价和奖励也大大提高了成员的兴趣。

（4）促进沟通，利于团结：目标管理需要经常性的相互了解和意见沟通，团队的密切交流合作，能促进成员将个人利益与组织利益相结合，有效改善人际关系。

2. 目标管理的缺点

（1）制定目标较困难：有些目标难以具体化、定量化，上级对目标的阐述及下级对目标的理解存在差异，如果下级对整体目标与个人目标理解不透彻，上级也没有给予足够的指导，目标的制定难度都会增大。下级倾向于为了测量方便而不是以整体目标为依据，选择易于完成目标。

（2）增加管理成本：在商定目标的过程中，上级需与下级反复沟通和协商讨论，耗费财力、物力和时间成本。在目标管理的实施过程中，部门或者员工可能急功近利，为了各自的目标快速完成，忽视沟通和协作，一味追求成果而不考虑省时、省力、省钱的做法，造成成本的增加和浪费。目标管理制定的目标一般是短期的，容易忽视长远的规划而造成浪费，这需要上级结合长远的发展提出科学的总目标。

（3）缺乏灵活性：经过上下级深思熟虑和周密计划的目标，可能伴随组织内外环境的改变而需要修订。然而由于各级目标相互联系，如果修改一个目标可能导致相应的目标也要进行修订，需要花费更多的精力，这可能导致目标的中断。

（4）团队的不确定性：目标管理重视短期的成果及可见性问题的处理，可能会忽视细节，造成常规工作的混乱，也可能会忽略管理者对应急事件的应变能力、压力处理能力的培养。目标管理的顺利开展，需要团队有自觉、自治、积极向上的氛围，现实中可能因为沟通不足、监督不力、奖惩无法保证公正性等原因，目标管理要求的氛围无法形成，这在一定程度上削弱了目标管理的效果。

因此，推行目标管理，不仅要掌握具体的方法，还需要改进上级的领导作风和工作方法，建立健全各种规章制度，需要深思熟虑，考虑各种可能性，提高上下级的职业道德水平，培养合作精神，使目标管理的推行建立在一定的思想基础和科学管理基础上，长期坚持、逐步推行、不断完善，取得预期的效果。

3. 目标管理在临床护理实践中的应用　目标管理应用在护理管理中，能指导护理管理者如何授权，调动护理人员的积极性，使护理管理者将主要精力投入到综合性管理活动中。护理目标管理就是根据医院组织体系,将护理部的总目标逐层分解,形成各级分目标,构成一个护理管理的目标体系,并确定完成目标的时间期限、评定检查方法,最后落实行动。

（1）制定目标体系

1）护理部制定总目标:护理部根据医院工作的总目标制定护理工作的总目标,并组织各级护士长、护理骨干共同探讨,说明实施目标管理的意义,阐述总目标,根据总目标进行适当的人员调整和责任分配。

2）建立护理质量改进小组:由护理部主任或副主任(主管护理质量持续改进)担任组长或副组长,由科护士长或护理督导(护理部聘任)担任组员,由各科护士长参与护理质量的督导评价,从而形成护理质量改进的三级网络。

3）制定分目标:各部门或护理单元护士长根据护理部的总体目标,制定分目标,明确科室及个人职责,再根据各自的职责具体分工落实。

4）建立协议:护理部、科护士长及护士长三者之间,结合实现目标所需的各项条件达成协议。如护理设施、技术培训、沟通技巧、权利保障和绩效考核等,以及实现目标的相应奖惩,如护士晋升、评优评先、派出学习和出现投诉情况的处理等,并以书面形式记录。

（2）组织实施目标

1）充分发挥组织成员的积极性与创造性:上级要充分发挥组织成员的积极性与创造性,并带领护理人员通过自我管理、自我控制的方法和手段达成目标。护理部在实施目标管理过程中应严格控制,经常了解目标完成情况,不断地给予指导和支持,以便及时发现问题并解决问题,努力创造一个良好的工作环境。

2）加强护士培训:配合各部门的要求组织护士培训,比如相关专科培训、各项护理基础操作、护患沟通技巧、人文关怀等。

3）建立健全患者投诉或护理不良事件上报制度:对出现的投诉和护理不安全事件及时进行调查、分析、讨论及定性,并按照相关规定进行奖惩。

（3）检查评价目标:指导和鼓励护理人员进行自我检查、相互检查,护理质量改进小组定期询问患者意见、调查患者满意度等,运用各种方法定期对护理人员的服务态度进行反馈,并对检查结果作出客观的综合评价,给予奖惩。比如定期调查患者满意度,对患者满意度高的单元给予奖励,对未达标者给予相应的处罚。

在实行目标管理过程中,上级要充分阐述,让护理人员明确目标、职责和个人责任,并运用各种因素调动护理人员的积极性,鼓励护理人员自我管理,掌握科学的工作方法,提高护理人员的临床护理工作能力。

案例2-2

描述

某医院护理部使用目标管理降低护理差错发生率

某医院护理队伍年轻化,护理人员对安全隐患缺乏重视,一年内出现了10件护理差错事故,其中护理一般差错7件,严重差错3件。护理部决定通过目标管理的方法,全力调动护理人员的积极性,举全院之力降低护理差错的发生率。因此,第二年护理部提出"全年杜绝严重差错,并且一般护理差错比去年减少80%"的目标。

1. 通过目标管理如何调动护理人员的积极性?

2. 护理部如何带领各层次护理人员开展目标管理?

解析

1. 护理部召集各病房护士长,共同商讨目标如何实施,形成分目标。各病房护士长组织护理人员共同制定具体实施细则、培训方案、奖惩制度,指定负责人,适当授权,通过调查了解护理人员的想法和建议,上下级共同参与制定标准以调动大家的积极性。

2. 护理部开展目标管理从以下 3 个方面进行：

（1）首先制定目标体系

1）总目标为"全年杜绝严重差错，并且一般护理差错比去年减少 80%"；

2）组织建立"护理质量控制小组"，组长为护理部主任，护理质量督察员为各病房护士长，并授予督察员检查权、考核评分权、奖惩权；

3）护士长组织病房护理人员召开会议，阐述总目标并与护理人员共同商讨，制定具体的病房目标和个人目标，根据分目标确定每个人的职责及具体的措施，授权到个人，并商定相关的奖惩措施；

4）护理部、护理质量控制小组、病房护士就本年度各级目标达成后的奖惩事宜写成书面协议，详细解析，确保每名护理人员清楚自己的任务，并纳入考核，护理人员的晋升、经济效益等都与病房护理质量评比、差错事故的发生相关联。

（2）组织实施

1）由护理部、护理质量控制小组组织相关培训，提高护理人员对杜绝差错重要性的认识，从思想认识上先调动大家的积极性。通过调研了解护理人员易发生差错事故的原因，并针对相关环节定期进行操作指导、训练和考核，从而提高护理人员的技术水平。强调护理核心制度，尤其查对制度和交接班制度，对个性化的错误重点培训，并形成标准化制度在全院推广培训。

2）护理质量控制小组定期下病房了解计划进展情况，以鼓励帮助为主，协调各部门间的进度，促进沟通和信息交流，协助解决护理人员在目标实现过程中遇到的问题，提高护理人员的信心，鼓舞士气。

3）规范护理差错事故登记报告制度。鼓励护理人员发生差错事故及时上报，事故后积极采取补救措施，减少由于差错事故所造成的影响及不良后果。适当奖励主动上报差错事故或者采取措施预防和补救差错事故的护理人员。

（3）检查评价：护理部、护理质量控制小组定期考核措施的执行情况，督促护士的自我检查、相互检查，护士长通过不定期检查、定期考核、年终考核等措施检查目标的达成情况并及时给予指导，协助发现问题和解决问题，以促进措施的顺利实施和目标的顺利完成，并根据考核的综合成绩给予病房及护理人员相应的奖惩。

相关链接

目标设定的 SMART 原则

目标管理为绩效考核制定了更加科学化、规范化的 SMART 原则，SMART5 个原则缺一不可。

S-Specific 目标必须是具体的

设定目标时要用具体的语言将要达成的行为标准、达成措施、完成期限等具体阐述。比如"提高护理质量"，可以描述为：将住院患者健康教育知晓率提高至 90%。

M-Measurable 目标必须是可衡量的

目标的标准遵循"能量化的量化，不能量化的质化"。比方说，为了达到"能独立值夜班"的目标，你应当说"努力通过病区独立值夜班前的一系列考核"。

A-Attainable 目标必须具有可行性

在制定目标的过程中,"你想做什么,你能做什么""外界能给予你什么"是两个关键性要素。目标的设置还需要使目标在组织和个人之间达成一致。

R-Relevant 目标必须具有相关性

目标的相关性是指实现此目标与其他目标的关联情况。比如医院可能接待外籍患者,希望护士学习英语,这时候提升英语水平和提高护理服务质量有关联,而让护士去学习六西格玛与提高护理服务质量这一目标相关度就很低。

T-Time-bound 目标具有时限性

目标是有时间限制的。例如,我将在 2018 年 5 月 31 日之前完成某事。2018 年 5 月 31 日就是一个确定的时间限制。

二、时间管理

时间是一种无形资源,它由过去、现在和将来构成。管理大师德鲁克说:"不能管理时间,就什么也不能管理……在我们的工作中,最稀有的资源就是时间。"在竞争激烈和信息飞速发展的时代,时间在人的生命活动中何其珍贵。对管理者来说,如何更好地管理时间具有重要意义。

（一）时间管理的概念与特征

1. 时间管理（time management） 指在消耗同样时间情况下,为提高时间的利用率和有效率而进行的一系列活动,它包括对时间的计划和分配,以保证重要工作的顺利完成,并留出足够时间处理那些突发事件或紧急状况。

2. 时间的特征是： ①客观性:时间是无形的但又如同物质一样客观存在;②方向性:时间的流逝一旦过去,将永远失去,不可逆转;③无储存性:不论怎样利用时间,时间却是一直在消耗和流失。

（二）时间管理的作用

1. 合理利用时间 管理者通常由于复杂的管理事务而不能有效地控制时间,常有徒劳无功的感觉,运用科学时间管理方法,可以合理地分配时间资源,用最小的资源投入获得最大的效益,做到事半功倍。管理者通过时间管理可自主控制时间,在有限的时间内合理安排工作而提高时间的使用率。

2. 提高工作效率 管理者研究时间消耗规律,取得了控制时间的主动权,就能合理科学地安排时间,进而设计出标准的工作程序,提高工作效率。

3. 激励员工斗志 有效的时间管理,能让管理者或者员工获得更多的成功和业绩,激发人的成就感,并充分调动人的工作热情和积极性,努力实现自我。

（三）ABC 时间管理法

ABC 时间管理法以事情的重要程度为依据,将待办的事项按照重要性划分为 A、B、C 这 3 个等级:A 级为最重要,必须首先完成;B 级为较重要,很想完成;C 级为较不重要,可以暂时搁置。通过 ABC 管理方法能帮助管理者抓住主要问题,保证重点,兼顾一般,提高工作效率。

1. ABC 管理方法的具体操作步骤

(1)列出清单:护理管理者在每天工作开始前将全天的工作日程或者在工作结束后将第 2 天的工作日程列出清单。

(2)工作分类:将固定工作列出来,事先安排好。

(3)ABC 排序:对清单上的剩余工作日程按照事件的特征、重要性和紧急程度按照 ABC 顺序进行排序,见图 2-5。

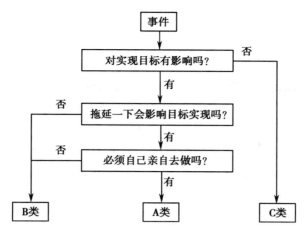

图 2-5 确定 ABC 类事件流程图

（4）根据 ABC 工作分类表进行分类并认真填写，见表 2-1。

表 2-1 ABC 工作分类表

类别	工作项目	时间分配	实际完成时间
A	①②③……		
B	①②③……		
C	①②③……		

（5）实施：集中精力完成 A 类工作，完成后再做 B 类工作，大胆减少 C 类工作，C 类工作以授权为主，减少时间的浪费。

（6）总结评价：记录各类工作完成的时间，每日进行总结评价，不断改进，节省时间，提高工作效率。

2. ABC 时间管理方法的特征及管理要点，见表 2-2。

表 2-2 ABC 事件分类特征与管理要点

分类	占总工作数量的比例	特征	管理要点	时间分配比例
A 类	20%~30% 1~3 件/日	①最重要 ②最紧急 ③后果影响大	①必须立即解决 ②亲自解决	60%~80%
B 类	30%~40% 5 件以内/日	①较重要 ②较紧急 ③后果影响较大	有时间最好自己做	40%~20%
C 类	40%~50%	①不重要 ②不紧急 ③后果影响小	主要以授权为主	0

描述

新任护士长使用 ABC 时间管理法科学管理时间

某医院新聘一批护士长,都是由从事临床护理工作的护士提拔上来的,具有扎实的专业知识,但缺乏行政管理方面的经验。护理管理的工作繁忙而且琐碎,还常常需要应付大量的临时性事务。于是护士长们都不同程度地存在时间管理的问题。比如工作没有计划,眉毛胡子一把抓,抓不住重点;事无巨细都亲力亲为,不善于授权,没有大胆发挥他人的积极性和创造性;接了很多与护士长无关的工作;执行力差等问题。

解析

该医院护理部指导护士长们使用 ABC 时间管理法来科学管理时间。做法如下:

(1)加强培训:组织护士长们学习 ABC 时间分类法,使她们先从理论上掌握 ABC 时间分类法。

(2)制订计划:根据护理部的计划制订各自的工作计划,做到月有重点、周有计划、日有流程。

(3)列出 ABC 分类清单:每天下班前列出第二天的工作清单,进行排序,并且根据 ABC 时间分类法进行分类。集中精力处理 A 类事务,以保证工作质量;其次,A 类工作完成后再转入 B 类工作,如果没有时间,B 类工作尽量授权予他人,借此能调动护士的工作积极性,使她们参与病区的管理工作,提高护理质量;C 类工作尽量授权,若有人催问 C 类工作,则将其纳入 B 类。

(4)根据实际情况,灵活调整事件的分类和优先次序,每天留出机动时间,以应付意外事件。

(5)每日下班前进行总结,计算每个项目所需的时间,不断改进方法,提高工作效率。

(陈 媛)

学习小结

本章首先从护理规划的概念、形式和特性等方面入手,介绍了护理规划的步骤及影响因素,并结合临床案例指导学生熟练掌握护理规划工具,提高其护理管理的全局性思维能力;其次介绍了管理决策的基本概念、原则以及程序,对于临床常见的决策方法进行详细阐述,指导学生逐步熟悉临床管理者的决策过程,对于护理决策有全面性的认识;最后介绍了目标管理、时间管理的概念和特征,并对于临床重要的时间管理工具 ABC 时间管理法进行了详细的阐述,有利于学生学以致用,将理论与实践相结合,更好地融会贯通于临床工作之中。

复习思考题

1. 简述护理规划的步骤。

2. 简述决策的影响因素。

3. 简述管理决策制定的主要步骤。

4. 目标管理的基本步骤有哪些?

5. 简述 ABC 时间管理方法的具体操作步骤。

第三章　医院护理组织管理

3

学习目标	
掌握	组织管理的定义；护理组织设计的原则。
熟悉	护理组织结构常见类型；护理模式的变革及团体应具备的要素。
了解	中华护理学会的宗旨、使命及主要任务。

第一节　组织管理

组织是管理的基本职能之一,是人类社会最普遍、最常见的现象,个人不能脱离组织而独立存在。组织是组织管理的重要内容,是进行人员配备、领导及控制的前提。

一、组织

(一)组织的概念

1. **组织(organization)**　指有目的、有秩序、有系统的将两个或两个以上的个体有意识的联系在一起,为实现共同目标而协作的人群集合体,是职、权、责、利四位一体的机构。如医院、学校、企业、政府、军队等。

2. **组织包括以下 4 个方面的含义**

(1)组织具有共同的目标:任何组织都是为实现共同的目标而存在,目标是组织存在的前提和基础。

(2)组织是人为的系统:管理学上的组织不是自然形成的,是由两个或两个以上的个体组成的集合体。它是人为的结果,是实现目标的工具。

(3)组织间有不同层次的分工与协作:组织为达到共同的目标和追求工作效率就必须分工协作,每个不同的管理层次之间,既有分工又有协作。

(4)组织间有不同层次的责任和权力:根据管理原则,规定不同管理层次的职位和责任,并赋予相应的权力,以保证组织目标的实现。

(二)组织的基本要素

组织的基本要素是每个组织结构、组织活动以及组织赖以生存和发展的最基本条件。组织基本要素包括有形要素和无形要素。

1. **有形要素**　组织的有形要素包括人力、物力、财力、技术和信息 5 个方面。

(1)人力:是组织有形要素中的最主要因素。人力资源是其他资源无法替代和转换的。合理的人员结构和人力资源是组织赖以生存和发展的基本条件和保证。

(2)物力:指实施组织活动的基本物质条件,包括活动场所、房屋、土地、设备、仪器、原材料等。一个组织要保证正常的运作,必须有及时、充足、稳定的物质供应。

(3)财力:即一个组织的资金状况。资金状况是组织占领市场地位的必要条件,是推动组织各项活动正常进行的动力之一。一般情况下,财力和物力可以根据市场的具体供求情况进行互换。

(4)技术:技术也是组织实现自身目标、满足社会和市场需要的根本保证。良好的技术能力为组织的发展提供了保证。

(5)信息:大数据化的今天,信息在组织中的作用越来越重要。有用的信息可以使组织在短时间内迅速发展壮大;而错误的信息可能会造成组织的损失或灭亡。

2. **无形要素**　无形要素包括目标、任务、职权与责任、适应与变化、技术力量 5 方面。

(1)目标:组织是为了实现一定的目标而存在,目标是组织自我设计和自我维持的依据。组织的目标必须与社会需求相适应,这样的组织才具有生命力。

(2)任务:是组织实现自己的使命,履行社会责任的基础。首先确立组织目标,其次确定为实现组织目标必须要进行的工作任务。组织工作就是分配任务的过程。

(3)职权与责任:职权是履行岗位责任的重要手段,是被组织正式承认和赋予的权力。组织根据成员所承担责任的大小,赋予其相应的职位权力,使各层次管理人员能够采取有效的行动完成本部门的工作任务,最终完成组织目标。

（4）适应与变化：组织的内、外环境经常处于不断变化的状态,这就需要组织根据环境的变化做出相应的调整,这样才能在市场竞争中得以生存、不断发展。

（5）技术力量：一个组织至少要具有一支基本的技术队伍。拥有一支具有现代化技术力量的技术队伍,是组织保证其生存、满足自身发展和社会需要的关键因素。

（三）组织的类型

根据不同角度,可以将组织分为多种类型。

1. 根据组织的性质 可分为政治组织、经济组织、文化组织、群众组织和宗教组织,如政府机构、公司企业、学校和工会等。

2. 根据组织的目标 可分为公益组织、经营组织、互益组织和服务组织,如消防队、商店、医院和俱乐部等。

3. 根据组织规模大小 可分为大型组织、中型组织和小型组织,如同样是医院就有综合医院、专科医院和个人诊所之分。

4. 根据个人与组织的关系 可分为规范性组织、强制性组织和功利性组织,如学校、监狱和工商所等。

5. 根据组织的存在形态 可分为实体组织和虚拟组织。如政府机构和网络虚拟企业

6. 根据组织的形成方式 可分为正式组织和非正式组织。

（1）正式组织：指为了实现组织目标,根据一定的法规制度和程序组建,具有一定的目标、结构和特定功能的行为系统。如医院、学校都属于正式组织。正式组织的特点：①明确、具体的共同目标;②明确的信息沟通系统;③协作的意愿,即成员在组织内积极协作,服从组织目标;④分工专业化,强调协调和配合;⑤讲究效率,以最有效的方法达到目标;⑥结构具有等级特点,权责由组织赋予,下级必须服从上级;⑦不强调成员工作的独特性,组织成员的工作及职位可以相互替换。

（2）非正式组织：指成员在共同的工作和活动过程中,由于具有相同的兴趣和爱好,以共同的利益和需要为基础而形成的一种没有正式结构的团体,如校友会、同乡会和护理队伍中的羽毛球爱好者团体。非正式组织的特点：①因成员间共同的思想、兴趣和爱好相互吸引;②自发形成,一般无明确的规章制度和权责关系;③组织的领导一般具有较高的非权力性影响力,但不一定具有较高的地位和权力;④有较强的凝聚力及行为一致性,成员之间相互帮助;⑤具有一定的行为规范,约束成员的活动一般有不成文的奖惩办法;⑥组织内部信息交流和传递通畅、迅速并带有感情色彩。

二、组织管理

（一）组织管理的概念

组织管理（organization management）是运用现代管理科学理论,研究组织系统的结构和人的管理;通过组织设计,建立适合的工作模式。组织管理把成员之间的相互关系、分工与协作、时间和空间等各环节合理地组织起来,形成一个有机的整体,能有效地激发成员的智慧和能力,促使成员高效率的工作,实现组织目标。

（二）组织管理的原则

组织管理的原则涵盖了组织的使命、宗旨、价值观、组织规范、行为准则等纲领性的基本问题。

1. 人本原则 人本原则的实质是追求组织个体的全面发展,以实现组织目标。在组织管理中强调尊重人、理解人,充分调动人的积极性和创造性,满足人的需要,实现组织个体的全面发展。在具体的组织工作中,重视人力资源的开发与应用,结合职工的个性特点和岗位要求使两者相匹配,建立科学的激励机制和绩效评价体系,为职工创造良好、合理的环境和条件,使职工在组织中得到全面发展,实现人生的个人价值。

2. **民主原则** 管理者应具有民主意识和民主作风,听取职工的意见和建议,取其精华,充分发挥集体领导的作用。对涉及职工切身利益的管理制度、分配方案等应征求大家的意见,实现民主决策。

3. **公开原则** 在组织管理中,组织管理者应遵循公开原则,加强管理透明度,如公开办事程序、绩效标准和分配制度等。在实际工作中,遵循公开原则,既可以降低客观上的不公平性,又可以消除职工主观的不公平感,提高职工对组织管理的信任度、满意度,从而起到激励作用。

4. **公正原则** 组织管理者应公平的对待每一位职工。首先,组织管理者要加强完善人事制度和聘任制度的建设,在机会面前做到职工人人平等;其次,要建立科学的绩效评价体系和薪酬分配制度。职工是否受到公正的对待,对组织的凝聚力及职工的积极性起着关键性作用。

5. **科学原则** 组织管理要有科学依据。在管理过程中,遵循管理客观规律解决管理中出现的问题,做到科学决策,科学管理。

管理者在组织管理过程中,应坚持遵循组织管理的原则,在此基础上还应考虑各种可变因素的影响,做到具体问题具体分析。

(三)组织管理的意义

组织管理是人类追求生存、进步和发展的一种重要途径和手段,它存在于一切组织和组织活动中。

1. **有利于组织目标的实现** 组织管理是通过组织成员间的分工协作,充分发挥个人特长,通过彼此间协作,可以弥补个人不足而形成强有力的集体力量,从而实现组织目标。

2. **有利于个人目标的实现** 从本质上说,实现组织的共同目标是实现组织成员个人目标的前提基础。在组织目标实现的基础上,组织成员也可以实现自己的个人目标。通过组织管理,可以更高效率的实现组织目标,进而实现个人目标。

第二节 护理组织结构与组织设计

问题与思考

某三甲医院神经外科最近工作量大幅度增加,医院领导决定将神经外科按照专业分成4个独立科室。消息传出后,遭到神经外科很多人的反对,以至于按专业分科不能如期进行。

思考: 影响组织变革的因素有哪些?

一、概述

(一)组织结构

1. **组织结构(organization structure)** 是表现组织各部分空间位置、排列顺序、联系方式以及各要素之间相互关系的一种模式。在管理系统中起到"框架"作用,使组织中的人流、物流、信息流保持正常流通,以确保组织目标的实现成为可能。组织能否顺利实现目标在很大程度上取决于组织结构的完善程度。

不同组织目标的设定,由于所处的环境、拥有的资源不同,因此其组织结构也必然有所区别。组织结构通常可以用组织结构图又称组织树来描述。组织结构图可以直观的表明组织整体结构、各个组织部门的职权关系及主要功能关系。组织图的纵向分布显示权力和责任的关系,即各部门或各职位之间的指导、指挥、管辖等关系;横向分布显示各部门划分与分工情况,即各部门、各职位的分工和任务。

2. 组织结构的特征

（1）复杂化：指每一个组织内部的专业化与分工程度、组织层级、管理幅度及部门之间、成员之间关系所存在的差别。组织的分工越细、组织层级越多、管理幅度越大，那么组织的复杂化程度就越高。

（2）规范化：指组织根据组织管理原则、规范和程序引导和约束组织成员行为的程度。规范的内容包括规章制度、行为准则及工作程序等。组织制定使用的规章条例越多，组织结构就越正式。

（3）集权化：指高层管理者决策权力的集中与分散程度。集权化包括集权和分权两方面。集权化组织和分权化组织在组织结构、组织关系及灵活性、工作效率等方面各有特点，适用于不同状态。现代管理总体趋势是分权化。

（二）组织设计

1. 组织设计（organization design）　是管理者将组织内各要素进行合理组合，建立、实施和完善形成一种组织结构以实现组织目标的过程。组织设计是有效管理的手段之一。通过组织设计，可以协调组织内各部门、各成员间的关系，建立组织中畅通的沟通渠道，减少组织内各部门及各成员之间的摩擦及矛盾，使组织内各级目标、责任、权力等要素发挥最大作用，从而提高组织的整体绩效。

2. 组织设计的内容　根据组织设计要达到的目标划分，组织设计的基本内容包括工作设计、部门设计、层次设计、责权分配和整体协调 5 个部分。

（1）工作设计：工作设计是规定组织内每个成员的工作范畴，确定其工作内容及责权，可以通过编制职务说明书来体现工作设计。职务说明书以书面形式具体描述每一个工作职务的工作任务、职责及权限，尤其是与其他部门或职务的关系。职务说明书基本内容包括任职说明和工作描述。任职说明是用来说明任职者所需要的资格条件，如学历、经历、技能、体能等。工作描述是说明工作的内容、任务、职责和环境等。随着组织规模的不断扩大，工作专业化逐渐成为工作设计的理想标准。也就是说，原来由一个成员完成的工作，细化为多位成员共同完成，每位成员各自负责其中的一个部分或环节。工作专业化有利于提高成员的工作熟练程度，从而大幅度提高劳动生产率。但过于细化可能会使成员失去工作热情，进而产生厌烦情绪。所以，工作设计在追求工作专业化时要适度，既能发挥工作专业化的优势，又能避免负面影响。

（2）部门设计：组织在完成工作设计的基础上，要将这些工作岗位组合成相应工作部门。部门设计是根据工作岗位的特征，按照组织内工作职能相似、工作活动相近和工作关系密切的原则进行分类，然后将相应职务的成员聚集到一个部门内，从而构成组织的各个部门，以便组织进行更有效的管理，这一过程也称为组织的部门化。部门设计的基本方式包括：

1）产品部门化：根据产品或服务的要求对组织活动进行分类。

2）职能部门化：根据工作活动的同类性质进行划分，是一种基本、传统的组织形式，在组织中被广泛采用。

3）地理位置部门化：根据组织活动地理位置的分散程度进行划分。

4）顾客部门化：根据组织目标并针对顾客的利益需求将组织工作进行划分。

5）生产过程部门化：根据工作流程进行划分，常见于加工类、流程化生产组织。根据这种划分方式所形成的组织部门，其工作专业程度和生产效率较高，常见于大批量产品的加工制造。

6）混合部门化：是总结、归纳、综合以上多种划分方法而形成的一种划分方式，常见于大规模组织。

（3）层次设计：在工作设计和部门设计的基础上，还必须根据组织的人力资源状况，对各工作岗位和部门进行相应平衡调整。同时，要根据每项工作的性质和内容确定管理层次和管理幅度，使组织形成一个严密有序的系统。一般来说，管理层次可分为高层、中层和基层 3 个层次。高层的主要职能是从组织的整体利益出发，对组织实施统一指挥和综合管理，并制定组织目标、方针和实施计划。中层的主要职能是根据组织总目标，制定并实施各个部门具体的目标，设计并确定工作方案、步骤和程序，按照部门分配各种资源、协调各部门之间的关系、评价工作成果和制定针对产生问题所采取的措施等。基层的主要职能是按照上级规定的计划和流程,协调和实施基层组织的各项工作。

（4）责权分配:通过有效、合理的方式将职责和权限分配到组织的各个层次、各个部门和各个岗位,使组织形成一个责任与权力和谐统一的整体。职责是与职权相对应所需要承担的责任。职权是由组织正式确定并赋予的与对应管理职位相联系的决策、指挥、分配和绩效评估等权力。组织中任何一个职位都必须责权一致。

（5）整体协调:组织要实现目标就必须使各层次、各部门在工作活动中形成共同协作的横向关系。也就是说,在组织设计时必须要考虑到通过何种方式可以形成一种有效的协调机制,使组织各层次、各部门的工作达到整体化与同步化的要求,最终实现组织目标。

3. 组织设计思路 首先要明确组织目标,确定基本职能。其次,以职能细分和归类为依据,设置相应的部门和职务。另外,还应该保证必要的职位与各种职务相对应并按照职位配备成员,也就是"因事设人"。

二、护理组织结构常见类型

组织结构类型多种多样,差异很大。每种组织结构类型各有优缺点,但这些类型都是有几种基本类型变化而来。组织结构的基本类型包括:直线型结构、职能型结构、直线-职能型结构、矩阵型结构和委员会等。在实际工作中,大部分组织并不是某种单一的类型,而是多种类型的综合体。

（一）直线型结构

1. 直线型结构（pure line structure） 又称单线型结构(见图3-1),这是最早使用也是最简单的一种组织结构类型。它的特点是有一个纵向的权力线,从最高管理层到组织基层,其组织领导关系按直线垂直系统建立。不设立专门的职能机构,各层次管理者负责该层次的全部管理工作,下级成员只接受一个上级主管的指令。各级主管人员对所属下级的一切事物拥有指挥权。自上而下形同直线,结构简单但权力集中。

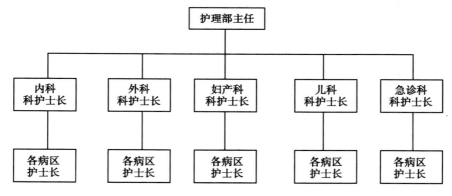

图 3-1 直线型结构

2. 优点 直线型结构设置比较简单,指挥系统清晰、统一;各部门目标清晰;权责关系明确、横向联系相对较少,内部协调便利;信息沟通迅速,能够及时解决问题,管理效率较高;

3. 缺点 在这种组织结构类型中,所有的管理工作都由一个人承担,当组织规模较大,管理工作复杂化时,管理者可能会因为负担过重或个人的知识、能力、时间及精力有限而顾此失彼,难以进行有效的管理;权力过度集中,可能导致领导者有主观专断、滥用权力的倾向。

在实际工作中,直线型结构适用范围有限,不适用于较大规模的组织。

（二）职能型结构

1. 职能型结构（functional structure） 又称多线型结构(见图3-2)。这种结构是在上级主管负责人下面设置职能部门及成员,职能部门在其分管的业务范围内拥有管理职责和权力,可以直接向下级单位传达命令和指示。

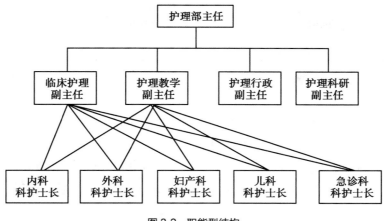

图 3-2　职能型结构

2. 优点　管理分工比较精细；职能部门任务专业化，可以避免人力和物力的重复配置，能充分发挥职能部门的专业管理作用，减轻上级管理者的负担，也能适应比较复杂、管理分工精细的组织结构。

3. 缺点　各种职能部门各自为政，形成多层领导、多头领导，一个下级要接受各职能部门的领导，使下级无所适从，妨碍了组织必要的集中领导和统一指挥；过分强调职能专业化，使管理者忽视本专业以外的知识，不利于管理人才的培养；各职能机构横向联系沟通欠缺，相互配合较差，当环境变化时适应性较差，不够灵活。

在实际工作中，职能型结构通常只有在单一类型项目或少数几类项目并处于相对稳定的市场环境的组织采用，仅使用此类组织结构的组织较少。

（三）直线-职能型结构

1. 直线-职能型结构（line and functional structure）　是将直线型结构和职能型结构进行优化整合的一种组织类型（见图 3-3）。在组织内部，既实行纵向的直线指挥系统，又融合横向的职能管理系统，以直线指挥系统为主体建立的二维管理组织结构。它把组织管理机构和成员分成两类：一类是直线指挥部门和成员，在自身职责范围内有一定的决定权，拥有对下属的指挥权，担负着实现组织目标的直接责任；另一类是职能部门及成员，是上级直线部门的参谋和助手，主要负责对上级直线部门提供建议、信息，并对下级部门及成员进行业务指导，在特殊情况下，经上级直线管理者授权，也可拥有决定权和指挥权。下级成员除接受一位直接上级的命令外，又可以接受职能参谋人员的指导。

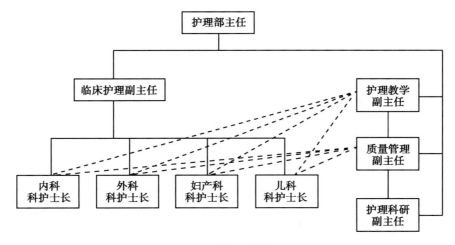

图 3-3　直线-职能型结构

2. 优点 结合直线型结构和职能型结构的特点。既保留直线型结构统一指挥的优点、减轻直线管理者的负担,又汲取职能型结构发挥专业管理职能的专长,提高了组织管理工作的效率。

3. 缺点 不适用于规模较小的组织机构。

所以,直线-职能型组织结构适用于大、中型组织,也是目前现实工作中应用最为广泛的组织结构类型。我国目前大多数医院、学校、企业等都采用直线-职能型结构。

(四)矩阵型结构

1. 矩阵型结构(matrix structure) 又称矩阵制(见图3-4)。是一种组织目标管理与专业分工管理相结合的组织结构。为适应在同一组织内,同时有几个项目需要不同专长的成员共同完成这一特殊需求而形成的组织结构。如医院在同一时期内要完成创建等级医院、开展器官移植、成立专科中心等工作,需要多个职能部门相互协作才能完成,由这些职能部门派出相关成员参与,形成矩阵型组织。

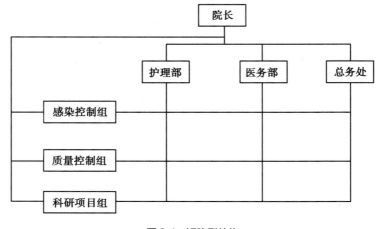

图3-4 矩阵型结构

2. 优点 矩阵型结构具有较大的灵活性和机动性,随着组织项目的开发或结束进行组合或解散;加强纵向职能部门与横向项目部门之间的配合和交流;有利于使用和培养人才,发挥专业人士的潜力,以免重复耗费人力、财力及物力造成组织的损失。

3. 缺点 矩阵型结构实行纵向和横向双重管理,下级成员不仅要接受本职能部门的领导,还要接受项目组的领导,因此,稳定性较差容易产生分歧和矛盾。由于项目管理者和原职能部门管理者对于参加项目的成员都具有指挥权,组织关系、资源管理复杂,无形中加大了信息沟通和协调的难度。

因此,在实际工作中,矩阵型结构适用于大型组织并且只有当纵向和横向管理成员之间能密切配合时,才能顺利开展工作。

(五)委员会

1. 委员会(committee) 是一种以集体活动为主要特征的特殊组织类型。由来自不同组织的专业成员和相关专家组成,执行某方面管理职能并实行集体活动的一个群体,常与上述组织结构相结合,共同研究各种管理问题,主要起决策、咨询、协调、合作的作用。医院常采用这种组织类型,如医院感染管理委员会、职称评审委员会、护理质量管理委员会等。组织中的委员会可以是临时的,也可以是常设的。

2. 优点 委员会实行集体审议和决策。一方面可以集思广益,针对出现的问题提出更好的解决方案;另一方面,委员会中各委员的权力是均等的,是以少数服从多数的原则进行决策并采取集体行动。这可以避免权力过分集中,导致滥用职权。委员会具有权威性,公平民主,有利于调动积极性,促进组织成员成长。

3. 缺点 委员会人力成本和时间成本较高,难以做出及时的决策,尤其是委员水平较低、缺乏全局观念的组织,往往会陷入议而不决、决而不行的状态。责任分散,职责分离,有些参与讨论的成员不负责执行决议,不利于落实组织决策。

在当今社会,越来越多的组织面临的是一个不断更新、不断变化的社会环境。这就要求组织能够及时调整,以适应环境的变化并实现组织目标。组织结构是组织实现目标的基础,组织结构设计时要从组织的自身实际情况出发,以最精简、最合理、最有效的组织结构去管理和执行组织任务,实现组织目标。

三、护理组织设计的原则与程序

(一)组织设计原则

组织结构是否科学合理对组织功能的发挥具有举足轻重的作用。要使组织形成那既分工又合作的有机统一整体,在组织设计时就必须遵循以下基本原则:

1. **目标一致原则** 任何一个组织都有其自身特定的目标,组织结构为实现组织目标而设置。组织结构的调整、合并、添加或删减都应以是否对实现目标有利为衡量标准。在组织结构设计时,首先要明确组织目标及各级部门的分目标是否与组织的总目标保持一致。只有目标保持一致,才能齐心协力完成工作。

2. **统一指挥原则** 统一指挥原则是组织设计的基本原则。将组织内的职权、职责按照组织上下级的关系划分。上级指挥命令下级,下级服从上级指挥。下级只能接受一个主管上级的指令,并且也只能向该主管上级直接负责。如果两个领导者同时对同一个组织成员或同一件事行使他们的权力,就会出现混乱;如果事情继续发展下去,混乱可能会加剧。为了避免多头指挥和无人负责的现象,在组织管理中需要统一领导、统一指挥。各部门职权、职责不清就会导致双重指挥。也就是说,两个或两个以上部门的领导都认为该工作归自身管辖而对同一工作下达命令,导致下级不知该如何执行或者管理空白区。在任何情况下,都不会有能够适应双重指挥的组织。如护理部主任不通过科护士长就直接向护士长下发命令就是越级指挥,就会导致双重指挥。

3. **分工协作原则** 为了提高组织管理效能,实现组织目标,组织内部需要进行分工和协作。分工是根据组织的目标和任务,按照专业进行合理分工,使每个部门和成员明确各自工作任务、内容、范围和方法,并规定具体要求和规范。协作是以明确各部门之间的关系为前提,要求各部门、各成员之间相互配合。组织设计中坚持分工协作原则,就要做到分工合理、协作关系明确。只有合理、高效的分工协作才能保证组织目标的实现。

4. **管理幅度原则** 管理幅度又称管理宽度,指不同层次的管理人员能够直接领导、指挥、管理的隶属人员人数。管理幅度的大小受管理者能力、工作性质、工作经验、专业技术水平、上下级有效沟通程度、工作任务标准化程度等因素影响。一般来说,管理层次越高,管理的下属人数就越少。在组织结构的高层,管理幅度一般为4~8人,基层一般为8~15人。管理幅度过宽、管理人数过多、任务范围过大会导致管理者压力过大,管理效率降低;如果管理幅度过窄,管理就不能充分发挥作用,会造成人力资源浪费和管理成本增加。

5. **管理层次原则** 指组织结构中纵向管理系统所划分的等级数,管理层次与管理幅度相关。组织管理幅度越大,则组织管理层次越少。组织中管理层次越少、命令路线越短、沟通越直接,失真的可能性就越小,组织的运转就更有效。因此,管理层次数应以组织结构合理、有效运转为宜。一般来说,从组织最高管理层到基层为2~4层。

6. **集权分权结合原则** 集权是指把组织的决策权相对较多地集中在高层。分权是指组织结构中的权利适当地分散到基层,由基层管理者参与或自主决策。集权分权相结合是指在组织工作中必须正确处理好集权与分权的关系,这样才能保证组织的正常运行。首先应认识到集权有利于统一指挥,但是管理者责任太重,很难进行全面监督,尤其是遇到特殊情况时,需要逐层上报再做决定,往往错过最佳处理时机。分权则有利于中基层管理者主动决策,有利于调动各级人员的积极性。但是,分权管理要求充分考虑管理者的能力,而培训人才成本较高,如果分权过度会导致滥用职权,造成管理上的混乱失控。因此,在实际工作中应把握好集权与分权的关系。集权应以不妨碍下级履行职责,有利于调动工作积极性为准;分权则应充分考虑下级的能力,以下级能够正常履行职责,管理不致失控为准。

7. 责权利一致原则   责权利一致是指组织中各级成员的责任、权力、利益三者相互对应,必须是协调、平衡和统一的。也就是说,在实际工作中应做到责任明确、权力恰当、利益合理。权力是责任的基础,是完成任务的必要保证,有了权力才能担负起责任;责任是权力的约束,有了责任才不会造成滥用权力;利益的大小决定着管理者是否愿意承担相应责任。有权无责或权大于责,易导致官僚主义;有责无权或权小于责,不仅束缚了组织管理成员的积极性,而且实际上也不可能承担起应有的责任。

8. 稳定适应结合原则   要保证组织工作的正常运行,就必须在组织结构的稳定性与适应性之间保持平衡,但又不能一成不变,否则不能适应环境的变化。反之,若组织结构经常变化,会影响组织的正常秩序。这就要求组织管理者要在稳定与动态变化之间寻求平衡,既保证组织结构的稳定,又可以使组织具有一定的弹性和适应性。

9. 执行监督分设原则   组织内执行机构与监督机构应分开设立。监督机构应相对独立,这样才能发挥监督机构的作用。监督机构的独立性决定监督的力度和有效性。在组织正常运行中,会出现各种各样的问题,有效的监督机构可以保证出现问题时能够及时发现和解决。

10. 精干高效原则   效率是组织结构合理协调的标志。一个组织只有结构合理、内部比例恰当才能实现高效率。如果组织结构重叠、臃肿,必然会人浮于事、责权不清。精简的重点应该突出"精",以精求简,精干高效。如果简而不精则势单力薄,不利于完成组织任务。组织必须形成精简高效的结构形式,以社会效益和经济效益作为组织生存和发展的基础,才能更好地实现组织目标。

(二)组织设计程序

1. 确定组织目标   组织目标是组织设计的基本出发点。组织设计的第一步就是要收集资料进行综合分析,分析组织的内部条件及外部环境。根据分析评估结果,合理确立组织的总目标和分目标,确定组织发展方向及基本组织结构框架。

2. 部门划分   根据各职务所从事的工作内容和性质及工作间的相互关系,将各职务进行适当的分类和组合,形成具体管理单位或部门。例如,医院可以按一级学科(内、外、妇、儿等)及二级学科(消化、呼吸、内分泌等)划分出不同的病区,再将护理工作依次分派到群体或个人。

3. 确定组织结构   根据组织目标进行职务的划分和部门设计,在此基础上还应综合考虑组织内在条件和外在环境等各个方面,进一步调整各部门和各职务具体工作量,以求达到平衡,使组织结构更加合理。规定各部门和各职务之间的职责、权力及相互关系,使组织各管理部门和职务形成一个严密的网络,即组织结构。

4. 职务人员配备   根据工作职务、岗位及专业技能等要求,挑选配备合适的管理者及成员,确定其职务与职称。

5. 确定职责权限   明确规定各层次、各部门及每一个职位的责任和权限。一般用岗位说明书或岗位职责等形式表达。

6. 管理规范设计   在组织结构确定的基础上,设计管理业务的工作程序、管理工作应达到的要求和管理方法以及人员的规范等。

7. 各类运行制度设计   组织结构的正常运行还需要运行制度的保证,如岗位聘任制度、培训制度、激励制度、考核制度等方面的设计。

8. 反馈和修正   将组织运行中出现的问题和变化,对组织结构进行反馈、修正、调整,使之不断完善。

四、护理模式变革

护理模式的产生和演变是人们对生命、健康、疾病的认识不断深入的必然结果。自1860年南丁格尔开创护理事业以来,护理已经走过了一百多年的历史。随着科学发展和社会进步,护理学已经发展成为一门独立学科。护理模式也随着护理学的发展在不断发生变革。运用合理的护理模式有助于更好地把握护理工作目标和前进方向,以适应社会的发展和人们对健康的需求。新中国成立以来,主要的护理模式有以下几种:

（一）**个案护理**

1. **模式介绍**　个案护理(case nursing care)是指由一名护理人员负责一位患者所需要的全部护理内容的工作模式,又称为专人护理或特别护理。个案护理是最早出现的护理工作模式。19世纪以前的护理以家庭照顾为主,最初由于医院还无法提供必要的医疗服务,护理人员大多以修女的身份在患者家庭中照顾患者。后来随着患者主要住在医院,这些人员也随之回到医院。这种模式主要适用于病情危重、变化快、需要24小时监护和照顾的患者。如多器官功能障碍、各种复杂或新开展的大手术后或病情危重、随时需要抢救入住EICU、ICU、CCU等护理单元的患者。

2. **模式评价**　优点是在这种护理工作模式下,护理人员责任明确。由于患者生理、心理等全部护理内容均由一个人完成,他能掌握患者全部情况,因此患者能够得到全面、细致、高质量的护理服务。护理人员与患者关系融洽,护患关系良好。缺点是该模式人力消耗较大、成本高,而且对护理人员的专业能力要求较高。

（二）**功能制护理**

1. **模式介绍**　功能制护理(functional nursing care)是以各项护理活动为中心的护理方式。将护理工作按照工作的特点及内容分为几个部分,再根据护理人员的工作能力、特点分派工作。每个护理人员从事相对固定的护理活动,如治疗护士完成治疗任务,医嘱护士负责处理医嘱等。这是一种以工作为导向的流水作业式护理模式。20世纪50年代,由于经济的发展,人们对疾病的治疗和护理需求也逐步提升,造成医院的数量不断增长和护理人员严重不足的现象。为解决这一问题,护理专业将工业管理的管理理念,如流水线生产、动作与时间关系以及人员的综合利用等成果应用于护理管理,形成了功能制护理。

2. **模式评价**　优点是该模式工作效率高,节省人力成本;护士分工明确,易于组织管理。缺点是该模式是分段式,不利于护理人员全面了解患者的病情,缺乏对患者的整体护理。患者每天接触多位护理人员,但有疑问时却不知找哪位护理人员询问(图3-5)。对护理人员来说,长期采用该模式每天进行机械性和重复性劳动,会导致其只对自身从事的工作任务熟练,不能发挥主动性和创造性而阻碍护理工作的发展。

（三）**责任制护理**

1. **模式介绍**　责任制护理(primary nursing)是以患者为中心,由责任护士和辅助护士按照护理程序对患者进行全面、系统、连续的整体护理。20世纪70年代初,随着医学模式的改变、护理程序的提出及专业护理人员数量和受教育层次的不断提高,护理人员开始有意识且有可能为患者进行整体护理。在这种背景下,1968年美国明尼苏达大学(University Minnesota)医院提出了全责护理的概念。1973年圣路克医学中心(St. Luke's Msdical Center)等在相关研究的基础上提出了责任制护理工作模式。我国在20世纪80年代初引入责任制护理。责任护士评估所分管的患者情况,确定护理诊断、制定护理计划和实施护理措施并评价护理效果。责任护士不仅对患者的身体进行护理,还对患者的心理、社会关系和家庭生活状况等方面进行全面了解,根据患者的治疗康复需要给予护理。每位患者由一名责任护士实行8小时在岗,24小时负责制护理。

2. **模式评价**　优点是护士责任明确,能较全面了解患者的情况,对患者进行整体护理,使其得到系统照顾;护士有较强的责任感、求知感和成就感;有利于促使护士不断学习专业知识,提高工作的主动性和独立性;同时促进小组成员之间的有效沟通,提高护理服务质量。缺点是护士实行8小时在岗24小时负责制,会造成护理人力资源的缺乏,护理工作节奏加快,护士工作压力较大。

（四）责任制整体护理

1. 模式介绍 责任制整体护理以人的健康为中心,以现代护理观为指导、护理程序为核心,为患者提供生理、心理、社会、文化等全方位的最佳护理,并将护理临床业务和护理管理环节系统化的护理模式。责任制整体护理是20世纪90年代后开展的新型护理模式,是责任制护理的进一步完善。责任制整体护理是一种模式,也是一种理念。通过应用该模式,护理人员能够独立思考、运用护理程序并结合自身的工作经验,独立为患者解决健康问题,使护理工作趋于科学化、规范化、标准化。

2. 模式评价 优点是护理人员的责任感增强,也增加了患者的归属感和安全感。护理人员处理问题更加直接、迅速、有效,有利于提高护理工作效率,促进护患、医护之间的良好沟通;护理人员工作和学习的主动性提高,不断更新和完善专业知识。缺点是对护理人员的个人能力要求较高,护理人力投入较多。

相关链接

推行责任制整体护理

在临床推进护理模式改革中,我们更注重服务品质改善,就是要在推行责任制整体护理的过程中,始终围绕满足患者的身心需求,改革与改善通力进行。最终达到护士满意、患者满意、社会满意。《全国护理事业发展规划(2016—2020年)》提出了继续推行责任制整体护理以及加强护士队伍建设和加强护理科学管理的一些重点任务。这里面包括落实好《护士条例》等法律法规,维护护士的合法权益;要增加护士总量,满足临床需求;要完善护士的培训制度,特别是在专科领域当中建设好一支专科化的护士队伍和培养一批护理骨干,提升护士的职业发展空间;进一步深化"以患者为中心"的服务理念,为患者提供更加全面、全程、专业、人性化的护理服务。

——摘自《中国护理管理》2017年

案例3-1

描述

改变工作和管理模式,提高护理服务质量

自采用功能制护理模式排班之后,消化科护理人员不足的现象终于得到了解决,护士长小孙刚刚松了一口气。但是没过多久,这颗心又悬了起来。最近消化科状况百出,患者及家属投诉不断增加,患者满意度呈持续下降趋势。患者经常向护士长投诉护士服务态度不好。

患者小王投诉说:"虽然说一天有好几个护士来回穿梭,但是有什么问题需要咨询护士的时候,都没人能解决。询问输液的护士,输液护士说她只负责输液,其他的问题她不知道,所以没办法回答;问给我发药的护士,发药护士也这么回答我。问其他护士各个都表态说自己不知道,这不是他们的工作范畴。"这让小王很恼火。让护士长更揪心的是30床患者在得知自己确诊为癌症之后郁郁寡欢,趁人不注意的时候跳楼自杀了。很多护士表示,之前就曾看到他心情不好,但因忙于完成自己的工作任务,没空好好开导他。护士长为此痛心疾首。

一方面是患者满意度下降,投诉增多;另一方面护士的工作积极性下降,护士们开始对自己的职业前景忧虑起来。工作快4年的护士小张说:"刚开始工作时满腔热情,立誓以南丁格尔为榜样,随时准备为护理事业奉献自己的光和热。但是工作几年之后发现,工作热情慢慢被消磨,挫败感不断滋生。尤其是当患者问你问题,你无法给予解答的时候,突然觉得自己好像变成了打针、发药的机器,对自己的职业前景失去了信心。"

孙护士长不禁陷入沉思:如何改变这种局面? 如何提高护理服务质量和患者满意度? 如何激发护士的主动性和积极性?

　　为了解决这些问题,在科主任和护理部的指导和帮助下,护士长小孙率领全体护理人员大刀阔斧进行改革,决定改进现有护理管理模式,借鉴先进的护理管理经验,以推动护理工作登上新台阶。

解析

1. 存在问题

(1)因人员不足采用功能制护理模式。

(2)护士出现职业倦怠,难以体现自身价值。

(3)患者满意度下降,投诉增多,护理服务质量下滑。

2. 解决方案

(1)积极向护理部请示,请求增加护理人员数量。

(2)将病区分为三个责任组,每组各1个责任护士及3名辅助护士。责任护士负责管理患者的治疗、基础护理、专科护理、病情观察、出入院宣教和用药、手术前后指导、饮食指导、特殊检查指导等工作。责任护士相对固定,其他护士配合责任护士完成护理工作。

(3)加强学习转变观念:学习责任制护理相关知识,让护士充分了解责任制护理是提高护理服务质量和患者满意度的前提和保障。患者不是单纯的生物体,不仅要针对疾病进行护理,而且应该了解患者的心理、社会等方面情况。

(4)加强业务知识培训:运用进修培训和科室岗位培训两种形式培养专科人才,定期开展相关专科培训。

3. 分析总结

(1)分析变革产生的背景:消化科护理病区之所以发生变革,主要是因为变革前的护理管理模式已经无法适应科室的发展和患者需求。功能制护理模式虽然可以缓解护理人员缺乏的问题,但以工作任务为中心,忽视了对患者心理、社会等方面护理的弊端也是显而易见。

(2)阐述变革对组织发展的促进作用:实行责任制护理后,首先患者有了"某某护士是我的护士"的意识,增加了患者的安全感和归属感,使护患关系更为和谐,提高了患者满意度。其次,护士转变了护理服务理念,护理工作真正做到以患者为中心。护士的责任感和专业素质得到了增强,促进了科室护理服务质量的提升。

第三节　护理团体

一、团体概述

(一)团体概念

　　什么是团体? 不同的学者对此有不同的描述。著名的社会心理学家勒温(Kurt Lewin,1984)认为,不管团体的大小、结构以及活动如何,所有称为团体的组织都必须建立在其成员彼此互动的基础之上。美国著名的咨询心理学家柯瑞(Gerald Corey,1987)将团体理解为具有目标、内容、架构、过程及评估等要素的一群人所形成的集合体。美国学者约翰逊(Johnson,2000)则把团体定义为:两个或两个以上的人面对面地互动,不仅每个成员都意识到自己是团体的重要成员,而且也意识到在他们努力获得共同目标的过程中所形成的一种深度的相互依赖关系。清华大学教授樊富珉认为,团体是两个或两个以上的个体通过彼此互动,相互影响而形成的个人集合体。

（二）团体的类型

美国管理学家斯蒂芬·罗宾斯根据团体成员的来源、拥有的自主权大小和团体存在的目的的不同，将团体分成 3 种类型。

1. **解决问题型团体** 在团体出现的早期，大多数团体都属于解决问题型团体，是由一个部门的若干名成员临时组合在一起而形成的团体。团体成员一起探讨如何提升生产效率、提高生产质量、改进工作流程和方法等问题，并互相交换看法或提出建议。但这样的团体没有对探讨出的意见或建议单方面采取实施的决策权。解决问题型团体应用最广泛的类型是"全面质量管理小组（TQC）"和"质量圈（QC）"。

2. **自我管理型团体** 建立独立自主地解决问题并对工作结果承担全部责任的团体，能够有效地弥补解决问题型团体的不足。自我管理型团体承担了一部分本应由上级管理者承担的责任，如决定工作任务分配、控制工作节奏等。但自我管理型团体也存在缺勤率和流动率偏高等问题。

3. **多功能型团体** 指由来自同一种等级但不同工作领域、跨越横向部门界限的成员组成，他们组合在一起是为了完成一项特定的任务。多功能型团体可以使组织内不同领域的成员之间交换信息、协调复杂项目、解决面临的问题和激发新的观点。多功能型团体是一种运用广泛的团体形式，如一些汽车制造公司都采用过多功能型团体的形式来协调、完成一些复杂的项目。

（三）团体应具备的要素

1. **组织性** 团体应是一种有序的组织而不是一群人的简单组合。团体的组织性取决于团体规范、团体角色和团体成员之间的关系等要素。团体规范是每个团体成员都必须遵守的行为准则以保证团体目标的实现。每个成员在团体中都扮演着某种特定的角色，如领导者、追随者、沉默者等。团体成员之间形成的关系对团体功能与效率有直接或间接的影响。

2. **共识性** 团体的成员之间彼此有共识，即团体成员有共同的的目标、理想、价值观等。一个团体的共识越多，团体的凝聚力就越强。

3. **整体性** 团体中的每个成员都应认识到自己是团体的重要一员，与团体息息相关、荣辱与共。团体不是个体的简单集合，而是成员之间互相依存的共同体。

4. **互动性** 互动是团体目标是否可以达成的重要条件。他们借助于语言和（或）非语言方式相互交流和分享各自的感受。良好的互动可增强成员个人对自己和他人的深度觉察，并可以从中学习、反馈、支持以实现自我的成长和发展。互动分为正向互动和负向互动。团体成员之间彼此了解、鼓励、赞赏、关怀、支持等都属于正向互动；彼此之间的责备、挑剔、挖苦、打击等则属于负向互动。

二、护理学术团体

（一）国际护士会

1. **历史背景** 国际护士会（International council of Nurses，ICN）是各国护士学会的联盟，是独立的非政府性组织。1899 年在英国伦敦正式成立，1925 年会址迁至日内瓦，后因多种原因将会址迁至英国、美国等地，1966 年会址总部重新迁回日内瓦至今。国际护士委员会于 1900 年 7 月在伦敦召开会议，起草章程并正式定名为国际护士会。1901 年，第一届国际护士大会在美国召开，并确定国际护士大会每 4 年召开一次，并在不同国家召开。

2. **组织机构** 是由世界各国自治的护士协会代表组成的国际护士群体的团体。截至目前，已经由创立之初的 7 个会员国扩大到 111 个会员国，拥有会员 140 多万人。1922 年中华护理学会加入国际护士会，我国成为第 11 个会员国。

3. **宗旨使命** 推动各国的健康服务，提高护理学术标准；完善护理教育设施，扩大护理服务范畴；与相关的卫生机构及组织合作;改善护士职业、社会及经济条件,提高护士地位;强调护士应履行公民职责;发展和推动各国护士之间的国际交流与合作。

4. **任务目标** 2017 年国际护士大会的主要目标:①展示和促进护理领域在制定明智且可持续的医疗政策方面的贡献;②支持护理领域为循证医疗做奉献,同时鼓励护理人员在优先保健需求计划中运用问题法;③为交换各种实践经验和专业知识提供深度交流的机会。

(二)中华护理学会

1. **历史背景** 中华护理学会(Chinese Nursing Association)是由护理科技工作者组成的专业学术性群众团体,是中国科学技术协会所属的一个专门学会,受国家卫生健康委员会和中国科学技术协会双重领导。中华护理学会业务主管单位是中国科学技术协会,登记管理机关是中华人民共和国民政部,中华护理学会办事机构挂靠国家卫生健康委员会。中华护理学会于 1909 年 8 月 19 日在江西牯岭成立,原名为中华护士会。1964 年第 18 届全国会员代表大会决议更名为"中华护理学会"。会址最初设在上海,后曾迁至汉口、北京、南京、重庆等,1952 年定址北京。

2. **组织机构** 中华护理学会在全国 31 个省、自治区、直辖市(除中国台湾地区外)均有设立分会并形成网络,建立了直接的业务指导关系。中国香港特别行政区和中国澳门特别行政区护理学会也与中华护理学会保持相应的护理工作联系。中华护理学会的最高领导机构是全国会员代表大会,每 4 年召开一次,全国会员代表大会选举产生理事会。在会员代表大会休会期间,理事会是执行机构。理事会选举理事长、副理事长、秘书长及若干常务理事组成常务理事会,负责行使理事会职责。理事会休会期间由常务理事会履行职责。秘书长负责主持日常工作。理事会下设各种工作委员会,如护理行政管理、护理教育、内科护理、外科护理等专业委员会,以及学术、科普与教育、国际学术交流、刊物编辑等工作委员会。建会初期创办《护士季报(中英文版)》,现出版学术期刊《中华护理杂志》《中华护理教育》、*international journal of nursing sciences* 杂志。

3. **宗旨使命** 遵守国家宪法、法律和法规,执行国家发展护理科技事业的方针和政策。崇尚护理道德,坚持民主办会原则,提高护理科技工作者的业务水平,促进护理学科的繁荣和发展,充分发扬学术民主,依法维护护理工作者的合法权益。

4. **主要任务** ①组织广大护理工作者开展学术交流和科技项目论证、鉴定;②开展对会员的继续教育;③普及、推广护理科技知识与先进技术;④编辑出版专业科技书刊及书籍;⑤发动会员对重要的护理政策法规发挥咨询作用;⑥向政府部门反映会员意见和要求,维护会员权利,为会员服务。

(牛鸿爽)

学习小结

　　本章首先阐述了组织管理的概念、原则与意义;其次阐述了护理组织设计原则;组织结构的常见类型及各自优缺点;并介绍了新中国成立以来我国护理模式的变革以及团体的概念、团体应具备的要素等内容。学生通过本章节的学习能够说出组织与组织结构的概念、常见护理组织结构类型、组织设计的原则;能够正确描述各种护理模式并作出评价;具有根据组织规模及特点选择合适组织类型的能力。

复习思考题

1. 简述组织管理的原则。

2. 组织管理的基本方法有哪些?

3. 护理组织结构的基本类型有哪些?

4. 简述组织设计的原则与程序。

5. 简述护理模式的变革。

第四章　护理人员招募与培养

4

学习目标	
掌握	护理人才培养原则与方法；护理人才及临床专业能力的概念。
熟悉	护理人员编配原则及影响因素；护理人才培养途径及职业规划。
了解	护理人员招募与遴选的原则、途径及影响因素；了解护理人员分层管理的意义。

第一节　护理人员的招募与遴选

问题与思考

某医院随着相关诊疗技术的不断完善,服务内涵的不断深化,患者日益增加,现有护士的数量难以满足目前的护理工作量。为保证护理工作质量,医院人事部门将进行护理人员的招募与遴选。

思考:如何进行护理人员的招募与遴选?

一、护理人员招募与遴选

护理人员的招募与遴选既是满足护理工作需要的重要内容,同时也是护理人才建设的重要部分。遵循科学、严谨的招募与遴选原则,运用全面、合理的途径与方法,是录用高质量护理人才的重要保证。

(一)护理人员招募与遴选原则

1. **公开**　招募过程中各项信息要准确、严谨并及时公布,如招聘的单位、职位、数量、要求及考核的方式、考试成绩、名次、是否录用等。

2. **平等**　对待所有的应聘者一视同仁,避免人为制造一些不平等条件,如单纯以应聘者的性别、相貌、身高、婚姻状况等与工作无关的个人特征作为是否招聘的标准。

3. **竞争**　招聘单位应该努力创造一个公平竞争的环境,制定客观公正的考核标准及流程,坚定应聘者的求职信念,让应聘者能够充分展示自己的知识和才华。

4. **择优录取**　招聘时应根据人力资源需求,通过科学考评选择最佳人选,做到量才、量职录用。招聘要实现优胜劣汰,做到人尽其才、用其所长、职得其人。

(二)护理人员遴选途径与方法

护理人员遴选通常采用内部遴选和外部遴选两种途径,采用笔试、操作技能考核、面试和心理测试等考核方法。依据医院人事政策及人力资源的需求选择相应的途径与方法。

1. **遴选途径**

(1)内部遴选:为满足人力资源需求,医院可从内部进行遴选,如护理人员的普通职位转换、编外转编内及职位晋升。医院可调用护理人员的人事记录档案,从而考察候选人的资格。内部遴选的优点:①有利于保证录用质量:医院管理者根据在职护士的业务能力、个性、品质以及思想素质等判断具有资格的人选;②有利于调动组织内部员工的积极性:良好的内部遴选机制会激励员工努力工作,提升员工的工作绩效;③有利于人才储备:护理管理者在日常工作中应注意培养接班人,有意识地强化培养对象某些方面的能力,使之成长为医院需要的人才。内部遴选的缺点:①内部遴选若未能形成良性竞争,则不利于组织的团结与合作,可能会挫伤未被提任的护理人员士气;②可能出现"近亲繁殖"的现象,不利于组织注入新元素和活力,影响护理队伍的推陈出新,不利于引进新的护理理念和思维,会在一定程度上限制组织的创新和长期发展。

(2)外部遴选:即通过社会公开招募与遴选,其渠道和方法多种多样,常用的方法有以下几种:①刊登广告:可通过广播、电视、报纸、网络等媒介面向社会发布招聘信息;②校园招聘:校园招聘是医院获取外部人员最好和最直接的渠道,医院可以与医科类大专院校毕业生管理部门保持长期的合作关系,每年定期到学校进行宣传和招募;③专场招聘会:实质是集中的供需见面会,一般在招聘较多人员时采用;④职业介绍机构:拥有大量的求职者信息,同时提供专业的服务;⑤人才交流会:也称人才市场由政府有关部门或职业介绍机构组织的、多家组织参与的,在一定时间、一定地点举行的组织与求职者的双向见面会;⑥网络招聘:随着互联网和计算机应用技术的普及,多样化的网上招聘平台应运而生,打破了时间、空间的限制,不失为一种快捷、有效的方式;⑦内部员工推荐:推荐人根据被推荐人的业务水平及单位所需的职位空缺进行对比考量后推荐。

相关链接

经典招聘故事

有一个农场,因捕鼠科科长离职而造成农场内鼠患成灾,农场经理于是交代人事部门负责人立即再招一个捕鼠科科长,以尽快解决目前的问题。人事部负责人接到任务后立即书写了一份招聘启事,启事中这样写道:"本农场欲招捕鼠科科长一名,待遇优、福利好,有意者请速来面试。"

第二天农场门口来了7位应聘者,他们是:鸡、鸭、猫、狗、猪、羊、猫头鹰。为了招聘到最优秀的捕鼠科科长,开始了层层筛选:

第一轮是学历筛选,被淘汰的是低学历的猪先生、鸡先生、鸭小姐和狗先生。

第二轮是笔试,被淘汰的是考试成绩不理想的猫先生。

第三轮是面试,被淘汰的是没有高学历,没有论文著作,但有丰富捕鼠经验的猫头鹰先生。

最后的结果是,无捕鼠经验的羊小姐仅凭高学历、论文著作被录用。

2. 遴选方法

(1)笔试:笔试是最常用、最基本的人员遴选方法之一。招聘单位通过闭卷考试的形式,要求应聘者在规定时间内独自完成一份试卷。尽管笔试能在较短时间内对大批应聘者的基本理论知识和技能等方面进行较为客观的测评,但对应聘者的职业态度、职业情感、口头语言表达能力、临场应变能力、操作技能等方面难以进行全面的考察。因此,在护理人员遴选时,一般不单独使用笔试法。

(2)操作技能考核:护理学是一门实践性、操作性强的学科。护理人员对各项护理操作的流程和细节的准确把握往往关乎患者的安危。护理操作技能作为护士的基本功,在护理人员的遴选中几乎是不可或缺的。

(3)面试:在招聘中,面试是极其重要的一个环节。通过面对面交谈与观察,招聘者可以由表及里的测评应聘者的个性、逻辑思维、表达能力、应变能力、分析问题和解决问题能力等综合素质。

(4)心理测试:应聘者未来工作状况,不仅取决于应聘者的工作能力,个性品质也发挥至关重要的作用。心理测试主要指个性测试中的个性品质,如人的态度、情绪、价值观、性格等方面的特性测试。

(三)护理人员招募与遴选的程序

人员的招募与遴选是一个复杂、完整而又连续的程序化操作过程,这一程序的前提是人力资源的规划,目的是聘用到符合招聘岗位的高质量护理人才。人员招募与遴选的程序包括以下几个步骤:

1. 制定人力需求计划、公布招聘信息 科学合理的计划是保证招募与遴选工作顺利开展的重要前提,通过制定人力需求计划,可以明确组织对各类人员的需求信息,如人员招募的种类、数量和基本要求等。其中招聘信息发布应体现以下几个方面:①招聘医院的简介,如医院地理位置、规模、级别、员工数量及重点专科等;②招聘的职位或工作种类及其特点;③应聘者的资质条件(性别、年龄、学历、专业、工作经历、身体条件以及对知识技能的特殊要求等);④申请地点、时间、程序以及其他有关信息。

2. 应聘者资格认定 医院人力资源部门和护理部结合应聘者递交的求职材料,根据招聘信息要求,对应聘者的个人情况和任职资格进行初步筛选,剔除不符合条件的应聘者,符合条件的应聘者进入下一步程序。

3. **招聘考核** 招聘考核是为了保证招聘到的护理人员基本质量以及胜任工作岗位的能力,进行招聘考核是招募与遴选必不可少的重要环节。考核的方式主要包括笔试和面试,考查内容包括应聘者的专业知识、专业技能、沟通能力、语言表达能力、思维判断能力、应激能力和心理素质等多个方面。

4. **录用体检** 通过对应聘者的资格认定、招聘考核后,医院人力资源部门对符合资格的应聘者进行录用体格检查。其目的是确认应聘者身体状况是否符合岗位要求。

5. **试用考察** 试用考察是指在实际工作中对拟聘人员真实工作能力的考察,以保证护士招聘的有效性。试用时间一般为 2 周到 3 个月不等,试用期满后,通过试用部门对拟聘人员在试用期的综合评定,医院人力资源部门对符合条件和胜任工作的拟聘人员留用,对不符合条件和不胜任工作的拟聘人员予以辞退。值得注意的是,在试用之前,为了保证护理安全,维护医院形象,应对拟聘人员进行专业的任职培训或岗前培训。培训内容主要包括:医院的规章制度、医院感染防护知识、护理礼仪服务知识以及基本护理操作技能等。

（四）影响护理人员招募与遴选的因素

招募与遴选受到多种因素的影响,其中影响护理人员招募与遴选的因素包括外部因素、内部因素和就职者自身因素 3 个方面:

1. **外部因素** ①国家的政策、法规:招募时首先要考虑应提供的工资待遇、劳动保护、同工同酬、按照规定配置合适的护士数量等;②招聘与应聘的供需状况:影响着医院所能招募的护士数量和质量以及相关的招募成本。

2. **内部因素** ①医院的形象及号召力:形象好、口碑佳、号召力强的医院,护士应聘者数量相对多,质量也相对高;②医院的发展前景:医院发展前景好,自然能吸引更多高素质的人才来应聘;③福利待遇:待遇好的医院对人才更有吸引力;④招聘的资金和时间约束:资金充足,招募范围可以更广,筛选手段可以更多样化;时间充足,挑选工作可以更从容和精细。

3. **应聘者个人因素**

(1)应聘者求职动机:求职动机是指应聘者在寻找职位过程中的努力程度,是一种内在驱动力,反映其得到应聘职位的迫切程度。求职动机的大小往往与个人的求职目的与拟任职位所能提供的条件是否一致密切相关,当招聘单位提供的各方面条件与个体所期望的目标相一致时,求职动机会增强,反之求职动机则会减弱。求职动机强的个体胜任该职位工作并稳定地从事该工作的可能性较大。

(2)应聘者的个性偏好:不同求职者对同一因素存在不同偏好,不同的偏好影响了求职者应聘行为。如:部分求职者选择轻松但报酬低的职业;部分求职者选择劳动强度大、责任重的全职工作以获取较多的收入。

（五）护理人员招募与遴选的意义

1. **确保录用人员质量,加强护理队伍建设** 遵循严格的护理人员招募与遴选原则与程序,不仅可以保证严谨有序的招募流程,更有助于录用优秀的护理人才。医院综合实力的竞争归根结底是人才的竞争,不断加强护理队伍建设,引进护理人才,不仅有助于充实医院护理人力资源,同时更是提高医院核心竞争力的重要途径。

2. **注入新的活力,增强创新能力** 随着医学知识不断完善和更新,护理人员需要与时俱进,不断接受继续教育。如何在工作中推陈出新、不断更新工作方法、提高工作质量是护理管理者面临的问题与挑战。而护理人员的招募与遴选,在一定程度上会为原有的护理队伍注入新的活力,尤其是从不同区域吸收的新员工在工作中可以提出新的工作模式、新的管理思想,同时有助于技术创新。

3. **扩大知名度,树立良好形象** 招募工作涉及面广,利用报刊、广播、电视、多媒体等各种形式发布招聘信息,知名度得到了扩大;此外,招聘工作的良好运作和招聘人员的高素质也能够向外界展现招聘单位的良好形象。

二、护理人力需求的测算

（一）护理人员的编配原则

1. 满足需要原则 满足护理功能需要是护理人员编配的主要原则,即所编配护理人员的数量、质量、整体护理人员结构(职称、学历、年龄、护龄结构)等应满足患者的护理需求,有利于护理计划的开展和护理目标的实现。

2. 结构合理原则 护理人员编设不仅要考虑护理人员的数量,还要考虑合理的人员整体结构比例。如:医院护理人员占卫生技术人员总数的 50%,医师与护理人员之比为 1∶2,病房床位与护理人员之比不少于 1∶0.4;护理人员高、中、初级的职称、学历和老、中、青的年龄梯队由三角形向橄榄形结构比例发展等。结构合理的护理梯队不仅有助于保证护理人员保持稳定持久的工作状态和培养接班人,同时也保证各级各类护理人员优势互补、发挥所长、人尽其才、才尽其用。

3. 能级对应原则 护理工作具有高度的科学性、技术性、严谨性和复杂性。因此,对各级人员的编配必须做到能级对应,使护理人员的学历、能力、工作经验、人品等与所担负的工作岗位相适应。做到人岗匹配、才尽其用,以最合理的人力资源投入获得最大的经济效益和社会效益。这样既保证了护理工作质量,又发挥和调动了护理人员工作的积极性和主动性。

4. 成本效率原则 人力资源管理的出发点及最终目的都是提高组织管理的效率。因此,在护理人力资源编配过程中,必须制定成本预算,通过对护理人力资源的合理安排和组合,提高护理工作效率,降低护理人力成本。

5. 动态调整原则 在现代社会中,医疗和护理学科在不断进步,技术项目在不断增加,护理管理体制、制度和机构方面也不断变革和完善。为了掌握日新月异的护理新技术,满足人民群众日益增长的健康需求,护理人员编配也应有动态调整的计划以适应时代的步伐。护理人员合理的流动,是动态调整的主要措施,不仅有助于缓解护理工作压力,同时也是医院总体发展的需要。

6. 责、权、利相一致原则 为了实现临床护理、教学和科研的高质量护理学科发展目标,实际工作中要求各级人员尤其是各级护理管理者的责、权、利相一致,即根据各级人员完成工作任务的情况,合理分配报酬和待遇,实现绩效考核的同时调节和平衡责、权、利三者的关系。该原则满足了人们普遍追求的公平原则,可以充分调动人员的积极性,提高工作效率和质量。

（二）护理人员编配方法

1. 按《编制原则》计算法

(1)人员编制比例:综合医院病床与工作人员之比,根据各医院规模和所担负的任务分为 3 类:①不足 300 张床位,按 1∶1.3~1∶1.4 计算;②300~450 张床位,按 1∶1.4~1∶1.5 计算;③450 张床位以上,按 1∶1.6~1∶1.7 计算。

(2)各类人员的比例:行政管理和工勤人员占总编制的 28%~30%。其中行政管理人员占总编制的 8%~10%;卫技人员占 70%~72%,其中各级医师占 25%、护理人员占 50%、其他卫技人员占 25%。医院中卫技人员、行政管理人员、工勤人员的比例及卫技人员中的各类专业人员比例,见表 4-1。

表 4-1 医院各类人员比例

卫生技术人员	其中						行政管理人员	工勤人员
	医师	护理人员	药剂人员	检验人员	放射人员	其他医技		
70%~72%	25%	50%	8%	4.6%	4.4%	8%	8%~10%	18%~22%

（3）病房和非病房护理人员编制

1）病房护理人员的编配：包括护士和护理员。护士和护理员之比以 3 ：1 为宜。依据病房工作量大小，治疗集中时间段将每个护士分管床位数进行调整，见表 4-2。病房护理人员负责的工作量不包括发药和治疗工作，发药及治疗工作每 40~50 张床位配备护士 3~4 名。

2）非病房护理人员的编制：①门诊护理人员与门诊医生之比为 1 ：2；②急诊室护理人员与医院总床位之比为 1~1.5 ：100；③观察室护理人员与观察床之比为 1 ：2~3；④注射室护理人员与病床之比为 1.2~1.4 ：100；⑤住院部护理人员与病床之比为 2~2.5 ：100；⑥手术室护理人员与手术台之比为 2~3 ：1；⑦助产士与妇产科病床之比为 1 ：8~10；⑧以上各部门每 6 名护理人员（含助产士）增加替班 1 名。

（4）护理管理系统的编配：300 张床位以上的医院设护理副院长，兼护理部主任 1 人，副主任 2~3 人；床位不足 300 张，但医、教、研任务繁重的专科医院，设护理部主任 1 人，副主任 1~2 人；300 张床位以下的医院设总护士长 1 人；100 张床位以上的科室设科护士长 1 人，门诊部、急诊室、手术室等任务重、工作量大的科室也各设科护士长 1 人。

表 4-2　每名护理人员负责的床位工作量

科别	每名护理人员负责床位数		
	日班	小夜班	大夜班
内、外科 妇产科 结核科 传染科	12~14	18~22	34~36
眼、耳鼻喉、口腔科 皮肤科 中医科	14~16	24~26	38~42
小儿科	8~10	14~16	24~26

2. **按工作量计算法**　护理实际工作量可以通过完成护理任务所需耗费的时间加以衡量。在计算护理人员编制前，需通过直接或间接进行"工时测定"确定实际工作量，再进一步计算出编制人数和设置比例。

（1）直接进行工时测定确定工作量：工时测定，即对完成某项护理工作任务全过程的每一环节必须进行的程序和动作所耗费时间的测定。工时测定是确定工作量最基本的方法。

（2）利用国家规定的标准工时表或其他单位已测定的工时表进行推算：根据各类患者所需护理项目可分为直接护理和间接护理两类。直接护理项目是指每日面对面直接为患者提供护理服务的护理活动。直接护理活动所花费的时间为直接护理时间。间接护理项目是指为直接护理做准备的项目，以及沟通协调、管理、教育等工作（包括会议、交接班、书写记录等）所需要的护理活动。间接护理活动所花费的时间为间接护理时间。经测定，每位给予一级护理的患者平均直接护理时数为 4.5 小时，二级护理 2.5 小时，三级护理 0.5 小时，40 张床日均间接护理所耗费时间为 13.3 小时，即可计算出全病区患者所需要的全部护理时间。公式为：

$$所需护士数=\frac{每级护理所需时间总和}{每个护士每天工作时间}×(1+机动数（机动数按20\%计算）)$$

（三）影响护理人员编配的因素

1. **任务轻重**　护理人员工作任务轻重取决于工作量大小和工作质量要求。工作量大小取决于开放病床数、床位使用率、床位周转率、门急诊患者人次及手术开展率等。护理工作质量要求是由患者的护理需求决定的，护理质量标准不同要求的护理内容和任务的轻重就不同。这与护理业务开展范围的广度和技术的难度有关，如目前各级各类医院开展的优质护理服务，要求以患者为中心，强化基础护理，全面落实护理责任制,深化护理专业内涵,整体提升护理服务水平,这就对护理人员的数量和服务质量提出了更高的要求。

2. 人员素质 护理人员素质的高低直接影响护理工作质量和工作效率,人员基础护理知识扎实,专科护理技能娴熟,人际沟通与团队协作能力强,对待工作训练有素,会大大提高护理工作效率,人力资源编配可以相对精炼;反之,人力资源编配则需要配足,以保证工作质量和工作效率。

3. 工作条件 主要包括医院建筑、医疗设备、后勤保障系统及自然条件等因素。集中式建筑相对于分散式建筑节省人力;机械化、自动化程度高的设备可以代替人为的一些劳动,也比较节省人力;完善的后勤保障系统有利于及时满足护理工作需要,保证各项护理工作及时、顺利开展;自然条件则影响人群针对某类疾病的发病率,不同地区、季节和气候所需人力也有一定的差异。

4. 管理水平 主要包括护理指挥系统和其他相关部门的管理水平。护理指挥系统若能科学地组织、分配、使用护理人员,合理储备机动护理人力,同时有效地协调好与医院各相关部门的关系,则可节省护理人力并提高整体护理工作效率。反之,若医院行政、医技及后勤管理部门工作中衔接不良或不协调,将直接或间接地影响临床一线护理工作服务质量,使护理人员不能高效地开展临床护理工作。

5. 政策规定 现行的政策因素,如公休假、病事假、产假、劳保、职工的继续教育等在一定程度上影响护理人员的编配。护理人员中女青年占绝大多数,全面放开"二胎"和延长产假政策,也成为护理队伍稳定性影响因素之一;继续教育可以促进护理人员的学历提升,拓宽护理人员的专业知识,更新护理理念,但是参加继续教育的护理人员在工作时间内必须完成学习任务也给护理人力的编配带来了一定难度。

6. 社会影响 患者的教育背景、人为的或自然的灾害、服务对象的经济状况、公费医疗制度、医疗保险政策、服务对象职业分布、年龄特征等社会影响因素对护理人力的编配也产生了一定影响。

(四)护理人员的排班方法

1. 护理人员排班的基本原则

(1)满足需求原则:一方面,要满足患者的护理需求,在制定排班表时应该合理安排各班次,从整体护理角度出发,满足患者的需求,确保患者得到24小时连续性护理;另一方面,在排班过程中应考虑护理人员的个人需求,体现人性化护理管理的内涵。

(2)人员结构合理原则:根据各班次护理工作特点,如护士的工作量以白天多、夜晚少;工作日多、节假日少,合理搭配护理人员,做到新老搭配、优势互补,尽可能消除排班中的薄弱环节,保证患者安全,防范护理不良事件的发生。

(3)效率原则:护理管理者排班面临的另一挑战是用尽可能少的人力成本,完成尽可能多的护理任务,同时保证护理质量。在具体排班时,护士长应结合本护理单元每天护理工作量如病房当日实际开放床位数、病危人数、不同等级护理工作量、手术人数等进行合理调整。

(4)公正原则:公平对待每一位员工,是成功管理的关键,在护理人员排班管理中也不例外。护士长应根据护理工作需要,合理安排各班次和节假日值班护理人员,做到一视同仁。

(5)按职称上岗原则:在排班过程中考虑不同职称的护理人员承担不同的工作任务,如高职称护理人员承担专业技术强、难度大、疑难危重患者的护理工作;低年资护理人员承担常规和一般患者的护理工作,这不仅有助于调动护理人员的工作积极性,同时从职业成长和发展规律的角度保证了护理人才培养和临床护理质量。

2. 护理人员排班的影响因素

(1)医院政策:排班与护理人员编配密切相关,但受到医院相关政策的影响,如有的医院为了缩减开支压缩护理人员编制,这样就为排班带来一定的困难。

(2)护理分工方式:不同的护理分工方式,会导致人力需要和安排方法不尽相同。比较个案护理、功能制护理、责任制护理、整体护理、临床路径和整体责任制护理等护理工作模式,功能制护理相对更加节省人力。

（3）护理人员素质：护理人员的教育层次、工作能力、临床经验、心理素质及健康状况均会影响排班。

（4）护理单元的特殊需要：手术室、重症监护室、门诊部及不同的病房等护理单元，工作模式存在差异，因此在排班方法或人员编制要求方面，也存在差异。

（5）工作时段的特点：每日24小时的护理工作量，白班、小夜班、大夜班的工作负荷依次减轻，在人员安排上也应依次减少，节假日的护理工作量也应比非节假日少。但有危重抢救患者时所需护理时数相应增加，在排班时也要考虑在内。

（6）排班方式：不同的排班方式在人力资源安排方面也会有差异，如周班制、双班制、三班制或轮班制等。

3. 护理人员排班的基本方法

（1）周排班法：排班以1周为周期的方法称为周排班法。该法周期短、相对灵活，护士长可根据具体需要对护理人员进行动态调配，做到合理使用护理人力；对于夜班、节假日班次等可由护理人员轮流承担，但较为频繁的班次轮转、排班费时费力是周排班的局限。

（2）周期性排班法：又称循环排班，一般以4周为一个排班周期，依次循环。周期性排班相对固定，每位护士对自己未来较长时间的班次可以做到心中有数，从而提前做好个人安排。周期性排班可以为护士长节约大量的排班时间，因此还具有排班省时省力的特点。这种排班方法适用于护理人员结构合理稳定、患者数量和危重程度变化较少的病区或护理单元。

（3）自我排班法：这是一种班次固定，由护理人员根据个人需要选择具体工作班次的方法。这种排班方法应用于护理人员整体成熟度较高的护理单元，国外某些医院已经采用这种排班方法。自我排班能较好地满足护理人员的个人需求，但也给管理者带来一些问题。因为一般情况下，多数护理人员更愿意上白班，不愿意节假日和晚上值班，这种情况需要由护士长做好协调工作。

（4）小时制排班法：这是国外医院普遍使用的一种排班方法，根据护理工作连续性的特点，以保证护士人力在各班次的均衡，减少护士交接班次数和护理不良事件的发生。常见的有三班制（即早班、中班、夜班各8小时）、两班制（即白班、夜班各12小时）和10小时制（即每日工作10小时，累计40小时为1周）

案例4-1

描述

新护士的招募

某市三级医院近几年发展迅速，科室不断细化。随着患者量的不断增加，护士人力相对不足，难以满足患者的护理需求。为了保证护理质量，医院人事部门决定面向应届毕业生进行人才招募，以满足目前临床护理工作需求。为此，人事部门从人员招募通知的拟定到人才招募程序的设计和相关因素的控制等多个方面做了诸多准备，目的就是保证招募工作顺利开展，同时保证在较短时间内通过合理方式录用高质量人才。

解析

1. 存在的问题

（1）医院应该遵循哪些原则进行人员招募？

（2）应该如何控制影响人员招募与遴选的因素？

2. 解决方案

（1）护理人员的招募与遴选既是为了满足目前护理工作需要同时也是护理人才建设的重要部分，招募与遴选工作必须遵循"公平、平等、竞争、择优录取"的原则。这四项原则既能保证招募到优秀的护理人才，又能体现招募工作的科学性和公正性。

（2）控制影响人员招募与遴选的因素，首先明确影响因素包括外部因素、内部因素和就职者自身因素3个方面，找到主要因素并从根本上加以预防和控制；其次，选择笔试、操作技能考核、面试和心理测试相结合的综合考核方法进行考核和选拔，以保证招募到高质量的人才。

第二节　护理人才培养与管理

问题与思考

"尚贤者，政之本也"，这是大思想家墨子曾说过的话。这句话道出了尊贤重才与国家昌兴的关系。可见，护理人才培养与管理是护理管理的重要内容之一，护理人才决定护理事业的兴衰，发展护理事业必须以人才为本。

思考：何谓护理人才，如何培养护理人才？

一、人才的特质与基本要素

（一）特质概念

1. **特质（characteristics）**　是一种个体所特有的神经心理结构，表现为相当持久和广泛的行为倾向，具有支配个人行为的能力。

2. **特质的特点**　特质具有以下特点：①特质不仅仅表现出个体的外显行为，它同时也是一种实际存在于个体内的神经-心理结构；②特质比习惯更具有普遍性，习惯往往是特质的具体表现；③特质具有动力性，它支撑着行为，是行为的基础和原因；④特质可以通过观察个体反复出现的行为进行推测和证实；⑤特质与特质之间具有相对的独立意义；⑥心理学研究的人格特质与道德品性不同；⑦即使行为或习惯与特质不一致，也不能证明特质不存在；⑧特质具有独特性和普遍性。

（二）人才特质的基本要素

人才（talents）指具有德、识、才、学、体等良好综合素质，并能以创造性劳动对社会发展和人类进步作出一定贡献的人。人才的特质，是由德、识、才、学、体等基本要素构成。

1. **德**　主要指道德、品德等思想修养。德包含了4个层次：①个性心理品质；②伦理道德；③职业道德；④政治品德。德是人才的根本特质，是其他人才特质发展的动力。

2. **识**　指人才的见识，就是观察问题、分析问题和解决问题时表现出与众不同的见识能力，识在人才的特质中具有决定性作用。

3. **才**　指才智、才能、才力，是指一个人具有的认识世界和改造世界的才智和能力。一个人的能力是多种多样，主要包括基本能力（知识、技能和体力）和创造能力（思维能力和工作能力）。才是一个人才必备的条件，它在智能结构中具有关键性的作用。

4. **学**　指学问、知识。它包括社会科学、自然科学、思维科学、数学、文学艺术以及哲学等方面知识。学是人才结构中智能方面的基础性要素。

5. **体**　指人才的身体状况。一个人身体健康是事业成功和才干发挥的基础。

二、护理人才成长的一般规律

（一）护理人才概念

护理人才（nursing talents）指具有系统的现代护理学专业知识、较强的专业才能和业务专长，并能以其创造性劳动对护理事业做出一定贡献的护理专业人员。

（二）护理人才的分类及特点

1. 护理人才的分类

（1）根据人才成长发展过程分类：分为外显人才和潜在人才。外显人才指事业上取得成就，其创造性得到社会公认并处于继续发展的人才；潜在人才指尚未得到社会公认而正在继续努力工作，或正在做出成绩、有发展前途的人才。

（2）根据人才专长分类：分为管理人才、教育人才和护理专家3个类型：

1）护理管理人才：指护理工作管理者，如病区护士长、科护士长、护理部主任、医院护理副院长等。护理管理人才具有正式的职位及与其相匹配的职责与权力，可担任组织管理和领导等工作。护理管理人才必须具备良好的政治道德、职业道德和心理道德素养；有较强的组织管理能力，包括决策和策划能力、人际沟通与协调能力等；具有系统的护理理论知识及丰富的临床护理工作经验；具有一定的政策水平与领导风度，有感召力、亲和力、精力充沛、体质强健。

2）护理教育人才：热爱护理事业，热心护理教育，具有良好的职业情感和职业道德素质，系统地掌握教育学基础理论和技能，掌握系统的护理理论，同时不断学习和了解护理新理论、新知识、新方法、新技术，并能创造性地运用于临床教学中。

3）临床护理专家：指在护理领域具有非凡的知识和才华，受到护理领域同行的认可，能够解决临床实际问题并完成难度较高的专职工作的护理人才。护理专家应该受过高等教育和专业训练，而且不断进行自我提高和完善，其主要工作任务是直接参与护理、临床教学及研究，承担专科顾问及咨询工作。

（3）根据贡献及所取得成绩大小，可将护理人才分为普通护理人才、优秀护理人才、杰出护理人才3个层次。普通护理人才，指具备胜任本职岗位的知识、能力，能够在护理团队中发挥模范带头作用者。优秀护理人才，指在某个领域表现突出者，如造口护理、PICC护理、手术室护理等方面具有较好的专业素养，做好本职工作的同时能够承担培训、指导其他护理人员工作者。杰出护理人才，指为护理事业做出杰出贡献者，如中华护理学会第二十五、二十六届理事长李秀华女士，2013年，在她的带领下中国护理重返国际舞台。此外，南丁格尔奖是红十字国际委员会为表彰在护理事业中作出卓越贡献人员的最高荣誉奖，截至2017年5月，我国共有74名优秀护理工作者获此殊荣，获奖者都属于杰出护理人才。

相关链接

临床护理专家

1900年，护理权威凯瑟琳（Katherine De witt）首次提出"护理专家（clinical nurse specialist，简称CNS）"。1976年美国护理学会将CNS定义为：具有硕士或博士学位且在某专科领域有较高护理水平的注册护士。CNS在本领域的临床观察、评估和处理问题的能力方面及专业理论基础都具有相当的水准，他们能够运用临床实践经验及相关技能，对患者进行全面深入的了解，实施灵活的、具有创新性并有成效的护理。成为CNS前，必须选定某一专科进行强化培训。培训主要通过全日制脱产学习与临床实践相结合的方式进行，培训时间不得少于半年时间。其目的在于丰富、拓宽他们的专业理论知识，增强专业实践技能。培训结束后进行各项护理考核，考核成绩合格者，方可承认其CNS资格，并颁发相应的结业证书。

2. 护理人才成长特点

（1）实践性：护理学是一门实践性较强的学科，护理人才成长必须经过临床护理实践锻炼。从刚毕业初步具备临床执业能力到成为护理人才需要经历反复的临床护理专业实践。临床护理实践涉及护理专科理论知识的再学习、再认识、专科技能、病历书写、病情观察分析、抢救方法及各种形式的护理内容等。只有经过反复地发现问题、分析问题和解决问题才能系统地掌握护理知识并拥有较强的业务能力。

（2）晚熟性：护理人才成长的实践性特点也决定了其晚熟性，护理人才不仅需要掌握医学基础知识、护理学专业知识与技能，还需要了解人文和社会学等相关学科知识。因此，护理人才成熟年龄相对后移，管理者需要较长时间的培养，使之逐步成长。

（3）群体性：所谓独木不成林，一花难成春，为了适应社会需要和学科发展需求，医院需要培养一支高效精干的护理人才队伍。护理人才的成长不仅需要护理人员自身的努力，同时也需要护理群体环境、领导者的支持及护理团队成员的帮助。

（三）护理人才成长规律

护士的成长通常分为"4个阶段"，即掌握阶段、熟练阶段、精通阶段和专家阶段。掌握阶段，指掌握本科室的护理常规和专科护理技术；熟练阶段，指了解工作的轻重缓急，对护理工作可以灵活安排；精通阶段，指对所在领域的专科疾病护理知识具有一个系统的认识，精通各项护理问题的处理方法；专家阶段，指对所在领域的知识有更加全面、系统的钻研，对问题的剖析和理解更加透彻，对所在领域的发展具有一定的预见性和指引性。

护理人才的成长规律表现为专业知识、技能和临床工作经验的不断增长，临床思维的不断完善；预见性护理能力的不断增强；解决问题能力的不断提高。护理管理者应该重视和把握护理人才的成长规律，加速护理人才的成长，提高护理人才的整体素质。

三、护理人才培养

（一）护理人才培养原则与方法

1. 护理人才培养原则

（1）长远规划与短期需要相结合原则：人才培养必须着眼于医院及护理专业的发展需要，有目的、有计划、有组织地制定人才培养长远规划，同时结合工作实际，培养符合当前护理工作需求的护理人才。

（2）基础训练与专科训练相结合原则：基础训练有助于掌握扎实的专业知识，专科培训有助于培养专科才能，两者相结合，则有利于护士具备扎实的专业素养，充分发挥专科特长。

（3）普遍培养与重点培养相结合原则：与一般护理人员相比，护理人才不仅需要具备扎实的专业理论和技能，还需要具备较强的决策能力、组织管理能力、科研能力和沟通协调能力等。因此，在全院普遍性专业训练的基础上，要进行有针对性的重点培养。

（4）在职教育与进修深造相结合原则：根据护理行业终身学习的特点，充分利用在职教育的优势，挖掘护理人员的主观能动性。此外，为了保证护理工作持久的专业生命力，适当采用"送出去"的方式，将新的理念和方法引进来，寻找差距，弥补不足。

2. 护理人才培养方法

（1）个人自学：养成自主学习的习惯对于护理人员的终身学习具有重要意义。护理带教者或护士长对有发展潜质的护理人员或科室护理骨干指定学习内容，明确要求，可提高其自主学习效果。同时，护理人员也可以根据个人爱好选择学习内容。该方法简单易行，应用广泛。

（2）鼓励学历教育：医院对护理人员按照学历进行分层管理，鼓励各学历层次的护理人员通过各种形式参加高等院校的在职或脱产学习，如接受大专、本科及硕士等教育，通过学历教育提高护理人员的整体素质。

（3）院内科室轮转学习：护理部结合医院实际制定院内科室轮转计划，如轮转科室、轮转期限、参与轮转护理人员（职称、数量）等，通过院内轮转扩大护理人员业务知识面，掌握更多专科护理技能，此方法可作为培养后备护理力量的重要途径。

（4）开展学术交流活动：通过邀请本院或外请护理专家进行专题学术讲座或开展读书报告会等形式传播护理新理论、新技术和新业务，促进护理人员的知识更新和完善。

（5）定向培养：根据医院护理建设需要，对护理骨干进行专门培养，选派具有发展潜力的优秀护理人员到上级医院或国外进修访学。

（二）护理人才培养途径

1. **学历教育**　是护理人才培养的基本途径，包括院校全日制教育和在职学历教育。①院校教育：目前我国护理教育已建立多层次、多渠道、多形式的护理教育体系。从中专教育为主转向以大专教育为主，辅以本科、研究生、博士生的多层次、多形式的教育；②在职学历教育：在职学历教育是为了提高在职护理人员的学历层次、改善护理知识结构、更新固有护理理论知识的一种教育形式。如护理专业自学考试、函授、夜大、脱产学历培训等均属在职学历教育。

2. **继续教育**　继续护理教育是在护理技术人员专业生涯中的一种终身教育，是护理人才培养的重要途径。继续教育的内容应注重实用性、针对性和先进性，重视创造力的开发和评判性思维的培养。继续教育活动包括：技术操作示教、案例分析研讨会、专题研讨会、学术讲座、学术会议、短期或长期培训和进修等。

（三）护理人才的管理与使用

1. **护理人才的管理**　护理人才管理是一项复杂的系统工程，包括目标、规划、选拔、培养、考核和使用等工作。护理人才管理是护理人力资源管理的重要组成部分，同时也是建设高素质护理队伍、促进护理事业发展的重要部分。

2. **护理人才的使用**　人才的使用是整个人才管理工作的中心环节。能否用好人才，是衡量人才管理水平高低的依据。对人才使用应做到：政治上信任，生活上照顾，工作上支持。用好护理人才的原则有：

（1）知人善任，量才使用：用人时应根据其能力安排适合的岗位，做到因岗设人、人岗匹配，避免所学非用，充分发挥人才潜质，实现人尽其才、才尽其用。

（2）用人不疑，疑人不用：充分信任人才，权责利一致，给人才足够的空间、时间和支持。

（3）把握时机，及时使用：根据人才发展规律，在人的才能最活跃阶段及时使用。

（4）优化结构，合理流动：关注人才的老化与更新，合理进行人才流动，力求人才结构的最大优化。

相关链接

护理中青年人才库建设

随着医疗卫生体制和责任制整体护理的不断深化，护理内涵的外延不断拓展，护理人才需求模式也发生了巨大转变。人才结构更加多元化，需要覆盖护理照顾、专科操作、健康教育、科研及教学等多个护理领域。人才梯队需要更加合理化的建设，要充分体现分层次和系统化的培养理念。

对此，某医院开展了"护理中青年人才库建设"，具体人才培养包括以下几个方面：①护士长培养：针对护士长后备人选采取"岗位锻炼、阅读管理书籍和举办培训班"等方式进行培养，其中管理书籍包括《没有任何借口》《科学管理原理》《第五项修炼》等；②专科护士培养：如ICU、手术室专科护士、PICC专科护士、糖尿病专科护士等；③"四手"护士培养：理论高手、操作能手、明星护士、科研能手；④优秀护理教师培养：一个优秀的护理师资团队是培养护理人才的保障；⑤质控组长培养：质控工作是保证护理安全的重要环节；⑥礼仪队员培养：医院外在形象的树立离不开护理礼仪服务的渗透。

（四）护理人员的职业生涯规划

1. 职业生涯规划相关概念

（1）职业和职业生涯：职业（career）是一个人在他（她）生涯历程中选择从事工作的行为过程。职业生涯指一个人在其一生中所承担工作的相继历程，主要指专业或终身工作的历程，是个体获得职业能力、培养职业兴趣、职业选择、就职、到最后退出职业劳动的完整职业发展过程。护士职业生涯是指护理人员在从事的护理专业领域内的行为历程。

（2）护理职业路径（career pathway of nursing）：是组织为本单位护理人员设计的自我认知、成长通道的管理方案。护理职业路径既能帮助护理人员了解自我，又能让组织掌握护士的职业需求，以便从组织和部门的角度为护士提供和创造发展条件，帮助护士满足需要。良好的护理职业路径设计不仅能激发护理人员的工作热情，开发护士的工作潜能，还有利于吸引和留住优秀护理人才，提高护理队伍的整体素质。

2. 职业生涯规划原则

（1）个人特长和组织社会需要相结合原则：个人的职业生涯发展离不开组织环境，有效的职业生涯设计就应该将个人优势在组织和社会需要的岗位上得到充分发挥。只有找准个人和组织需要的最佳结合点，才能保证个人和组织共同发展达到双方利益的最大化。

（2）长期目标和短期目标相结合原则：目标的选择是职业发展的关键，目标越简明具体，越容易实现，就越能促进个人发展。长期目标是个人对自己所要成就职业的整体设计，是职业生涯发展的方向，短期目标是实现长期目标的保证。长短期目标结合更有利于个人职业生涯目标的实现。

（3）稳定性与动态性相结合原则：人才的成长需要经验的积累和知识的积淀，职业生涯发展需要一定的稳定性。但人的发展目标并不是一成不变的，当内外环境条件发生改变时，就应该审时度势，结合外界条件调整自己的发展规划，这就是职业生涯发展的动态性。

（4）动机与方法相结合原则：选择合适自己发展的途径除了要明确发展目标和职业发展动机，还必须结合所处环境和自身条件。科学合理的职业发展方案有助于避免职业发展障碍、保证职业发展计划顺利落实。

3. 护理人员职业生涯规划　包括自我评估、内外环境分析、职业发展途径选择、设置个人职业生涯目标、行动计划与措施、评估与调整等几项主要活动，见图4-1。

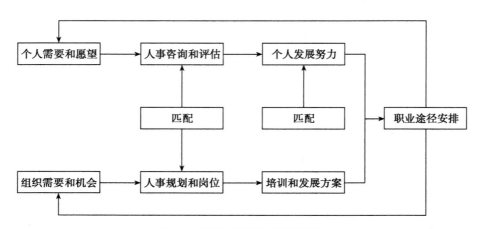

图4-1　职业生涯规划与管理流程图

（1）自我评估：指对个人在职业发展方面的相关因素进行全面、深入、客观认识和分析的过程。通过评估，了解自己的职业发展优势和劣势，在此基础上形成自己的职业发展定位，如专科护士、护理教师、护理管理人员等。

（2）内外环境分析：环境为每个人提供了活动的空间、发展的条件和成功的机遇。只有确认适合自己职业发展的机遇与空间环境，才能准确把握自己的奋斗目标和方向。

（3）选择职业发展途径：护理人员职业发展途径的选择是以个人评估和环境评估的结果为决策依据的。发展方向不同，其发展要求和路径也就不同。职业发展途径的选择是个人条件和环境条件的有机结合。护理人员职业生涯规划主要途径，见图 4-2。

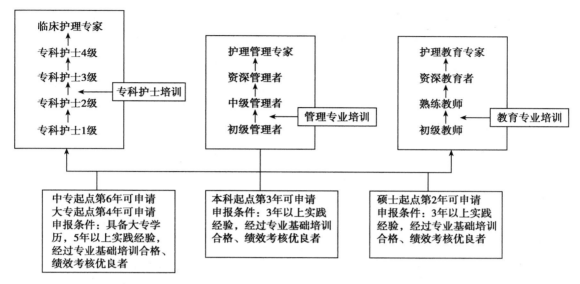

图 4-2　护理人员职业发展途径

（4）设置个人职业生涯目标：确定职业生涯发展途径后，就需要设置职业生涯目标。目标设置的基本要求是：适合个人自身特点、符合组织和社会需求、目标的高低幅度要适当、目标要具体、同一时期不要设定过多的目标等。

（5）行动计划与措施：职业目标的实现有赖于个人积极的行为与有效的策略和措施。护理人员实现目标的行为包括个人在护理工作中的表现与业绩，个人发展的前瞻性准备，有效平衡职业发展目标与个人生活目标、家庭目标等其他目标之间的相互关系。

（6）评估与调整：在实现职业生涯发展目标过程中，由于内外环境等诸多因素的变化，可能会对目标的达成带来不同程度的阻碍，这就需要个人根据实际情况，针对面临的问题和困难进行分析和总结，及时调整自我认识和对职业目标的重新界定。其中，护理人员职业生涯发展规划评价内容见附录 1。

四、稳定护理人才队伍的战略意义

（一）护理人才队伍现状

随着社会进步，护理事业有了长足的发展，护理队伍不断壮大，护理服务内容不断延伸、护理服务领域不断拓展，护理服务质量也不断提高，但护理人员的素质、结构及管理与人民群众日益增长的医疗保健需求仍存在差距。

1. **临床护士供需失衡**　1978 年卫生部规定护理人员定编床位与护士之比为 1∶0.4,近年,护士数量在逐年增加,截至 2015 年底,我国注册护士总数达到 324.1 万人,相比 2010 年的 205 万人增加了 119.1 万人,增长幅度为 58%,但是实际工作中护士仍然供不应求。一方面,卫生机构数量逐年增加,医院招聘、培养护士的速度赶不上盖大楼、扩病区的速度。另一方面,全国推行整体护理和优质护理,截至 2015 年底,所有三级医院均开展了优质护理,其中1022家三级甲等医院实现了全院覆盖,护理工作的内涵及外延不断扩大,致使护士人力的需求远远大于供给。

2. 医护比例失调 国家卫健委规定的医护比最低标准为1:2,而目前全国医院医护比总体才达到1:1.4。根据2015年中国卫生统计,我国每千人口护士数从2010年的1.52提高到了2015年的2.36。可见,护士数量的逐年增长尚不能改善医院专业人员比例配置失调的现状。

3. 临床护士离职率高 我国护理人员流失现象非常严峻,这也是导致护士短缺的重要因素之一。护士高离职率又带来一系列的问题:①在职护理人员思想不稳定,易产生离职意愿;②离职者大部分都具有一定水平的专业技术和临床经验,离职后给临床护理质量及护理管理带来较大冲击;③影响了临床护理工作的衔接,频繁的招聘、试用和培训新护士,在一定程度上增加了医院的管理成本和人工成本。护理人员离职的原因与临床一线护士人力资源紧张,工作辛苦,频繁的夜班,生活节律紊乱,工资、福利待遇相对偏低等因素有关。

4. 人员结构尚不合理 为了实现护理人员人尽其才,互相配合,构成一个动态平衡的有机体,合理的职称结构必须由初级、中级、高级人员按一定比例构成。目前,我国护理人员整体职称处于初、中级水平并以初级职称为主体,高职称人才比例非常低。

5. 护士学历结构不断优化 随着护理教育事业的迅速发展,护理队伍学历结构不断优化。截至2014年底,我国具有大专以上学历的护士占总数的59.9%,其中本科及以上学历占12.6%,与2010年相比,分别提高了5%和4.4%,但研究生学历护士比例无明显提升,仍维持在0.1%左右。

6. 专科护士队伍不断壮大 随着人们健康需求不断增长,专科护士在提供专业护理服务中发挥着重要作用。我国发展专科护士起步较晚,但近年来发展迅速,队伍不断壮大。目前培养率大于70%的专科分别为:危重症、急诊、手术室、伤口造口、肿瘤、血液净化和静脉治疗等专科护理领域。专科护士的培养以全脱产培训为主,经考核合格后获得专科护士证书。为了保证专科护士质量,部分医院实行专科护士再认证机制。

(二)影响护理人才稳定的因素

1. 工作强度 随着患者及家属对护理质量要求的提升,医院的不断扩建,护理服务范畴逐渐扩大,而护理工作相关辅助支持系统不完善等因素导致护理人员劳动强度增大,影响了护理人员的工作积极性和护理队伍的稳定性。

2. 生活质量 2011年护理学已被卫生部认定为一级学科,充分证明了护理专业在维护人类健康中的重要作用,但部分护士仍认为护理工作从属于医疗工作,没有认识到护理的专业性,缺乏专业认同感。与大部分行业一样,每个行业中均存在一些职业风险或特点,如护理工作环境中存在药物、疾病、放射线等多重风险,在缺少职业防护的情况下易威胁护士健康;护士倒班制度会打乱护理人员的生物钟,导致睡眠紊乱现象。部分护士会因工作压力大、社会地位低,平时参与社会娱乐活动少等综合因素影响对护理工作的坚定性。为了改善生活质量不可避免地会出现部分护理人员选择放弃护理职业或向工资高、待遇好、环境佳的地方流动。

3. 职业发展空间有限 随着护理教育的发展,护理队伍呈现年轻化、高学历趋势,因此他们具有较高的职业发展需要。然而,在实际工作中,医院提供的进修、深造和职称晋升、个人发展机会很少,难以满足其职业发展需要,导致护理人员身心压力增加,这在某种程度上动摇了护理队伍的稳定性。

4. 护患关系紧张 护患关系是一种工作关系。近几年由于各种原因导致医疗环境紧张,护理人员作为与患者接触最为密切者,极易成为患者不良情绪的发泄对象。实际工作中不论是出于护理人员自身原因或患者的原因导致的护患关系紧张都对护理队伍的稳定性产生一定的威胁。

（三）稳定护理人才队伍的战略意义

提高医院的护理质量、服务水平和护理安全的关键是建立一支稳定并具有高素质的护理队伍。护理队伍不稳定会使在职护士工作积极性下降，专业意志不坚定，进一步加快了护士的流失，一线护士进一步短缺，这种恶性循环的结果将导致患者的需求得不到满足，难以保证护理质量和护理安全。因此，保证护理人才队伍稳定对于满足患者需要、保证患者安全、提高护理质量尤为重要。

（四）降低人员流失率策略

1. 加强人才管理建设　医院管理者建立职业化的干部管理队伍，将医院人才队伍建设指标作为考核管理干部的重要内容，培养管理干部的爱才之心、识才之眼、求才之渴、用人之能、育才之责，使人才队伍建设步入健康发展的轨道。

2. 树立人事管理新观念　现代人事管理强调对人才的开发和培养，把人看作是一种可开发资源，不断地投入和提升，充分挖掘人才自身的价值。在人才培养过程中，管理者应分层次使用护理人员，充分调动护理人员工作积极性，并为其提供较大的职业发展空间，如提供进修、深造的机会。

3. 建立合理的分配制度　按需设岗、以岗定薪，打破传统的分配制度，建立责、权、利统一的分配体制，充分发挥激励制度的作用。

4. 营造良好的护理文化氛围　良好的文化氛围，对培养护理人员积极向上的工作作风，加强护理团队的凝聚力和向心力，促进护理事业整体发展及减少护理人才流失等方面均有重要作用。

案例4-2

描述

小李的职业发展需求

一天，某医院心内科护士小李来到护士长办公室。她对护士长说："护士长，我不想干了，每天日复一日地工作，让我看不到自己的未来。"护士长为此很吃惊，因为小李平时工作认真，患者评价也很高。护士长说："你是不是最近受到了什么委屈，你跟我讲讲，看看我能不能帮你解决或分担？"小李连忙解释不是这样的，问题在于她本人。小李大专毕业，工作5年，该掌握的护理知识基本已经掌握，专科技术也十分熟练了，人际关系也非常融洽，但是仍然感觉缺少点什么。小李想继续读书，为今后的发展谋求更高的起点。

解析

1. 存在的问题

(1)结合小李的故事，你认为导致其辞职的原因是什么？

(2)应该采取哪些措施帮助小李进行职业规划，减少人才流失？

2. 解决方案

(1)影响护理人才稳定的因素包括：工作强度大；生活质量差；职业发展空间有限；护患关系紧张等。根据本案例的描述，小李辞职的原因与职业发展密切相关，她目前的工作是她能力所及并可以做到得心应手，但是却难以满足其职业发展需要如进修、深造和职称晋升等。

(2)在护理管理中可以通过落实加强人才管理建设、树立人事管理新观念、建立合理的分配制度、营造良好的护理文化氛围等策略来稳定护理人才队伍。根据本案例情况，管理者应分层次使用护理人员，充分调动像小李一样情况护士的工作积极性，并为其提供较大的职业发展空间，如提供进修、深造的机会。此外，按需设岗、以岗定薪，打破传统的分配制度，建立责权利统一的分配体制，充分发挥激励制度的作用。

第三节 护理人员分层管理与临床专业能力提升

一、护理人员分层管理

分层管理是对各种人员进行恰当有效的选择、培训和考核,其目的是安排合适的人员去充实组织机构中所规定的各项服务,以保证组织活动的正常运转,进而实现组织既定的目标。对护理人员进行分层管理,一方面,可以促进人员安排更加科学化、合理化;另一方面,有助于满足患者多元化的护理需求。

(一)护理人员分层管理的概述

1. **护理人员分层管理** 指根据护理人员工作职责、工作能力不同进行层级分化,专人专事,体现能级对应,以调动护理人员积极性,发挥各层级护理人员潜能,提高护理质量。

2. **护理人员分层标准** 根据护理管理学理论,依据能级对应原则,护理人员的分层管理标准应全面、具体。根据护理人员的年龄、职称、学历、工作年限、管理能力、沟通能力和科研能力等,全面评估护理人员的整体工作能力,建立合理的分层管理标准,保证患者安全。

3. **护理人员分层培训** 根据护理管理理论和能级对应原则,对不同临床岗位的护理人员进行岗位职责培训,包括对理论知识、技能操作、健康教育等内容进行培训,可根据不同的职称、学历、工作年限等进行分层管理。采用针对性的分层培训方式,对提高护理人员素质、培养合格人才可起到事半功倍的作用。

4. **护理人员分层使用** 根据病区护理人员的学历、职称、工作年限及工作能力等将护理人员进行分层管理。遵从人岗匹配、人尽其才、才尽其用的原则,安排相应的护理人员承担相应的护理工作,如主管护师及以上护理人员可参与危重患者抢救及疑难患者护理工作、病房管理和护理教学工作;护师及以上护理人员主要承担责任护士、专科护理及临床护理带教工作。

(二)护理人员分层管理的意义

1. **减少护理人员流失,提高护士工作满意度** 护理工作存在岗位职责不明确,辅助支持系统不完善等问题,导致护理人员的工作强度大。对护理人员进行分层管理,可以改善护理人力不足的现状,优化护理队伍结构,是培养和留住护理人才的有效途径。此外,通过护理人员分层管理构建护士能级对应的等级制度和相应的竞争、评价、激励机制,有助于提高护士工作主动性和积极性,挖掘其潜能,让护士有清晰的奋斗目标和职业生涯规划,进而提高护士工作满意度。

2. **提高护理工作质量,提高患者满意度** 护理人员分层管理可以让护理人员从非护理工作中解脱出来,以减少护理人力的浪费。这样一来,护理人员可以将更多的时间投入到提高业务水平中,有利于提高护理工作质量。同时,护理人员有更多的时间对患者实施直接护理,加强护患沟通,又有助于提高患者满意度。

3. **提高护理人员工作能力,密切医护关系** 实施护理人员分层管理后,护理人员分工更明确,各级护理人员对本人应承担且能承担的岗位工作内容不断熟悉,对所要求的护理技术领悟逐渐深入,操作更加娴熟,因此在工作岗位上能得心应手。同时,由于责任护士对患者情况熟悉程度高,能主动发现患者病情变化,尤其对危重患者的护理及时到位,还能及时、有效地与主管医生交流患者情况,为医生的诊断、治疗提供参考依据,从而密切了医护联系。

相关链接

《西邻五子》

寓言《西邻五子》说的是,西邻有五子,一子朴,一子敏,一子盲,一子偻,一子跛;乃使朴者农,敏者贾,盲者卜,偻者绩,跛者纺;五子皆不愁于衣食焉。西邻公对自己的5个孩子,各有安排,让朴实无华的务农,机智敏捷的经商,瞎眼的算命,驼背的搓麻,跛脚的纺纱。如此安排,人尽其才,发挥了各人的长处,又避开了各人的短处,可以说是"人尽其才"的典范。

二、临床专业能力

(一)临床专业能力

临床专业能力,是护理人员从事临床护理工作最基本的必备能力,直接决定着临床护理工作质量,决定着患者健康需求满足的程度,包括护理人员在临床工作中应用护理程序的能力、护理实践操作能力、应急应变能力、健康教育能力、护患交流能力以及临床思维能力等。

(二)临床能力评价

1. 临床能力评价内容 临床能力是基于对知识的理解和应用,而不是知识本身,属于非认知领域,其范围包括临床技能和态度两方面。临床技能又可分为基础能力和专业能力两种。所谓基础能力,指评判性思维能力、沟通能力、信息利用能力等。临床能力评价,不仅要重视专业性操作技能考核,还要进行基础能力的考核。

2. 常用临床能力测量的方法

(1)观察法:观察临床护理行为表现,做出质量评价,如临床护理能力(包括护理操作技能和与患者交流的能力等)、人际关系、工作态度等。

(2)床边考核法:是新护士考核的重要方法之一,包括护理病例分析、技能操作、健康教育和回答相关问题及点评等环节,该方法有助于提高护士运用护理程序的能力、实际操作能力和应变能力等。

(3)模拟考核:通常有模拟患者和模拟情境考核两种方式,也可结合在一起进行。模拟考核如同现实环境一样,应试者从接待患者开始,按照临床护理过程,询问病史病情、进行护理体检,做出护理诊断和处理,最后从提供的各种选择中做出决定。

(4)客观结构化临床考核(objective structured clinical examination,OSCE):作为一种客观评估临床技能的方法,是由英国 Dundee 大学的 Dr. R. M. Harden 等人于 1975 年提出的,指使用模型、标准化患者或者患者来模拟临床场景,进而测试医学生临床知识和技能的一种客观考核方法。OSCE 在实际操作中是由一系列模拟临床情景的考试站点组成,因此,OSCE 又被称作"多站式临床考核"。站点的设置包括:病例分析、体格检查、护理操作等。

(5)迷你临床演练评估(Mini-Clinical Evaluation Exercise,Mini-CEX):是美国内科医学会发展并推荐的一种评价住院医师临床能力的测评工具。具体操作是由一位高年资医生在门诊、急诊或病房中直接观察一位被评估对象的临床工作表现,采用结构化的表格进行评分,并立即给予相应的反馈意见的一种评估方式,这种评估方法对学生或护理人员的能力是一个很真实地反映。

三、护理人员分层使用与临床专业能力提升的关系

护理人员的分层管理对其临床专业能力提升的作用毋庸置疑,随着护理人员的职业成长,护理人员层级的变更是护理管理者面临的问题,明确各个层级护理人员应具备的能力和承担的职责可为护理人员进阶提供重要依据。目前尚无统一标准,但是根据职称结合工作能力进行分层的方式在国内应用较为普遍。

1. 护理人员分层进阶 一般来讲,护理人员根据其所在阶层要求,参加各种培训和考核,使其具备该阶层能力。阶层进阶从 N0→N1→N2→N3→N4,多数为逐层进阶,但也有个别学历高、能力强的年轻护

人员可以采用跳跃式进阶,如从 N1 跳过 N2 直接进阶为 N3、从 N2 跳过 N3 直接进阶为 N4 等。

根据护理人员所在阶层不同,对其培训内容和能力的要求也不同,层级越高,所应具备的能力也就越强。所以,护理人员的分层使用能使护士的专业能力得到大幅度提升。护理人员分层进阶与临床护理能力的提升关系见表 4-3。

表 4-3 护理人员分层进阶与临床护理能力的提升关系

层级	要求	对应职称	工作范畴	能力要求	培训重点
N0	非注册护士	助理护士	具有一定专业知识和技能,在注册护士指导下从事患者的生活护理和部分基础护理工作	具有生活护理和部分简单的基础护理工作能力	生活护理、消毒卫生技术、人际沟通
N1	注册护士	护士	在临床护理工作中主要担任基础护理和基本护理治疗工作	熟练掌握病房常规护理、一般疾病检查、简易技术,具备业务工作能力、沟通与协作能力、突发事件应急能力、健康教育能力	常见疾病、检查、治疗、药物、护理技术及护理问题等的培训,强调服务礼仪、理念及品质等人文培训
N2	注册护士	护师	在临床工作中全面负责对患者的护理及管理,并指导下级护士的工作	熟练掌握重症或疑难患者的护理、案例分析,除具备 N1 能力外,还应具备临床护理教学能力	重症或疑难患者的护理、身体检查及身、心社会层面全面评估、沟通技巧、院感知识、纠纷预防及处理、发现、分析及解决问题等发面知识及能力培训
N3	注册护士	主管护师	①普通护士Ⅲ级:注册护士,在临床工作中担任下级护士的指导工作,护理质量监督和保证以及疑难护理问题的处理;②具有专科方向的护士Ⅲ级:注册护士,在某一特殊或专门的护理部门或领域工作,具有专门护理技能,解决特殊护理问题的临床护士,如手术室专科护士,重症监护专科护士等	新近人员或护生指导,团队护理指导,开设专科门诊,提供临床专科指导。除具备 N2 能力,同时还应具备护理质量管理及科研能力	教学能力、危机感知及处理、持续改进及专科各方面知识及能力培训
N4	注册护士	副主任/主任护师	具有某一领域先进的、渊博的知识和技能,在临床或社区解决和研究该领域特殊的或疑难的、个体的或群体的护理问题;咨询、指导和培训其他护士;与其他医务人员合作解决跨学科、跨专业的健康护理问题	开展专科护理研究,主持危重症或疑难病例讨论,具备 N3 能力,同时具备病房管理、持续改进能力	科研能力、成本分析、科研设计能力等方面培训

2. 护理人员分层管理的对策

(1)分层管理以职业成长为基础:从新毕业入职到主任护师进行科学、合理分层,将进阶的标准、降级标准及原因阐明清楚,让护士根据自己的特点申请相应的层级,促进他们学习的欲望,激发他们学习的潜能,保证护理人员在整个职业生涯中不断学习,促进职业成长。

(2)分层管理做到全面、合理:分层进阶过程中,不是简单地将工作年限及职称作为分层的划分依据,而是兼顾护理人员的年龄、职称、学历、工作年限、管理能力、沟通能力和科研能力等诸多方面,全面评估与考核。

(3)加强培训,强化能级对应:根据每个阶层护理人员所应具备的能力,做好相应的培训计划,并安排合适的人员进行理论和技能授课,真正达到层级与能力相匹配。

描述

护士分层管理的疑惑

某三甲医院为体现人岗匹配、人尽其才、才尽其用的科学用人原则,充分调动广大护士的工作积极性和主动性,对护士采取分层管理。护理部拟定如下护士分层管理方案:按照护士职称进行分层,N1:工作1~3年的护士;N2:工作3~5年的护士;N3:护师;N4:主管护师及以上者。分层后针对各层级护理人员进行培训、考核。其中,N1和N2的理论和技能授课内容相同,N3和N4的理论和技能授课内容一致,N4只有理论授课而无技能授课。通过培训和考核,对合格者进行定级,享受相应待遇,对不合格者按照所处能级给予相应待遇。经过一年的尝试,护士的参与度较高,积极性尚可,但是整体护士专业能力提升不明显。

解析

1. 存在的问题　本案例中的护士分层管理方案是否合理?为什么?

2. 解决方案

(1)分层管理应体现全面性,包含全体护理人员,即从N0~N4进行全面分层,而本案例中忽视了N0。在实际护理工作中非注册护士也是护理人力管理的重要部分,他们有其自身的工作范畴、能力要求和培训重点,只有全面的管理及培训各层级护理人员,才能从整体上实现护士的专业成长。

(2)分层管理中不能单纯依据职称分层,应适当结合工作年限和学历等。职称的取得与学历和工作年限密切相关,相同职称的护理人员可能存在高学历低年限或高年限低学历现象,在实际分层中应该考虑护理人员的综合能力。

(3)上述分层管理方案中N1和N2的理论和技能授课内容相同,N3和N4的理论授课内容相同,N4只有理论授课而无技能授课。此方案的培训未严格按照层级进行,针对性不强。因为每个层级护理人员的工作范畴、能力要求和培训重点是相对固定的,在实际培训时应该严格按照培训重点进行,这样才能满足不同层级护理人员对专业知识和技能的需求,体现层级的意义。

(马秀梅)

学习小结

本章首先从护理人员招募与遴选的原则、方法,编配原则、方法及影响因素等方面详细阐述了如何做好护理人员的招募与遴选工作。学生通过本部分学习,知晓医院护士招募与遴选的程序和方法,初步了解编制原则及护理人员排班方法。其次,从人才成长一般规律、职业规划方面介绍了人才培养与管理,学生通过本部分学习能认识到职业发展规划的意义和降低人员流失的策略。最后,从护理人员分层管理意义、临床专业能力及评价等方面阐述了分层管理和临床专业能力提升的关系。通过本部分的学习,学生应能够阐述护理人员分层管理的对策,结合相关知识链接和案例将所学章节知识融会贯通。

复习思考题

1. 简述护理人员招募与遴选的原则。
2. 简述护理人员编配原则及影响因素。
3. 简述护理人才的概念及分类。
4. 简述护理人才培养原则与方法。
5. 简述减少人员流失的策略。
6. 简述护理人员分层管理的意义。
7. 你如何规划自己的职业生涯?

第五章　岗位管理与个案管理模式

5

学习目标	
掌握	岗位设置的原则、岗位管理的定义，正确运用临床路径对患者进行管理。
熟悉	岗位设置与绩效管理的关系及护理岗位调整原则及流程，熟练运用相应考评方法进行绩效评价。
了解	临床路径与个案管理在临床实践中的异同点。

第一节　岗位管理

问题与思考

某医院在院内网上公布了一则消息：多年来，我院存在一般事业单位人事制度以身份为特征的固化式管理的痼疾，"人员能进不能出，岗位能上不能下，分配吃大锅饭，搞平均主义"，严重阻碍了医院的发展。为顺应事业单位人事制度改革的潮流，自 2013 年 1 月起，全院实行岗位管理，请大家根据附件中的要求，结合自己的现有条件于本月 20 日前将相关材料提交到人事科，进行定岗。

思考：身份管理执行了这么多年，为什么要变身份管理为岗位管理？

随着《护士条例》颁布、实施及优质护理服务的进一步推进，如何提升护理管理水平，提高医院运行效率，成为当下面临的突出问题。卫生部于 2012 年提出：在医院护士队伍中变身份管理为岗位管理，将适合的人安置到合适的岗位，减少人才的浪费，做到事得其人、人尽其才、人事相宜，从而使护士价值得到体现，护理管理水平得到提升，医院运行效率得到提高。

一、护理岗位设置

（一）岗位及岗位管理的概念

1. **岗位（position）**　指医院为完成某项任务而设立的工作职位，处于组织结构的节点或末端。

2. **岗位管理（position management）**　以组织中的岗位为对象，科学地进行岗位设置、岗位分析、岗位评估等一系列管理活动的过程，是医院进行人力资源管理的平台。

（二）护理岗位设置的原则

护理岗位设置应遵循科学管理的原理及行业特点，结合医院目标和任务，真正做到人、事、岗三者匹配。护理岗位设置是否科学合理，是否符合医院目标、任务和特点，直接影响到护理人员的发展和医院效益。因此，在进行护理岗位设置时应在因事设岗的基础上遵循以下原则：

1. **最低数量原则**　最低数量原则即设置尽可能少的岗位来完成尽可能多的任务。护理岗位设置的数量应以医院在诊疗护理过程中有效完成临床护理工作所需岗位的最低数为标准，既要避免人力资源的浪费，又要最大程度发挥在岗护理人员的潜能。

2. **目标与任务原则**　护理岗位设置是为完成医院的目标和任务服务的，也是完成医疗护理任务的重要举措。科学合理的护理岗位设置可提高护理质量，保证患者安全，有利于医院的高效运行。

3. **责权匹配原则**　岗位责权是否对等，直接影响护理人员工作能力的体现及积极性的发挥，因此在进行护理岗位设置时，应保证每个岗位责权匹配。在其位，谋其政，担其责，否则就会出现职权滥用或难尽其责的现象。

4. **有效配合原则**　医院是开放的系统，岗位之间要做到相互协调，相互配合，减少沟通不良或配合不当引起的消耗，发挥出整体大于局部的功能，以保证医院目标的实现。

5. **最低岗位层次原则**　根据岗位需求，结合岗位说明书，能设置低层次岗位的，绝不设置高层次岗位。

（三）护理岗位的分类

依据不同的分类方法,护理岗位分类不同:

1. 依据专业方向侧重点不同 可分为急救护理、危重症护理、康复护理、长期照护及社区护理等岗位。

2. 依据责任大小、工作难易及技术要求 可分为若干职称等级,如护理员、护士、护师、主管护师、副主任护师及主任护师等岗位。

3. 依据护理分工不同 可分为护理管理岗位、临床护理岗位及其他护理岗位 3 种。护理管理岗位是从事医院护理管理工作的岗位,临床护理岗位是护理人员为患者提供直接护理服务的岗位,其他护理岗位是护理人员为患者提供非直接护理服务的岗位。护理管理岗位和临床护理岗位的护理人员应当占全院护理人员总数的 95% 以上。

（四）护理岗位管理基本原则

1. 以改革护理服务模式为基础 医院要实行"以患者为中心"的责任制整体护理工作模式,在责任护士履行相关职责的基础上,开展岗位管理工作。

2. 以建立岗位管理制度为核心 医院根据功能任务、医院规模和服务质量实行岗位管理,实现同工同酬、多劳多得、优绩优酬。

3. 以促进护理队伍健康发展为目标 建立和完善岗位管理制度,稳定临床一线护士队伍,使护士在待遇、晋升、培训和职业发展等方面得到保障,促进护士队伍健康发展。

二、护理岗位评估与分析

（一）护理岗位评估与分析的概念

1. 护理岗位评估的概念 护理岗位评估又称职位评估或岗位测评,是指以具体的岗位为评价客体,通过对岗位的责任大小、工作强度、所需任职资格等进行评估,以确定岗位相对价值的过程。护理岗位评估是以护理某岗位作为评价的客体,通过对该岗位责任大小、工作强度、所需任职资格等进行评估,以确定岗位重要性的过程。

2. 护理岗位分析的概念 护理岗位分析是指通过观察和研究,对特定的岗位做出明确规定,并规定该岗位护士所需素质要求的过程。要做好岗位分析,需收集以下几方面信息(6W1H):

Who,谁来胜任此岗位?

What,该护理岗位具体工作内容是什么?

When,工作的时间安排?

Where,工作的完成地点?

Why,为什么要做这项工作?

For Who,该工作的服务对象是谁?

How,工作如何开展?

（二）护理岗位评估常用方法及原则

1. 护理岗位评估常用方法 常用的岗位评估方法有岗位参照法、分类法、排列法、评分法和因素比较法。其中分类法、排列法属于定性评估;岗位参照法、评分法和因素比较法属于定量评估。

2. 护理岗位评估的原则 进行岗位评估时应做到:①评估的对象是岗位而不是岗位上的人;②鼓励大家积极参与岗位评估,从而达成对评估结果的认同感;③评估结果应公开。

（三）护理岗位分析的内容

护理岗位分析的内容包含基础工作和中心内容两部分。基础工作主要包括 6W1H 信息的收集、整理、分析及加工。中心内容主要包括:①分析岗位名称是否符合标准,能否反映工作性质和内容,是否简洁明了;②分析岗位任务是否明确规定了工作行为,如工作内容、完成工作的方法和步骤等;③分析岗位是否符合责权匹配的原则;④分析岗位可能涉及的与其他岗位的协作关系等;⑤分析岗位所要达到的工作目标;⑥分析胜任该岗位的工作人员需具备的条件。

(四)护理岗位分析的过程

护理岗位分析的过程一般包括4个阶段:准备阶段、调查阶段、分析阶段和完成阶段。准备阶段主要是制定岗位分析计划并做好岗位分析的基础工作;调查阶段主要在于获得信息,常用的调查方法有文献法、问卷法、访谈法、工作实践法、典型事例法、观察法等;分析阶段是对所收集的信息进行整理、分析及加工处理;完成阶段即对收集的信息加工处理后形成护理岗位说明书的过程。

(五)主要护理岗位说明书

岗位分析的结果就是形成岗位说明书。岗位说明书包含:基本资料、工作概要、岗位描述、工作关系、任职资格、工作权限、协调关系及考核要点等几个方面(详见附录2)。

三、岗位公布与调整

(一)护理岗位公布

护理岗位公布是指护理岗位在设置妥当并经过岗位分析后形成完整的岗位说明书,依据岗位说明书上对职位及任职资格等要求通过医院网站、互联网、校园招聘、报纸或者专业的招聘机构向外公布,公布内容包括岗位种类、岗位数量、岗位要求等。

(二)护理岗位调整

在用人单位与劳动者之间依法建立了劳动关系之后,用人单位依据工作需要调整劳动者的工作岗位在用工实践中是十分普遍的现象。岗位调整主要是指劳动者的工种或职务的变化或变动。

1. 护理岗位调整原则

(1)相近相似原则:管理者对护理人员进行岗位调整,准备调整的岗位,其工作性质及内容要与原岗位存在相同或相似之处。如病区之间护理人员的调整就属于工作性质及内容与原岗位相近相似,而如果将护理人员调整至检验科等与护理工作关联不大的科室就违背了该原则。

(2)发挥特长原则:每个护理人员都有专长,用人单位在进行岗位调整时应考虑护理人员的专业、兴趣等,这样的调整既有利于护理人员自身价值的实现又有利于医院的发展。比如,某护士申请到重症监护病房进修1年,并以优异成绩取得了重症监护专科护士证书,医院依据她的兴趣及专业特长将其从原来的普通病房护士岗位调整至重症监护病房护士岗位即符合此原则。

(3)公平公正原则:护理岗位在职务、职称晋升等岗位调整时,需按制度执行,遵循公平、公正、公开,做到人人机会均等,不厚此薄彼。

(4)收入基本持平原则:对护理人员进行岗位调整时,尽量保证岗位调整前后收入持平。事实上,在同一所医院内,护理人员之间的收入差距不大,一般与科室劳动强度成正比。

2. 护理岗位调整类别

(1)职务晋升:护理人员在工作中表现出色,通过竞聘等方式获得职务上的晋升。如由普通护士升为副护士长或总带教、由副护士长晋升为护士长、由护士长晋升为护理部副主任等。

(2)职称晋升:护理人员毕业后积累相应年限工作经验及技术,通过职称考试,使他们由护士晋升为护师、护师晋升为主管护师、主管护师晋升为副主任护师等职称上的晋升也属于岗位调整范畴。

(3)降职、免职或降级:护理人员由于在工作中的疏忽或能力限制,给医院或患者造成不良影响,经认定该护士不足以承担其目前所担任的职务或者所拥有的技术不足以达到其现有的职称水平,可对其降级或免去现有职务。

(4)换岗:护理人员在工作中,由于专业特长、兴趣与所在岗位不匹配可提出换岗申请,或由于身体等特殊原因导致其无法在现有岗位继续服务可申请换岗。

(5)淘汰:护理人员若无法胜任现职岗位,经相关培训后仍无法胜任,可采取高职低聘或调整岗位直至淘汰。

3. 护理岗位调整流程

在临床护理工作中,由于医院或科室情况的变化,不可避免会发生护理人员在科室之间的调整,一般经由以下几个环节,如图所示(图 5-1)。岗位调整涉及劳动合同必备条款的调整,因此,通常需要与员工协商一致,并订立劳动合同变更书。单位若在允许范围内需要单方变更,则依据合理性原则来处理。

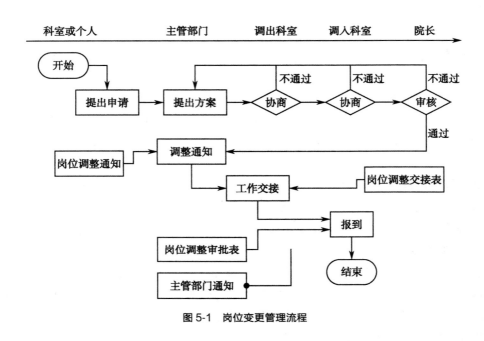

图 5-1 岗位变更管理流程

第二节 医院绩效管理

问题与思考

某医院护理部为挖掘和培养护理管理后备人才,采用了全院护士绩效考核的办法,制定了一整套绩效考核方案,涵盖了态度、技术、能力等多方面考核指标。在考核开始之前,将绩效考核方案公布在院内网上,明确规定评价标准,让护士知道该怎么做才能获得良好的绩效。

思考:该方案将考核标准公布是否符合考核的要求?

绩效管理作为先进的管理工具和管理手段,其最终目的是改善员工的工作绩效,顺利达到医院的战略目标,提高员工的满意度和成就感。科学的绩效管理是医院落实战略目标、选拔人才、人事晋升、培训员工、分配薪酬等工作的有效载体;能帮助员工确定工作方向和重点,强化工作职责,使其成就和能力获得上级认可。

一、绩效管理

（一）绩效管理的概念

1. **绩效管理**（performance management） 是指各级管理者和员工为了达到组织目标共同参与的绩效计划制定、绩效辅导沟通、绩效考核评价、绩效结果应用、绩效目标提升的持续循环过程，是一个"识别、衡量和提高个人绩效和团队绩效，并根据组织战略目标进行调整的连续过程"。其突出的特征是持续与循环，并始终与其组织战略目标保持一致。

2. **医院绩效管理**（hospital performance management） 是指通过建立医院战略目标、进行目标分解、绩效评价和持续的沟通活动，将绩效管理的方法应用于医院日常管理活动中，并引导和激励员工、部门和团队实现和改进业绩以实现机构目标的管理活动。医院绩效管理分为机构绩效管理、部门绩效管理和员工绩效管理3类。①医院的机构绩效管理：目标是形成机构生存和发展能力、持续为患者和社会提供所认可的服务，最终实现卓越发展；②部门绩效管理：是通过提高部门的绩效以促进医院绩效目标的实现；③员工绩效管理：是通过对员工的激励与能力开发，提升员工绩效，以促进医院和部门绩效目标的实现。

（二）绩效管理的目的

绩效管理有以下目的：①实现医院的战略规划和远景目标；②提高员工的绩效水平；③增强医院核心竞争力和提高市场占有率；④提高医疗技术水平和服务质量；⑤提高各级管理者的素质；⑥为员工职务变动、薪酬管理、成本核算、培训发展等管理活动提供科学依据；⑦检查医院规划目标和各项管理决策的正确性，如人员配置、员工培训、学科建设、经济投入、结余分配等方面是否失误；⑧同一医院纵向比较不同年度的绩效水平，对持续改进医疗服务质量，不断提高医院的总体绩效将起到促进作用；与不同医院横向比较同期绩效水平，可以作为卫生主管部门对医院科学评价的依据。

（三）绩效管理的原则

1. **公开与开放原则** 一个良好的绩效考核体系只有建立在公开和开放的前提下，才有可能取得组织成员的认同，从而推动其具体举措实施。

2. **客观与公正原则** 绩效管理首先要做到以事实为依据，对员工的任何评价应有事实根据，避免主观臆断和个人感情色彩的影响。另外对同一部门、同一岗位的员工，其考核标准应保持一致。

3. **程序化与制度化原则** 绩效考核是一种连续性的管理过程，遵循程序化与制度化原则有利于了解员工的潜能，及时发现组织中存在的问题，从而有利于组织绩效提升。

4. **反馈与修改原则** 指在绩效考评之后，各级部门主管应及时与被考核者进行沟通，把考核结果反馈给被考核者并进行解释说明，肯定其成绩和进步，指出不足之处。同时各级主管也应该认真听取并采纳被考核者的合理意见，以便更好地完善绩效管理工作。

5. **可靠性与正确性原则**

（1）可靠性，又称信度，是指测量的一致性和稳定性。它强调不同评价者之间对同一个人或一组人评价结果的一致性。

（2）正确性，又称效度，是指测量的结果有效地反映其测量内容的程度。它强调考核结果能否真实地反映特定员工工作内容的程度。

（四）绩效管理的内容

绩效管理的内容包括绩效计划、绩效跟进、绩效考评、绩效反馈与绩效考评结果的运用。

1. **绩效计划** 是整个绩效管理系统的起点，指在绩效周期开始时，由上级和员工一起就绩效周期内的绩效目标、绩效过程等进行讨论并达成一致。

2. 绩效跟进 也称绩效监控,指在整个绩效周期内,通过上级和员工之间持续的沟通来预防或解决员工实现绩效时可能发生各种问题的过程。管理者和员工经过沟通达成一致的绩效目标之后,还需要不断地对员工的工作行为和阶段性的绩效结果进行监督管理,才能帮助员工获得最终的优秀绩效。

3. 绩效考评 指在绩效周期结束时,选择相应的考评内容和考评方法,收集相关的信息,对员工完成绩效目标的情况做出评价。

4. 绩效反馈 也称绩效考评结果的反馈,就是使员工了解自身绩效水平的绩效管理方法,管理者和员工之间有效的面谈是实现绩效反馈的手段之一。此外,还有自我反馈、多渠道反馈(360°反馈)也是绩效反馈的常见手段。

5. 绩效考评结果的运用 ①用于促进组织发展目标的实现;②用于薪酬奖金分配,合理的薪酬可以产生激励作用,形成积极进取的组织氛围;③用于职位的调整,绩效考评结果是员工职位变动的重要依据,包括纵向的职位升降和横向的岗位轮换;④用于员工培训与发展,绩效考评结果为培训决策提供依据,明确员工在组织中的发展路径,促进员工职业发展。

（五）绩效管理的意义

绩效管理可以提高医院的运行效率,在一定程度上降低运行成本;可以提高医院自身的核心竞争力,以适应医疗市场发展的必然趋势;能为员工指明努力的方向,使他们从一开始就明确自己的奋斗目标,清楚地知道自己在组织战略目标实施过程中所扮演的角色,力图使管理者和员工都能全身心投入其中,以主人翁的姿态勤奋努力地工作,形成一种医院绩效文化的环境。

二、医院绩效考核

医院绩效管理系统一般具有两个基本层次,一是医院外部对医院及其高层管理者的绩效考核;二是医院内部管理者对下属机构和下属人员的绩效考核。管理者绩效考核的目的是为了更好地实现医院的绩效目标。

（一）医院绩效考核概念

1. 医院绩效考核（hospital performance evaluation） 指医院或院长作为考核主体,对照工作目标或绩效管理的标准,采用科学的考核方法来评定员工和医院各部门履行职责、完成任务和发展的情况,并将结果反馈给考评者的工作过程。实行医院绩效考核,可以改善员工的组织行为,充分发挥员工的积极性和潜在能力,了解医院面临的机遇和挑战,从而提高医院的工作效率,实现医院的管理目标,增强医院的综合竞争力。医院绩效考核的最终目的是改善医院员工的工作表现,促进医院的发展,以实现医院的战略目标。

2. 护士绩效考核（nurse performance evaluation） 是医院绩效考核的一部分,指对各级护理人员工作中的成绩和不足进行系统调查、分析、描述的过程。在医院实行绩效管理,科学有效地评价护士绩效有利于提升护理工作质量、提高护士的工作能力、工作满意度、主观能动性和创造力等。护士绩效考核的目的是培养和造就一支拥有高素质、高度敬业精神的护理队伍,以提供优质、高效的服务。

（二）医院绩效考核的系统要素

考核是对人或事物的价值做出判断的一种观念性的活动。主要包括以下几个要素。

1. 考核目标 绩效考核最核心的目标就是通过选择、预测和导向作用实现自己的战略目标,无论是组织还是个人的绩效考核,目标都是共同的。

2. 考核对象 医院绩效考核对象包括组织绩效和员工绩效,不同的考核对象取决于不同的考核目的。

医院绩效考核关系医院运营决策的问题,对于员工或高层管理者的绩效考核则关系奖惩、晋职、晋升等决策问题。

3. 考核主体 指直接从事考核活动的人。医院组织绩效考核的主体一般是主管部门或出资者;而对员工或高层管理者的绩效考核时,考核主体的选择要根据考核目的及考核对象的相关特征确定,可以是医院内部上级或下级,也可以是委托评审机构。

4. 考核指标 绩效考核指标决定了对考核对象的哪些方面进行考核,员工绩效考核指标主要包括工作业绩考核指标、工作态度考核指标和工作能力考核指标三大类。

5. 考核标准 用于判断考核对象绩效优劣的标准,分为绝对考核标准和相对考核标准。绝对考核标准是客观存在的标准,相对考核标准指的是通过对比和排序进行考核的标准。

6. 考核方法 实际上是在考核指标、考核标准等要素的基础上形成的具体实施考核过程的程序和办法。考核方法多种多样,有量表法、强制分配法、考核清单法以及行为锚定法等。

(三)医院内部绩效考核的原则

1. 实事求是原则 绩效考核的出发点是推进医院改革,增强医院的业界竞争力,以便更好地生存和发展。因此,应从社会"大环境"和医院"小环境"出发,实事求是,依据自己医院的院情寻找适合的绩效考核方案。

2. 公平、公正、公开原则 医院内部绩效考核应公开透明,坚持民主公开原则,将考核中各环节置于群众的监督之下。

3. 客观、科学、全面、综合原则 多用客观指标,少用主观指标。对绩效进行考评时尽量多用几种评估方式综合评估,参与评估的人员可以是与上司、同事和其他相关的工作人员。

4. 个性化原则 科室类别不同、职业分工差异、个人自我条件和工作特点等,在医院内部绩效考核指标体系中均应有所体现。

5. 重视提高一线医务人员待遇为前提原则 医院的一线医务人员占据大部分比例,且他们是为医院创造财富和效益、实现医院目标的重要组成人员。因此,考核时政策上要对他们有所倾斜,以调动他们的积极性和主观能动性,发挥他们的主人翁精神。

6. 常规化、制度化原则 绩效考核除了对员工以往的工作表现和绩效作出决定,也应对其将来的绩效做出推断和预测。因此,绩效考核应该常规化、制度化,才有利于员工的潜能被全面开发,其不足和缺陷才能被发现和改进。

(四)绩效考核关键指标的选择原则

护理工作涉及面广,可参考的绩效考核指标繁多,在绩效考核的过程中难以将所有指标纳入到考核体系中,因此需要选定一些既能很好地反映护理人员绩效,又能让考核的主体做到客观评价的关键指标。关键指标的选定需遵循以下原则:

1. 目标一致性原则 系统目标、考核目标和考核目的的一致性。

2. 可测性原则 信息的获取方法应简单易行,很难收集绩效信息的指标一般不作为绩效评价的指标。

3. 少而精原则 选择关键绩效指标,易于被员工接受和理解,也可以促使评价者迅速了解绩效评价系统,掌握相应的评价方法和技术。

4. 独立性和差异性原则 独立性原则强调评价指标之间的界限应该清楚明晰,避免发生含义上的重复;差异性原则是评价指标需要在内涵上有明显的差异,使人们能分清他们之间的不同。

(五)护士绩效考核的关键指标与方法

1. 护士绩效考核的关键指标 一般包括护理工作量、护理质量、职业发展、基本素质几部分。

(1)护理工作量:主要从护理评估、治疗性护理、基础护理、健康教育与指导、专科护理、护理书写、病区管理、消毒隔离、护理教学等方面体现。

（2）护理质量：从护理措施是否到位、患者满意度、护理文书合格率、急救物品完好率等方面对护理人员进行考核，是衡量医院服务质量的重要标志之一，直接影响着医院的临床医疗质量、社会形象和经济效益。

（3）职业发展：从临床、教学、科研、参与管理4方面对护士进行考核。

（4）基本素质：这一考核指标主要包括两个方面：①能级管理，包括职称、工作年限和学历；②护理人员的自身素质考核，包括劳动纪律、沟通能力、合作精神等。

相关链接

绩效管理故事

著名管理学家、畅销书作家肯·布兰查德（Ken Blanchard）在谈到绩效管理的时候举了一个他教学的事例。

他说，我在大学教学的十年里，有时会与其他的老师出现分歧，因为我总是在上课的第一天就把期末考试的题目告诉了我的学生。当同事问我为什么这么做时，我回答道："我计划用一个学期的时间去教授他们问题的答案，这样，当期末到来时，每个人都将会得到A的成绩。"

我的教学事例类似于一个有效评估系统的3个组成部分：

1. 制定目标后，进行作业计划。

2. 在不断反馈的基础上完成每天的训练。

3. 当所有的作业完成后，进行业绩评估。

2. 常用护士绩效考核方法　绩效考核方法的选择非常重要，一般来讲，好的绩效考核方法需要做到内容先进、标准合适、方法公开、文字应简洁、通俗并尽可能用数据考核。只有这样，才能真正达到绩效考核的目的。

（1）强制分配法：该方法是按照事物"两头小、中间大"的正态分布规律，事先确定好各考核等级人数在医院某部门或科室员工总数中所占的比例，如将考核等级分成"优良、中等、有待改进"三等时，所占总数的比例分别为30%、40%、30%；若分成"优秀、良好、中等、有待改进、不足"五等时，所占总数的比例分别为5%、25%、40%、25%、5%，然后再结合被考核员工数量算出各等级人数，按照每人绩效的相对优劣排序，强制列入其中某一等级。

优缺点：强制分配法遵循了事物的正态分布规律，所以可以有效地避免绩效考核中集中分布趋势。然而强制分配法侧重于群体状况，因而会忽略被考核者的个人绩效，因此考核结果往往不能完全做到公平、精确。如果遇到一个部门、科室的员工都十分优秀，还要强制划分等级进行绩效考核，可能会带来多方面的弊端。

适用范围：适用于人数较多的绩效考核活动，而且考核者在考核前应事先了解被考核部门、科室的实际情况，业绩的好坏，具体问题具体分析，对考核等级的比例可做适当的上下浮动。

（2）图尺度考核法：与行为锚定等级考核法、行为观察考核法和混合标准表考核法等均属于量表考核法，也称图解式考核法，是最简单且应用最普遍的工作绩效考核方法之一。该考核法需制定不同考核等级的定义、说明（绩效构成要素、绩效指标等）和相应的分数；考核者针对每一个绩效构成要素或绩效指标，按照既定的等级进行考核，得出与实际绩效相符的分数；将所得分数汇总即为最终的考核结果。图尺度考核法的优点是：方法简单、实用，开发应用成本低；考核者可根据实际需要，从多方面进行绩效考核指标、考核要素的制定；考核内容较为全面，考核等级和考核分数也可灵活设置，可操作性强。

介绍一种图尺度考核法

姓名:		部门(科室):		考核时间	
职务及职称:		工号:		考核总分	

考核项目	考核要素	考核等级	考核分数	实际得分
接诊	看到患者后能够主动问好,真诚热情,态度友善	优秀	90~100	
		良好	80~89	
		合格	60~79	
		不合格	59以下	
检查	能够很快地评估患者的心理状态,给予其细致的检查,对所进行各项检查的理由给予耐心的解释说明	优秀	90~100	
		良好	80~89	
		合格	60~79	
		不合格	59以下	
护理	对检查结果、诊断情况能够进行恰当的说明,充分考虑患者的生理、心理与经济状况,选择最经济适宜的治疗方案	优秀	90~100	
		良好	80~89	
		合格	60~79	
		不合格	59以下	
职业品格	不会出现违反职业道德行为,在每一个细节都注重维护职业形象,无不廉洁行为	优秀	90~100	
		良好	80~89	
		合格	60~79	
		不合格	59以下	

(六)绩效考核案例分析

案例5-1

描述

　　某三甲医院,护士离职率居高不下,导致护理队伍稳定性较差。三年来近1/3护士为新更换的护士,医院成为护士的培训基地,护理质量下滑,患者安全不能得到保证。院领导经过协商,一致认为,必须采取措施保证护理队伍的稳定性,保证护理安全和提高护理质量。通过调研,3个月后,该医院推出了护士岗位管理方案,将每个岗位职责、工作标准、评优及晋升标准、合同护士转正标准、护士长及护士长助理的竞聘上岗标准等全部公示,并让护士根据自己的情况"对号入座"。该方案试行一年后,护士离职率逐步呈下降趋势,护理质量得到较大幅度提升。

第三节 个案管理模式

个案管理模式是 20 世纪 70~80 年代开始在美国社会工作界推广的一种个案社会工作模式。个案管理人员把服务对象以及复杂的社会网络中有益于服务对象的资源联系起来，及时为服务对象提供服务，以达到服务的最佳效果。同时，个案管理作为新医疗体制下应运而生的新型医疗管理模式，近年来在医疗和护理工作中得到了快速发展，主要聚焦于个体及群体的健康、疾病及恢复的需求管理。

目前，护理领域较认可的个案管理模式主要有两种，一种为护理个案管理模式，也称为院内护理个案管理。该模式起源于 20 世纪 80 年代中期的波士顿新英格兰医学中心，用于改善医疗护理结局，以达到平衡医疗支出的最终目标。随着这种模式的广泛应用，一些类似个案管理计划、流程及临床路径等的文书也逐渐发展起来。第二种模式为发展于亚利桑那州的杜克森医学中心的社区个案管理模式，也称为院外个案管理模式。他们的服务对象主要为长期慢性病的患者，个案管理者与患者之间的合作伙伴关系是长期的，从而实现了真正意义上的连续性护理。

一、个案管理

（一）概念

美国护士协会（ANA）将个案管理定义为一个集评估、计划、服务、协调与监控为一体的健康照护系统，以符合个案多重的照护需要。

我国台湾省学者认为个案管理是临床医疗管理系统之一，是一种以病患为中心，包括多学科参与的照护方法，对于高花费及高变异性的病患提供整体性、持续性的照护，包括标准化地应用资源，提供一个持续的医疗照护计划，持续不断地监测，以达成事先预定的目标。

（二）个案管理的效益

个案管理是管理性照护的一种策略模式，很多研究已经证实个案管理可以产生以下效益：①提升病患照护品质与患者安全，减少再次入院率、死亡率及合并症发生，增加病患对住院服务满意度、疾病自我照顾认知程度、健康相关功能状态以及生活品质；②缩短住院天数；③降低医疗费用及成本；④改善医患关系，通过医疗团队合作,建立病患和家属沟通渠道;⑤增进医护人员工作满意度。

(三)个案管理的分类

个案管理模式可分为以下几种:

1. 急性医疗个案管理 通常是医院层级较短暂的单次医疗式护理个案管理。该模式整合了资源利用管理和出院规划功能,以下列四种方式进行管理:①以单位为基础,个案管理师在病房收集案例;②个案管理师从病患住院到出院的追踪过程;③以疾病为导向,根据病患住院的疾病收集案例;④直接做病患的医疗照护,确认急性医疗需求和出院需求,并与其他医疗团队成员发展治疗计划。

2. 巨额给付个案管理 主要包括那些可能造成健康医疗高花费者,如艾滋病患者、加护病房的早产儿、器官移植患者等。

3. 居家照护个案管理 个案管理师在居家环境,提供符合慢性疾病个案所需要的服务,这些服务可能包括伤口照护、输液治疗、物理治疗、语言治疗等。

(四)个案管理的程序

1. 评估 新诊断患者收入后,收集资料,整体评估患者现存或潜在性的问题,是否需要紧急处理,是否需要举行家庭会议,并记录摘要。

2. 计划 依据患者的病情,医师会依照团队诊疗共识,制定患者医疗计划,个案管理师与团队医师讨论患者的特殊性,为患者及家属制定最适合的治疗计划。

3. 协调联系 协助安排或协调患者的治疗过程,使其流畅。

4. 监测 继续追踪及监测患者在治疗过程中是否遵照医师指示,如中断治疗需了解患者的情况及具体原因,在团队会议中讨论分析。

5. 心理支持 患者在复杂治疗过程中,常会有灰心或者想要放弃的念头,适时为患者及家属提供心理支持及鼓励,必要时请心理科医生会诊。

6. 评价 评价患者在治疗过程中是否符合照护标准,在团队会议或照护单元中,提出改善方案或改善流程,提升照护品质。

(五)个案管理师

1. 个案管理师 美国护理学会建议,个案管理师应为注册护士,并持有相关专业证书,拥有硕士学位或者有先进临床管理技能的人员为佳。

2. 个案管理师在医疗团队中的角色功能

(1)临床护理专家:个案管理师应具有临床护理专家的能力,能评估者的问题,与医疗团队成员进行良好的沟通协调,协助团队解决患者及家属的问题。

(2)患者的管理者:与资讯部门一起发展诊疗相关的资料库,输入、分析资料,掌握患者的治疗情形、相关资料及动向。

(3)专家意见咨询者:为其他医疗专业人员、患者及家属提供专家意见。

(4)教育指导者:提供患者、家属治疗相关的护理指导及护理人员的教育指导。

(5)协调者:联络医疗团队成员,定时召开病历讨论会并记录,在医疗团队中扮演着穿针引线的沟通协调角色,因此协调者角色最受重视。

(6)研究者:根据临床中发现的问题,用科学的方法及态度解决问题。

(7)改变者:借由提升、监控医疗品质过程中发现可改变的流程或环境,并向医疗团队成员提出,一起讨论、共同改善,进而为患者提供安全性、完整性、参与性、持续性以及舒适性的照护。

案例5-2

描述

患者,男,62岁,大学文化,近2~3年来出现心悸、下肢水肿和不能平卧。10天前受凉后症状加重。吸烟史30年,每日10支,否认饮酒史。体检:T 38.1℃,P120次/分,BP 105/60mmHg;慢性病容,营养中等,神志清楚,端坐呼吸,口唇发绀,颈静脉怒张;心尖搏动位于剑突下,心率120次/分,律齐,心音低远,三尖瓣区闻及Ⅱ级收缩期吹风样杂音,P2>A2;腹软,全腹无压痛,肝肋下2cm,剑突下5cm,质软、光滑,肝颈回流征阳性,脾肋下未触及;双下肢凹陷性水肿。无杵状指（趾）;血常规:血红蛋白156g/L,红细胞4.8×10^{12}/L,白细胞14.0×10^9/L,中性粒细胞0.86,淋巴细胞0.14;血清K$^+$4.2mmol/L,Na$^+$136mmol/L,Cl$^-$100mmol/L;ECG:窦性心动过速,肺型P波,电轴右偏+120。

从案例患者的症状可以判断患者患有右心衰竭,对于该患者,采取个案管理的方式提供持续性的照护,如表5-1:

表5-1　心力衰竭个案管理干预方式

目的:满足病患的健康需求并促进有品质且具成本效益的结果

实施人员:个案管理师、医生、护士、营养师、义工及居家护士

时间	地点	目的	内容
入院二天内		评估	每日进行访视工作,评估健康状况、住院问题及需求、病史与人口学资料,作为追踪评核的依据
住院期间	病房	1. 计划 2. 执行 3. 协调 4. 监测	1. 由病患与家属共同参与,依据评估结果拟定最适合程度的照顾计划 2. 解答疾病相关问题,给予特殊性护理指导,提供健康宣教单及手册等 3. 与医疗小组共同探讨治疗计划,建立目标和排定优先顺序,且由病患和家属参与决定 4. 监测病患对疾病症状、药物、饮食、运动的理解程度和自我照顾行为
出院当天		评价	持续监测病患情形、了解家属需求、评价个案管理结果
出院90天	门诊 + 电话	追踪	讨论返家后疾病症状、饮食、运动及服药依从性的情形与困难,给予自我照顾指导及提醒返诊时间 三次电访:出院后三天内、第七周及第十周 三次宣教:出院后第一周、第四周、第十二周

解析

上述案例即按照个案管理的实施步骤计划、执行、协调、监测、评价来进行。实施该个案管理的关键有3部分。

（1）护理过程

1)评估:个案管理的第一步是收集和综合分析所有临床信息,能正确判断病情发展,参与医疗团队讨论。如该患者的一般信息"大学文化"则说明在之后的治疗和护理计划实施过程中,该患者对疾病知识的吸收能力会快一些,可能会有更好的遵医行为。了解其对疾病的认知程度,有无存在知识缺乏;有吸烟史可能根据病情要制定相应的戒烟计划;T 38.1℃,P 100次/分,BP105/60mmHg,端坐呼吸,口唇发绀,可能要制定降温、给氧计划;颈静脉怒张,三尖瓣区闻及Ⅱ级收缩期吹风样杂音,肝肋下2cm,剑突下5cm,肝颈回流征阳性,ECG:窦性心动过速,肺型P波,电轴右

偏+120，判断患者有右心衰竭、右心肥大，在后期治疗补液时要注意输液速度，在饮食、休息等方面要制定相应的计划；白细胞偏高，有感染的可能，其体温升高可能与其有关，因此要制定相应抗感染计划。

2）计划：结合实际情况与患者及其家属共同制定计划，如：①改善患者呼吸功能，采用鼻导管持续低流量给氧，氧流量为1~2L/min；②遵医嘱予以抗感染治疗，采用物理降温，定期监测患者体温；③注意休息，依据患者目前情况，建议卧床休息，待情况改善后可以适度走动；④健康知识教育，和患者及家属讲解疾病相关知识等。通过与患者家属共同制定计划，可以让患者及家属在治疗过程中提高配合度和依从性。

3）实施与协调：个案管理师在此环节中的职责是履行护理计划，将各项护理活动授权予其他同事，并促进和协调护理计划各方面的发展。个案管理师应随时了解患者动态，了解计划实施过程。

4）评价：制定测量指标，监测病程是否向预定目标进行及评价个案管理过程中各组成部分的发展情况。如该患者体温是否在预期时间内降至正常水平，呼吸改善情况、患者和家属的满意度、住院天数等。

（2）领导与统筹技巧：个案管理师为了个案管理的顺利实施，必须具备谈判、协调、决策技巧，促进不同的个人和组织协同、合作，如医师、护理人员、医技师、营养师等对个案处理的配合。个案管理师要具备品质控制和促进的知识技能，及时收集、分析个案管理计划实施情况的资料，并将结果提供给个案管理小组成员与其他相关医务人员参考。

（3）沟通与人际关系：个案管理师应了解和认识影响团队成员沟通障碍的因素，尽可能协调与激励个案管理小组的成员，拥有倾听的技巧，乐于接受其他组员的批评。

二、临床路径

（一）概念

临床路径（clinical pathway）是医护人员以循证医学为依据，将某种疾病或手术的关键性治疗、检查和护理活动标准化，并使治疗、检查和护理的顺序以及时间安排尽可能达到最优化，使多数罹患此病或实施此手术的患者从入院到出院按照标准化的流程接受治疗，使患者获得最佳的医疗服务。临床路径工作模式见图5-2。

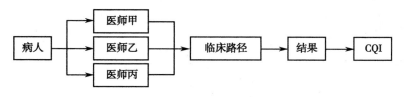

图5-2　临床路径工作模式

（二）临床路径的作用

1. 提高工作效率，降低平均住院日　临床路径通过明确医疗职责，使临床过程程序化，明确规定了患者检查与治疗的时间安排，避免了各种原因造成的时间浪费，提高工作效率，有效地降低了住院患者的平均住院日。

2. 提高医疗护理质量，减少医疗差错　临床路径是由专家共同研究确立的，它使医务人员有章可循，避免了医生在制订治疗方案时的随意性,有利于提高医疗服务质量、减少医疗差错。

3. 减少资源浪费,降低医疗费用 临床路径规范了医生的行为,避免医疗行为的随意性,如过度的治疗和检查等,进而减少浪费,降低了医疗成本。

（三）临床路径的制定与实施

1. 临床路径的制定

（1）选择疾病:在临床路径的病种选择时需要考虑:①医院的特长;②医生的兴趣;③已经实施临床路径的医院成功经验及失败教训;④费用的承受能力;⑤病例分布和住院量、平均住院天数、各种疾病的专业治疗量、各常规检查和功能检查的工作量等;⑥参与人员的业务素质。

（2）组成开展临床路径的专家医疗护理团队:建立一支完整的多学科队伍,对于开发临床路径来说至关重要。以脑卒中为例,开展其临床路径的医护团队最理想的成员包括神经内科医生、脑卒中专科护士、康复师、营养师、医务社会工作者等。

（3）收集相关材料:开展临床路径需要收集的资料包括:①该疾病最近几年在本医院或本病房的平均住院日;②该疾病的一般用药、检验、治疗、护理的常规;③该疾病每天的治疗护理实施情况;④该疾病治疗护理的结果与并发症发生的情况;⑤国内外有关该疾病的最新资料和研究结果。

（4）制定临床路径初稿:制作临床路径的初稿是比较困难的。编写临床路径前,每位组员最好先按时间顺序列出自己对课题有关问题的常用处理方法,寻找科研文献支持自己的论据。团队的领导人在会议之前先思考及找出课题的关键点,把这些关键点纳入临床路径。

（5）确定临床路径:临床路径初稿需要经过团队人员多次讨论和协调,以循证文献和医疗护理标准为依据,参考临床工作的实际情况,最后经委员会审查才能确定。确定后的临床路径进入实施阶段,试用3个月后进行评价,必要时再次修订。

2. 临床路径的实施

（1）教育宣传:在实施临床路径前,必须先对专业人员进行培训,使医生、护士和其他科室人员明确各自的角色和职责,并通过沟通协调使大家达成共识。

（2）临床路径使用:按照临床路径的纳入标准实施临床路径,如急性单纯性阑尾炎的临床路径实施表（见附录3）。

（3）路径差异的处理:路径差异也称路径变异,是指在按照临床路径的标准计划实施患者照顾过程中出现了事先没有预计的情况。路径差异在临床路径的使用中经常发生。路径差异反映了个案的独特性,医护人员在执行临床路径的同时需要对路径差异进行辨别和认识。一般来说,路径差异大致可分为3类:①患者因素,指患者的健康状况未能达到预期治疗或护理效果;②照顾者因素,照顾者未能预期为患者提供适当的照顾水平;③机构因素,因机构运作问题未能为患者提供预期的服务。

（四）临床路径的应用

案例5-3

描述

小儿腹股沟斜疝临床路径

患者陈某,男,7岁,小学生,腹股沟可复性肿块2年,2月28日前来就诊,查体:T:36℃,P:90次/分,BP:100/60mmHg,血常规:血红蛋白140g/L,红细胞$4.5×10^{12}$/L,白细胞$5.0×10^9$/L,双侧腹股沟肿块,可还纳,透光试验(−)。门诊拟"双侧腹股沟斜疝"收入院。

对于陈某,应首先评估其是否符合进入临床路径的条件,该病例诊断明确,符合中华医学会发布的腹股沟斜疝临床路径纳入标准,应按照中华医学会发布的腹股沟斜疝临床路径实施表实施临床路径。

以时间为横轴,以主要诊疗工作、重点医嘱、主要护理工作、病情变异记录为纵轴,制定陈某住院期间完整临床路径记录单(详见表5-2)。患者当日完成各项术前检查和准备工作,进行手术,术后其父母陪伴照顾。

表5-2　小儿腹股沟斜疝临床路径表单

适用对象:第一诊断为腹股沟斜疝(ICD-10:K40.2,K40.9)

行疝囊高位结扎术((ICD-9-CM-3:53.0-53.1)

患者姓名:＿＿＿＿＿性别:＿＿＿＿＿年龄:＿＿＿＿＿门诊号:＿＿＿＿＿住院号:＿＿＿＿＿

住院日期:＿＿年＿＿月＿＿日　出院日期:＿＿年＿＿月＿＿日　标准住院日:3-4 天

时间	住院第1天	住院第2天	住院第3天 (手术日)	住院第4天 (出院日)
主要诊疗工作	□ 病史询问与体格检查 □ 完成病历 □ 常规相关检查 □ 上级医师查房及术前评估 □ 向患者监护人交代病情,签署医患沟通、手术同意书	□ 向患儿监护人交代病情、手术方案、签署手术同意书 □ 麻醉师探视患者,签署麻醉知情同意书	□ 早晨再次术前评估 □ 手术 □ 完成手术记录和术后病程记录 □ 向患者家长交代病情及术后注意事项	□ 上级医师查房,进行疗效评估 □ 告知如何保护手术创口 □ 完成出院记录、病案首页、出院证明书 □ 向患者家长交代出院后注意事项 □ 将出院小结及出院证明书交给患者家长
重点医嘱	长期医嘱: □ 小儿外科护理常规 □ 二级护理 □ 普食 临时医嘱: □ 血常规、尿常规、大便常规 □ 全套生化、血型、凝血功能、感染性疾病筛查 □ 心电图及正位胸片 □ 腹股沟B超	长期医嘱: □ 小儿外科护理常规 □ 二级护理 临时医嘱 □ 拟明日在全麻下行鞘状突高位结扎术 □ 术前禁食8小时 □ 常规皮肤准备	长期医嘱: □ 小儿外科护理常规 □ 一级护理 □ 术后禁食6小时后半流质 □ 止血剂 □ 静脉补液 临时医嘱 □ 今日全麻下行腹股沟斜疝疝囊高位结扎术 □ 术前肌内注射	临时医嘱: □ 今日出院
主要护理工作	□ 介绍病房环境、设施和设备、安全教育 □ 指导患者到相关科室进行心电图、胸片等检查 □ 静脉取血 □ 协助患者家属对患者手术野清洁	□ 宣教、备皮等术前准备 □ 手术前心理护理 □ 提醒患者术前禁食、水	□ 观察患儿情况 □ 术后心理与生活护理 □ 全麻术后护理 □ 心电监护 □ 静脉穿刺置管,术前肌肉注射	□ 指导家长如何办理出院手续等事项 □ 出院宣教
病情变异记录	□无 □有,原因: 1. 2.	□无 □有,原因: 1. 2.	□无 □有,原因: 1. 2.	□无 □有,原因: 1. 2.
护士签名				

时间	住院第1天	住院第2天	住院第3天 （手术日）	住院第4天 （出院日）
医师 签名				

备注：

1. 院内感染（是/否）＿＿＿＿＿院感名称：＿＿＿＿＿＿＿

2. 预防性使用抗生素的原因：＿＿＿＿＿＿＿抗生素名称：＿＿＿＿＿＿＿使用时间：＿＿＿天

3. 延长住院时间原因：＿＿＿＿＿＿＿＿＿＿

4. 退径（是/否）＿＿＿退径原因：＿＿＿＿＿＿＿＿＿＿＿＿

5. 其他特殊事项及原因：＿＿＿＿＿＿＿＿＿＿＿＿＿＿＿＿＿

来源：中华医学会2016年新发布的临床路径（1-524）

解析

（1）准备阶段：中华医学会关于腹股沟斜疝的诊断依据为：①病史：腹股沟可复肿块；②体征：一侧或双侧腹股沟肿块，可还纳，透光试验（－）；③辅助检查：腹股沟、阴囊B超。患者陈某，双侧腹股沟可复性肿块2年，可还纳，透光试验（－）。无嵌顿，也非复发腹股沟斜疝，该病例诊断明确，有手术适应证，无手术禁忌证，可按腹股沟斜疝的临床路径实施。

（2）实施阶段：按照路径指导实施。入院第一天：对患者进行入院评估，测量其生命体征，更换衣服，协助其做相关检查；入院第二天：做好术前准备，如备皮、禁食禁水、和家属讲解术后计划等；第三天：术后回到病房，进行心电监护，观察生命体征，待其麻醉清醒、生命体征稳定后给予半坐卧位，向患者家长交代病情及术后注意事项等；入院第四天：告知如何保护手术创口、交代出院后注意事项、进行相关出院指导及相关知识的健康教育等。

（3）路径差异的预防：①患者方面：患者手术成功，且能积极配合，与护理人员共同做好术前准备工作，术后患者的高配合度很大程度避免了差异的出现；②照顾者因素：陈某父母有一定文化知识，可以较好接受护理人员的宣教，其配合度高，按照护理人员的指导，照顾陈某；③机构因素：术前医护人员按照路径标准为陈某进行术前准备，如病房护理人员为其抽血、备皮、宣教等；术中手术顺利，并未发生意外事件；术后医护人员为其提供高质量的医疗和护理，如护理人员及时进行健康宣教，与患者及家属共同制定计划并及时实施等。患者、照顾者、医院共同努力，预防陈某出现临床路径差异。

相关链接

临床路径的起源与发展

临床路径的思想源于工业中的关键路径管理技术。

20世纪80年代，美国政府实行定额预付款制度（Diagnosis Related Groups-Prospective Payment System, DRGs-PPS）。该制度导致医院承担了更多的经济风险。只有当提供服务花费低于DRGs-PPS的标准时，医院才能盈利。此时，临床路径应运而生。20世纪80年代中期，美国马萨诸塞州波士顿新英格兰医疗中心的护士Karen Zander和她的助手们运用护理程序与路径的概念，大胆尝试以护理为主的临床路径服务计划，结果发现这种方式既可以缩短住院天数，节约护理费用，又能达到预期治疗效果。此后，该模式较普遍地被称为临床路径。

到 90 年代初,临床路径被美国普遍使用。突破了外科手术病种的局限,逐渐从急性病向慢性病,从外科到内科,从院内医疗服务向社区医疗服务扩展。

我国于 2009 年下半年启动了临床路径管理工作,目前国家卫生健康委员会制定了 1010 个病种的临床路径。

（郑翠红）

学习小结

本章首先从护理岗位设置、分类、评估及调整等方面详细阐述了如何做好岗位管理;通过本部分学习能初步认识医院护士岗位设置原则、护士岗位类别,知晓护士岗位调整流程。其次从绩效考核方法、指标选择及案例解析等方面分析了绩效管理与岗位设置的关系。最后介绍临床路径和个案管理两种新的管理理念和模式。通过学习,学生应能够阐述绩效管理概念,知晓绩效考核与岗位设置的关系,学会应用临床路径对患者进行管理,通过案例解析将所学章节知识融会贯通。

复习思考题

1. 简述护理岗位设置及调整原则。
2. 护理岗位调整的类别有哪些?
3. 简述绩效管理的目的及原则。
4. 护理绩效考核的关键指标有哪些?
5. 简述临床路径的实施步骤。
6. 简述个案管理的程序。

第六章　领导与护理指挥系统

6

学习目标	
掌握	授权的基本概念、原则和步骤；冲突处理的策略。
熟悉	护理领导艺术和相应的领导理论；各级护理人员的岗位职责；激励的方法；激励理论及其应用；管理沟通的原则和影响因素。
了解	领导与领导者的概念和含义；领导者影响力的来源与分类；护理部的地位、作用、体制及工作范畴；各级护理人员的素质要求；激励的概念、特征、和作用；管理沟通的概念；冲突的概念和分类；对冲突的认识发展。

第一节 领导

有人说一只狼领导的一群羊能够打败一只羊领导的一群狼,可见领导对一个组织的重要程度。领导职能是管理职能中最能体现管理者艺术的职能,它能为计划、组织、人员管理及控制职能有效运行提供保证,是影响个体、群体或组织实现预定目标的一种活动过程,是实现组织目标的关键。领导职能的作用主要是通过领导者的领导行为及领导方式,带领、指挥和激励组织中的成员去完成目标。

一、领导

(一)领导与领导者的概念和含义

"领导"这个词有两种词性,从名词角度而言,即领导者,是领导活动的发起者,是拥有组织赋予的职位权力和(或)具有个人影响力,从而影响他人行为的人,其后一定有追随者。从动词角度而言,领导是领导者利用组织赋予的权利和自身的能力去指挥、带领、引导和鼓励下属为实现组织目标而努力的活动过程。

领导包括以下4层含义:①领导活动必须具有领导者和被领导者,如果没有被领导者,领导者将变成光杆司令,其领导关系也就不复存在;②领导的实质是领导者的影响力,正是由于影响力的存在,领导者才能够对组织的活动施加影响,并使组织或群体成员追随或服从;③领导是一个动态过程,此过程由领导者、被领导者、客观环境、组织目标4要素组成,其中领导者起主导作用,但被领导者、客观环境等也不能忽视;④领导的目的是为了实现组织目标,不能为了体现领导权威而领导。领导的根本目的在于影响下属为实现组织目标而努力。

(二)领导者影响力

所谓领导者的影响力,就是领导者在与他人交往过程中表现出来的、影响和改变他人心理和行为的能力。

1. 领导者影响力的来源 领导者影响力的来源包括职位权力和个人权力。

(1)职位权力:由工作职位带来的权力,这种权力是由于领导者在组织中所处的位置是由上级和组织赋予的,这样的权力随着职务的变动而变动,在职就有权,不在职就无权。人们往往出于压力不得不服从这种职位权力。职位权力包括法定影响力、奖赏影响力、强制影响力等。①法定影响力:指领导者被组织赋予一定的职位而正式授予的法定权力,具有对他人影响的能力;②奖赏影响力:指对按照组织要求行事的对象,拥有分配有价值资源的权力;③强制影响力:指领导者通过精神、感情和物质上的威胁,使他人服从的一种影响力。强制影响力是建立在惧怕的基础上,领导者在工作中应谨慎使用。

(2)个人权力:指来源于个人特征的权力,这种权力不是因为领导者在组织中位置的高低,而是由于领导者自身某些特殊条件才具有的。例如,领导者具有高尚的品德、丰富的经验、卓越的工作能力、良好的人际关系等。这种权力不会随着职位的消失而消失,而且这种权力对人的影响是发自内心的、长远的。个人权力包括专家影响力和榜样影响力。①专家影响力:由于具有他人承认的知识、技能而产生的权力,下属确信专家的意见有助于更好地完成任务;②榜样影响力:是由于具有他人喜欢、仰慕的人格特征而产生的力量。

2. 领导者影响力的分类 领导者对个人和组织的影响力根据其性质分为权力性影响力和非权力性影响力。

(1)权力性影响力:也称非自然性影响力,是领导者运用上级授予的权力强制下属服从的一种能力。这种影响力是外界赋予的,不是领导者自身素质和行为所产生的,对下属有强迫性、不可抗拒性,是一种法定的权力,常以奖惩等方式起作用。权力性影响力包括:①传统因素:长期以来人们认为领导者不同于普通人,他们有权、有地位、有才能,比普通人强,从而产生对领导者的服从感。这种影响力是传统观念赋予领导者的力量,如护士们一般对医院的护理部主任就有服从感。②职位因素:以法定职位为基础,是组织赋予领导者的权力。这种影响力与领导者本人素质没有直接关系,其影响力难以持久。在实际工作中,职位因素是领导者行使权力的有利因素,如医院护理副院长比护理部主任所能发挥的影响力更大。③资历因素:领导者的资格和经历产生的影响力,主要来源于人们对资历深的领导者的敬重,如任职时间长的护士长往往比任职时间短的护士长影响力大。

(2)非权力性影响力:也称自然性影响力,它是由领导者个人素质和现实行为形成的自然性影响力。这种影响力没有正式规定,不带有强制性,也没有合法权力形式的命令和服从的约束力,对下属心理与行为的影响是建立在信服的基础上,因而其影响力更广泛和持久。非权力性影响力包括:①品格因素:指领导者的道德品质、人格、作风等方面,它反映在领导者的一切言行之中。具有优秀品质和人格的领导者对下属可产生较大的感召力和吸引力,使下属产生敬爱感。②能力因素:主要反映领导者的工作成效和解决实际问题的有效性。一个有才能的领导者会给组织带来成功,使下属产生敬佩感。③知识因素:掌握丰富的知识和扎实的技术是领导者实现组织目标的保证,可增强下属对领导者的信任感。④感情因素:领导者与下属建立良好的感情,就容易使下属产生亲切感,增大相互之间的吸引力,使下属心甘情愿地为组织目标而奋斗。

在领导活动过程中,领导者的非权力性影响力占主导地位,起决定性作用。非权力性影响力较大时,其权力性影响力也会随之增强。

(三)护理领导艺术

要实行有效领导,领导者不仅要掌握基本的领导方法,而且要有高超的领导艺术,这样才能创造性地完成各种任务。现代社会的组织中常常面临复杂多变的情形,因此对组织中的领导者提出了更高的要求。领导艺术是指那些不能被程序化、模式化、定量化但又需要领导者富有创造性地进行及时处理的特殊领导行为。管理的艺术性很大程度上也是由领导的艺术体现出来的。

1. **用人的艺术** 毛泽东曾经说过,领导者的责任归结起来是两件事:一是出主意,二是用干部,将领导的决策和用人放在同等重要的位置。用人的艺术主要体现在如何用人、激励人和治理人的艺术方面,让那些想干事的人有事干,能干事的人干好事。包括以下艺术:①科学用人艺术:用人之诀首先在于用人所长,知人善用,扬长避短。领导者要把适当的人放在最适合他们的岗位上去,实现人才所长和岗位所需的最佳组合。其次要做到用人不疑,疑人不用。②有效激励艺术:有位中学生曾向比尔·盖茨请教成功的秘诀,盖茨对他说:"做你所爱,爱你所做"。领导要想有效地激励员工,必须要了解员工的需要,知人所爱,帮人所爱,成人所爱。③适度治人的艺术:领导者在帮助人克服错误行为的过程中,要选择批评的时机以及方式方法,既达到治理目的,又不至于使员工士气低落。

2. **决策的艺术** 在非程序化的决策过程中,领导的决策艺术起着重要作用。决策一旦失误,对组织就意味着损失,对自己就意味着失职。作为领导,对未来事件的判断,要在一定的工作经验基础上,具备远见和洞察力,能及早察觉组织发展的有利和不利条件,依靠自己周密考虑和集中下属的正确意见,统筹兼顾,把握关键,提升决策的艺术。同时要注意,决策一旦定下来,就要认真抓落实,做到言必信,信必果,决不能朝令夕改。

3. **理事的艺术** 作为组织的领导者,需要完成大量的工作,如何能使各项工作有条不紊地进行,这很考验领导的理事艺术。领导应在组织各项工作任务中,找出对实现组织目标具有重要作用的某项工作或某个环节,在抓住重点的基础上统筹全局,正确决定每个时期和每个阶段的工作秩序,科学地分配时间和组织资源。领导者必须时刻记住自己的工作职责,多做重要的事,做自己该做的事,避免不必要的精力和时间消耗,让有限的精力发挥到最需要的地方,从而提升领导者个人和组织的工作绩效。

4. 沟通协调的艺术 领导者需要做好组织内部、上下级间和与相关组织的沟通协调。平时要做到对上级主动请示汇报;对下级积极解释说明,尤其是下属对领导或组织工作有意见时,应通过真诚的沟通来消除彼此间的误解;对相关部门要争让有度,大事要争,小事要让。同时,领导者要提高沟通协调过程中语言表达的艺术,要做到认真倾听,尊重他人,言之有物,言之有理。这不仅反映了领导者的综合素质,也是评价领导者水平的一把尺子。

5. 授权的艺术 作为领导者,把一部分领导权适当地下放给下级并对其进行指导和监督,使下属在一定的范围内,有相当的自主权和决定权。通过授权,更加充分地调动员工的积极性,最大限度地发挥他们的潜力。有时"授权"比"命令"更重要也更有效。但是,管理者如何提高授权的艺术呢?这其中最重要的就是权力和责任的统一,即在向员工授权时,既要定义好相关工作的权力范围,给予员工相应的信息和支持;又要定义好它的责任范围,要让员工拥有权力的同时,明确自己所负的责任和领导所负的领导责任。这样,既有利于充分发挥下属的积极性、主动性,又能使上级领导者集中精力处理重要问题。

二、领导理论

(一)领导特质理论

领导特质理论最初是由心理学家们提出的,又称"素质理论""伟人理论""英雄理论"。领导特质理论的创始人是阿尔伯特(Albert),代表人物主要有斯托格蒂耳(Stogdill)和吉伯(Gibb)等人。20世纪20年代,有关领导的研究主要针对能够把领导者和非领导者区分开来的个性特征。其出发点是:领导效率的高低取决于领导者的特质,找出好的领导者和差的领导者在个人特征方面有哪些差异,由此确定优秀的领导者应具备哪些特征。此类理论认为,只要找出成功领导者应具备的特征,再考察组织中的领导者是否具备这些特征,就能断定他是否为优秀的领导者。领导特质理论关心的是有效领导者应具备何种素质。却忽视被领导者和环境的作用。领导特质理论按其对领导特性来源所做的不同解释,可分为传统领导特质论和现代领导特质论。

1. 传统领导特质论 传统领导特质论认为,领导者的特性是与生俱来的,生而不具备领导特性的人不能当领导。亚里士多德曾说过:"人从出生之日早就已经注定属于治人或治于人的命运。"传统领导特质论认为某些人生下来就注定要成为领导者,如恺撒、林肯、拿破仑等这些人都是与生俱来的领导者。心理学家吉布(J. R. Gibb)认为,天才的领导者具备以下7个方面的个性特征:①善言辞;②外表英俊潇洒;③智力过人;④具有自信心;⑤心理健康;⑥有支配他人的倾向;⑦外向而敏感。

2. 现代领导特质论 现代领导特质论认为,领导的特性并非先天就有,而是在实践中通过教育训练和培养予以造就的。持这种观点的学者认为,先天的素质只是人心理发展的生理条件,素质是可以在社会实践中加以培养和发展的。因此,他们主要是从满足实际工作需要和胜任领导工作所需满足的要求方面来研究领导者所应具有的能力、修养和个性。美国普林斯顿大学的威廉·鲍莫尔(William Jack Baumol)提出作为一名领导者应具备以下10项品质才是合格的:①合作精神:即愿意与他人共事,能赢得他人合作,对人不是压服而是感动和说服;②决策能力:能根据客观实际情况而非想象做出决策,具有高瞻远瞩的能力;③组织能力:能发掘下属的潜能,善于组织人、财、物等资源;④精于授权:能大权独揽,小权分散;⑤善于应变:积极进取,机动灵活,不墨守成规;⑥敢于求新:对新事物、新环境和新观念有敏锐的洞察力;⑦勇于负责:对上下级及整个社会抱有高度的责任心;⑧敢担风险:敢于承担组织发展不景气的风险,有努力开创新局面的雄心和信心;⑨尊重他人:能尊重和采纳别人的意见和建议;⑩品德高尚:高尚的品德,受到组织中和社会上的人所敬仰。20世纪90年代的研究者发现领导者有6项特征不同于非领导者,即努力进取、领导愿望、正直与诚实、自信、智慧和工作相关知识。

进入20世纪中期,领导特质理论受到了质疑,因为实践证明,具备某些特征确实能提高领导者成功的可能性,但并不是成功的保证,该理论并非研究领导有效性的好方法,在解释领导行为方面存在着不足。进一步研究发现,特质理论存在一些缺陷,包括忽视了领导的情境因素和下属的需要;没有指出各个特质之间相对重要性;没有对因与果进行区分,如到底是自信导致了成功,还是成功增强了自信等。但是,领导特质理论为管理者培养个人特征提供了一定的方向。如果护理管理者能够具备以上领导特征,无疑将有利于护理管理工作的开展。

(二)领导方式理论

领导方式理论,又称领导作风理论。美国著名心理学家库尔特·勒温(Kurt Lewin)和他的同事们进行了关于团体气氛和领导作风的研究,以寻求最佳的领导作风的理论。研究发现,领导者通常使用不同的领导作风,这些不同的领导风格对团体成员的工作绩效和工作满意度有着不同的影响。他们力图科学地识别出最有效的领导行为,最终提出了领导作风理论,确定出3种极端的领导作风:独裁型领导、民主型领导、放任型领导。

1. **独裁型领导(autocratic leadership)** 也称专制型领导。领导者把一切权力集中于个人,靠权力和强制命令让人服从,是一种独断专行的"家长式"领导。其特点是:领导者把权力完全集中在自己手中,所有决策均由领导者做出,既不考虑下属的意见也不把任何消息告诉下属,下级没有决策权,只能奉命行事;主要依靠行政命令、纪律约束、训斥和惩罚使人服从;领导者很少参加群体的社会活动,与下级保持一定的心理距离。这种领导作风,权力高度集中,团队成员多以"自我"为中心,群体士气低,凝聚力不强。

2. **民主型领导(democratic leadership)** 是指权力定位于群体,通过以理服人,以身作则,充分调动下属的积极性,使其自觉努力地工作,各尽所能,通力合作。其特点是:领导者实行参与管理,权力交给群体,所有政策由组织成员集体讨论决定,领导者采用鼓励和协助的态度;分配工作时尽量照顾个人能力、兴趣和爱好,不具体安排下属的工作,使其有较多的选择性和灵活性;主要运用非权力性影响力使人服从,谈话时多用商量、建议和请求的口气;领导者积极参加团队活动,与下级无任何心理距离。这种领导作风,上下级之间是民主平等的关系,团队成员士气高、凝聚力强。

3. **放任型领导(laissez-faire leadership)** 是一种放任自流的领导行为,权力定位于组织中的每个成员,对下属的做法不干涉,完全放任,靠一切悉听尊便进行领导的领导作风。其特点是:领导者极少运用权力,似俱乐部式的领导行为,给下属高度的独立性;工作事先无布置,事后无检查,无可行的规章制度,整个组织处在一种无政府主义状态。这种领导作风,组织目标难以实现,团队成员士气低,凝聚力弱。

勒温等人的最初研究发现,民主型领导风格的工作效率最高,不仅可以完成工作目标,而且成员间关系融洽,工作积极主动,富有创造性;独裁型领导风格虽然通过严格的管理达到了工作目标,但成员没有责任感,士气低落,争吵较多,情绪消极;放任型领导风格工作效率最低,只达到社交目标而达不到工作目标。

在实际工作中,这3种领导方式并不常见。勒温认为,大多数领导者采用的领导作风往往是这3种类型的混合型。领导者要根据所处的管理层次、工作性质和下属的条件等因素灵活选择适宜的领导作风。

相关链接

不同领导作风对群体影响的实验

1939年勒温等人进行了一个不同领导作风对群体影响的实验研究。他们把一群10岁儿童分为三组,由3个经过专门训练、代表三种典型领导作风的成人轮流在该小组担任领导,组织儿童从事制作假面具的活动,使每个小组都接受专制、民主和放任自由的不同作风领导。实验结果表明,不同的领导作风对群体行为产生不同影响。其中,放任型领导下的工作效率最低,产品数量和质量都最差。独裁型领导下,虽然经严格管理,群体达到了工作目标,但群体成员的消极态度与对抗情绪却不断增长,比民主型领导下的争吵多30多倍,挑衅行为多8倍。民主型领导下工作效率最高,孩子们成熟、主动、并显示出较高的创造性。

（三）领导行为四分图理论

1945 年,美国俄亥俄州立大学斯托格迪尔(Stodgill)和沙特尔(Chartres)带领的研究小组开展了一项关于领导行为的研究,研究人员收集了大量的下属对领导行为的描述,罗列了 1000 多种刻画领导行为的因素,经过筛选概括,最终将领导行为的内容归纳为两类:一类是任务型领导,另一类是关心型领导。任务型领导以工作任务为中心,领导者注重规定他与工作群体的关系,建立明确的组织模式和工作程序,来引导和控制下属的行为表现。关心型领导以人际关系为中心,注重建立领导者和被领导者之间的友谊、尊重和信任关系,包括尊重下属意见,给下属较多的工作主动权,注重下属的感情和需要。上述两种不同的领导行为,互相结合形成 4 种基本的领导风格,即高任务低关心人、高任务高关心人、低任务高关心人、低任务低关心人,称为领导行为四分图(图 6-1)。许多研究发现,高任务高关心人的领导风格,相对于其他 3 种领导风格更能使员工在工作中取得高绩效并获得工作满足感。

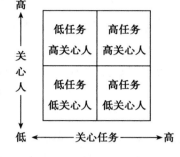

图 6-1 领导行为四分图

（四）管理方格理论

在领导行为四分图理论的基础上,美国得克萨斯大学的管理心理学家罗伯特·布莱克(Robert R. Blake)和简·莫顿(Jane S. Mouton)于 1964 年出版的《管理方格》一书中提出了管理方格理论,并构造了管理方格图(图 6-2)。横坐标表示领导者对生产的关心程度,纵坐标表示领导者对人的关心程度。每条轴划分为 9 个格,第一个格代表关心程度最低,第 9 个格表示关心程度最高,纵横坐标共组成 81 个小方格,每一个方格代表一种领导方式,其中有 5 种典型的领导方式:

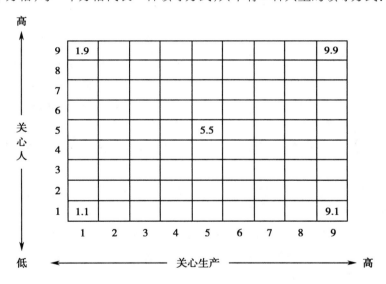

图 6-2 管理方格理论模型

1. **贫乏型管理** 即 1.1 型管理。领导者对工作和人都不关心,既不关心生产,也不关心员工的情感福利等,只是以最低限度的努力来完成一些维持自己职务的工作,是一种不称职的领导方式。

2. **俱乐部型管理** 即 1.9 型管理。领导者对人高度关心,关心组织成员的需求是否得到满足,重视搞好人际关系,努力创造友好的组织气氛和工作环境,但对生产很少关心,不太注重工作效率,认为只要员工心情舒畅,自然会提高生产绩效,是一种轻松的领导方式。这种领导方式在竞争激烈的现代社会很难立足,因为它不利于生产效率的提高。

3. **任务型管理** 即 9.1 型管理。领导者全神贯注于任务的完成,很少注意下级的发展和士气,虽能达到一定的工作效率,但不注意人的因素,不关心人,很少注意员工的发展和士气,是一种专权式的领导方式。

4. 团队型管理 即 9.9 型管理。领导者对生产和人的关心都达到了最高点。这种方式的领导者能使组织的目标和个人的需求有效结合,既重视组织的各项工作任务,又能通过激励、沟通等手段,使成员在相互信任,相互尊重的基础上合作,使工作成为组织成员自觉自愿的行为,从而获得高的工作效率。布莱克和莫顿认为这是最理想的有效的领导类型,但较难做到,应是领导者努力的方向。

5. 中庸型管理 即 5.5 型管理。领导者对工作和人都有适度的关心,既保持工作与满足人的需要之间的平衡,又维持一定的工作效率与士气。这类领导者追求平衡,但不追求卓越,往往缺乏进取心,满足于维持现状,从长远看,可能会使组织落伍。

到底哪一种领导方式最好呢?布莱克和莫顿认为,5 种典型的领导方式中,贫乏型管理效果最差,俱乐部型管理效果次之,中庸型管理和任务型管理在不同情境下效果不同,任务型管理在短期内工作效率较高,或在任务紧急和员工素质较低时可能优于中庸式管理,但不利于组织长期发展,团队型管理效果最佳。管理方格理论为领导者正确评价自己的领导行为,培训发展管理人员,掌握最佳的领导方式提供了有效的指南。

（五）领导生命周期理论

领导生命周期理论,也称情境领导理论。最初由美国俄亥俄州立大学心理学家科曼(A. Korman)于 1966 年提出,后由管理学家保罗·赫塞(Paul Hersey)和肯尼斯·布兰查德(Kenneth H. Blanchard)发展完善。该理论的主要观点是:成功的领导者应根据下属的成熟度选择合适的领导方式。

所谓成熟度是指个体对自己直接行为负责任的能力和意愿的大小,包括工作成熟度和心理成熟度。工作成熟度是指一个人从事工作所具备的知识和技术水平,工作成熟度越高,在组织中完成任务的能力越强,越不需要他人的指导。心理成熟度是指从事工作的动机和意愿,人的心理成熟度越高,工作的自觉性越强,越不需要外力激励。

1. 成熟度划分等级

(1) M_1(不成熟):工作能力低,动机水平低。下属缺乏接受和承担任务的能力和意愿,既不能胜任又缺乏自信。

(2) M_2(初步成熟):工作能力低,动机水平高。下属初知业务,愿意承担任务,但缺乏足够的能力,有积极性但没有完成任务所需要的技能。

(3) M_3(比较成熟):工作能力高,动机水平低。下属具备了工作所需要的技术和经验,但没有足够的动机和意愿。

(4) M_4(成熟):工作能力高,动机水平高。下属不仅具备了独立工作的能力,而且愿意并具有充分的信心来主动完成任务并承担责任。

2. 领导风格分类 根据领导生命周期理论,随着员工的成长,领导者和员工的关系需经历 4 个阶段,领导者因此要不断根据员工的成熟度改变自己的领导风格,从而组合成了 4 种领导风格,下属成熟度和领导风格的匹配见图 6-3。

(1) 命令型(高工作-低关系):强调直接指挥,与下属采取单向沟通的方式,明确规定工作目标和工作规程,告诉他们做什么,如何做,何时做,在何地做等。适用于不成熟(M_1 型)的下属。

(2) 说服型(高工作-高关系):领导者除了向下属布置任务外,还与下属共同商讨工作如何进行,以双向沟通的方式对员工的意愿和热情加以支持,并向员工说明决定,通过解释和说服获得下属的认可和支持。适用于初步成熟(M_2 型)的下属。

(3) 参与型(低工作-高关系):上级与下级共同进行决策,领导者给下属提供支持,加强交流,鼓励下属参与决策,对下属的工作尽量不做具体指导,促使其搞好内部的协调沟通。适用于比较成熟(M_3 型)的下属。

(4) 授权型(低工作-低关系):领导者充分授权下属,鼓励下属自己做决定并承担责任。适用于成熟(M_4 型)的下属。

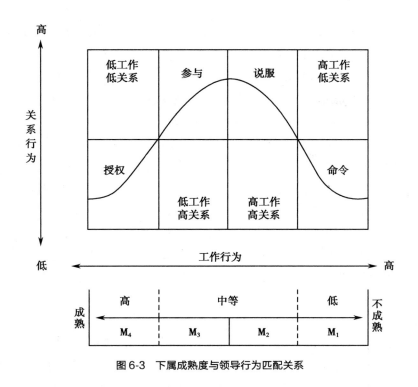

图 6-3　下属成熟度与领导行为匹配关系

领导生命周期理论主要强调对于不同成熟程度的员工,应采取不同的领导方式,才能做到最有效的领导。这就启发领导者必须创造条件帮助员工从不成熟逐渐向成熟转化,促进员工尽快成熟。

三、授权

授权是一种领导艺术。当领导者每天忙于事务,无暇研究解决组织中的一些任务时;当下属总是事无巨细地请示汇报或下属工作松懈时;当下属追求工作的自主性也同时具有这种才能时;当出现紧急任务需要组织人力时;领导者应考虑立即授权。

(一)授权的基本概念

授权(empowerment)又称赋能、放权等,是指领导者授予下属一定的权力和责任,使其在领导的监督下,有适当的自主权和责任去完成任务。例如,护士长将病区物资管理的权力交给某个高年资护士进行管理。授权的实质是领导者将权力分派给下属以完成特定活动的过程。授权者对被授权者有指挥权、监督权;被授权者对授权者负有汇报情况及完成任务之责。授权是管理技巧也是领导艺术。授权的目的是促进组织发挥其最佳功能,适当地授权可以使护理管理者从日常事务中解脱出来,专心处理重大问题;可以提高下属的工作积极性,增强其责任心,并增进效率;可以增长下属的才干,有利于后备管理人员的培养;可以充分发挥下属的专长,以弥补管理者自身才能的不足。

(二)授权的基本原则

为了使授权达到良好的效果,需要灵活掌握下列原则:

1. **明确目的**　授权者需要向被授权者阐明所授任务需要达到的目标,使被授权者能够在清晰的目标指引下开展工作。没有明确目的授权,会让被授权者无从下手,无所适从。

2. **视能授权**　授权不是利益分配,不是荣誉照顾,而是为了把事情办好,因此管理者要根据工作任务的性质、难度,综合考虑下属的工作能力和精力等条件,选定合适的任务授权给合适的人。如果下属没有这方面的才能,完不成授权的任务,那授权就是失败的。

3. **以信为重**　管理者授权是否有效,在很大程度上取决于对下属的信任程度。要本着"用人不疑,疑人不用"的原则,要充分信任下属,放手让下属工作,避免又想授权又不敢授权,授权后又干涉下属行使权力,授权后又收回等,这些都是不信任的表现。

4. 量力授权 管理者向下属授权,应当依自己的权力范围和下属的能力而定。既不能超越自己的权力范围,又不能负荷过重或授权不足,更不能越级授权。管理者一旦授权不当,或造成大权旁落,或造成下级的权小责大,就会使组织的活动受到干扰,影响目标的实现。

5. 责权对应 管理者授权并非卸责,权力下授,并不能减轻管理者的责任。同时,也必须明确被授权者的责任,让下属明确责任、目标、权力范围,也就是明白自己对哪些资源具有多大程度的管辖权和使用权,需要获得什么结果及自己的责任大小,要做到权责对应。这样不仅可以有力地保证被授权者积极主动地完成所承担的任务,而且可以避免上下推卸责任,争功诿过。

6. 有效控制 管理者授权不是撒手不管,撒手不管必然导致失控的结果。因此,授权之后,必须进行控制。授权者必须而且能够有效地对被授权者实施指导、检查和监督,真正做到权力能放、能控、能收。

7. 容忍失败 管理者应当宽容下属的失败,不过分追究下属的责任,而要同下属一起承担责任,分析原因,总结教训。但宽容不是迁就,不能不讲原则,降低工作标准。

（三）授权的基本步骤

1. 确定授权对象 管理者必须仔细思考后确定授权对象,既要考虑授权对象的能力是否胜任,精力是否充沛,又要考虑授权对象的意愿,以保证授权对象有能力和动力做好所授予的工作。通常授权对象应具有高尚的职业道德,善于灵活机智地完成任务,有创新能力及集体合作精神,头脑敏锐,业务精通。

2. 明确授权内容 管理者向下属授权,领导者应清楚地描述工作的任务和内容,必须让下属明确授权的权力和责任范围。管理者的权力保留多少,要根据任务的性质、环境条件、下级的状况而定。一般情况下,管理者应保留事关本部门的重大决策权,直接下属和关键部门的人事任免权,监督和协调下属工作的权力,直接奖惩下属的权力。

3. 放手让下属工作 已经授权给下属的工作,领导者就应该尽可能地放手让下属自己想办法把工作做好,而不能事无巨细地干涉,否则难以调动下属的积极性。但是,放手不是撒手不管,要做到"放手不放眼",及时监督,因为一旦出现问题,要同时追究上级领导的责任。

4. 跟踪监督 领导者要进行必要的跟踪监督和检查,以确定工作的进展是否和既定的时间进度及标准相符合,有无必要及时地纠正工作中可能出现的偏差和做出必要的改变,有无必要给予适当的支持。如果对授权疏于检查,那么可能会使下属懈怠和偏离组织目标,工作就有可能被拖延或不能高质量地完成。

总之,授权首先要建立健全请示汇报制度,以制度约束下属;其次要体谅下属工作中的困难,通过有效的沟通和提供必要的支持帮助下属完成工作;最后,领导者对下属工作中出现的问题要勇于承担责任,做下属坚强的后盾。

第二节　护理指挥系统

医院护理指挥系统是医院总指挥系统中的一个分系统,且与其他分系统之间有着密切的联系,存在着相互依存又相互制约的关系。医院护理指挥系统的主要职能是制定计划、控制工作以及进行监测。护理指挥系统必须在正常情况下保持护理工作的惯性运行状态,并在特殊情况下进行调度指挥,使护理工作平稳有序地开展。护理部需根据医院的工作特点,依照变化着的客观规律,及时提出计划,采取措施,调度人力、物力和设备,并调整运行状态,及时解决问题,以适应患者对护理工作的需求。

一、护理部

我国医院内护理组织结构经历多次变更。20世纪50年代,医院实行科主任负责制,取消了护理部,护理管理部门附属于医务部门。50年代末到60年代总结了经验教训,恢复了护理部,加强了对护理工作的领导。"文化大革命"期间,护理部再度被取消。1978年卫生部发布《关于加强护理工作的意见》后,整顿了医院护理工作秩序,恢复了护理部,开始逐步完善护理管理组织。1986年在全国首届护理工作会议上,卫生部颁布了《关于加强护理工作领导理顺管理体制的意见》,对医院护理管理做出了"护理部垂直领导体制"的明确规定,健全了全国各地医院的护理管理指挥系统,医院护理管理学科的发展迎来了春天。护理部从医务部门中独立出来,成为医院的重要职能部门,护理部的职权不断扩大,部分护理部主任直接进入医院领导层,参与整个医院管理活动。

(一)护理部的地位

护理部是医院管理中的重要职能部门,是医院护理工作的组织管理机构,在院长的领导下负责组织管理全院的护理工作,包括计划、组织、协调、控制全员的护理业务、行政管理、科学研究、在职教育等工作,在患者护理全过程中始终起着主导作用。在医院中护士数量一般占全院总人数的1/3,占卫技人员的1/2,护理部管理水平的高低直接影响到整个医院的管理水平,其工作成效高低直接影响到全院的医疗质量,乃至医院的生存和发展。

(二)护理部的作用

护理部在医院管理以及完成医疗、护理、教学、科研等任务中发挥着重要作用。

1. 在医院管理中的作用 医院的管理质量是医院各方面工作质量的综合反映,其中也包括护理质量。护理部可以把占全院职工1/3以上的护理人员组织管理起来,通过制定护理操作规范,确立各项护理质量标准,建立完备的工作制度,培训各级护理人员等措施来保证护理工作的顺利完成以及不断提高护理质量,并与全院其他的工作相协调。由于护理工作涉及面广,与全院多个部门的工作相依存,因此提高护理部管理水平能促进整个医院管理质量的提升。

2. 在完成医疗、护理任务中的作用 护理工作是医疗工作的有机组成部分。护理人员既要配合完成医疗任务,又要完成与医疗密切相关的生活护理和精神护理,解除患者的身心疾苦及预防并发症发生,促使其早日康复。总之,护理工作在患者整个治疗过程中起着重要作用,护理部是保证全院护理工作完成和提高护理质量的指挥系统,对护理工作质量的优劣起着至关重要的作用和负有重大的责任。

3. 在完成教学、科研中的作用 护理部一方面要为临床护理教学创造良好的教学条件,制定及落实各项教学计划;另一方面要规划和安排各级护理人员的在职教育培训工作;还要为医院护理科研,开展各项新业务、新技术等制定计划并负责组织实施。

4. 在完成预防保健任务中的作用 为了贯彻医院预防为主的方针,护理部在开展卫生宣教,组织创作科普作品,普及防病知识,提高人民健康水平等任务中也同样发挥着重要的作用。

(三)护理部体制

根据1986年颁布的《卫生部关于加强护理工作领导理顺管理体制的意见》规定,县和县以上医院都要设护理部,实行院长领导下的护理部主任负责制。根据医院的功能与任务,建立独立完善的护理管理体系。300张床以上的医院要逐步创造条件设专职的护理副院长,并兼任护理部主任,另设护理部副主任2至3名;病床不足300张,但医、教、研任务繁重的专科医院,设护理部主任1名,副主任1至2名;其他300张床以下的县和县以上医院,设总护士长1名。护理部主任或总护士长由院长聘任,副主任由主任提名,院长聘任。

目前,我国医院根据其功能与任务不同,已经建立了独立完善的护理管理体系。不同医院等级不同,其护理组织管理层级也不同。三级医院实行院长(分管副院长)领导下的护理部主任-科护士长-护士长三级负责制,二级医院可实行护理部主任-科护士长-护士长三级负责制或护理部主任(总护士长)-护士长二级负责制。100 张床以上或 3 个护理单元以上的大科,以及任务繁重的手术室、急诊科、门诊部,设科护士长 1 名,由护理部主任聘任,在护理部主任领导和科主任业务指导与配合下全面负责本科的护理管理。护士长是医院病房和其他基层单位(如门诊、急诊、手术室、重症监护病房、供应室等)护理工作的管理者。病房护理管理实行护士长负责制。病房护士长由护理部主任聘任,在科护士长领导下,和病房主治医师共同配合做好病房管理工作。

(四)护理部的工作范畴

1. 在院长和分管副院长的领导下,负责全院的护理业务及行政管理工作。护理部对科护士长、护士长、护士实行垂直领导。

2. 负责制定或修订全院护理发展规划,护理工作计划,经院长、分管副院长批准后组织实施,督促执行,检查总结。

3. 制定全院护理管理标准,包括护理规章制度、工作职责、护理技术常规、护理技术操作规程、护理文书书写标准(含护理记录单)等,督促检查各级护理人员的执行情况。

4. 定期及不定期主持召开全院护士长会议,分析护理工作质量,采取措施减少护理差错事故的发生。对护理人员已经发生的差错事故,及时调查,提出处理意见,并将结果向院领导和有关部门报告。

5. 加强对护士长的领导与培养,提高他们的业务水平、管理水平及疑难问题的处理能力。

6. 负责全院护理人员的业务培训、技术考核、教学、进修等工作,建立专业技术档案;提出晋升、任免、奖惩等考核、考评意见,协同相关部门,做好院内护理岗位的调配和培养工作。

7. 结合医院护理工作特点积极组织开展科研,不断总结临床护理经验。根据实际情况有计划的组织开展新技术、新业务,不断提高护理质量。

8. 针对全院护理人员工作、思想、学习情况,加强护士职业道德素质教育,开展以患者为中心的人性化服务,不断提高护理服务水平。

9. 审核各科室提出的有关护理用品、仪器、设备等的申报计划和落实使用情况。

10. 对全院护理工作进行整顿、提高,根据实际情况采取有效措施,解决存在的问题,使管理方法日臻完善,使工作做到制度化、规范化、标准化。

二、各级护理管理人员的素质要求和岗位职责

(一)各级护理管理人员的素质要求

现代医院的管理要求各级护理管理人员不但要有较高的学历和业务素质,同时需具有一定的管理能力,包括具有较高的计划、组织、决策、指挥和协调能力,还要具备与现代医院规模和功能相适应的领导素养和领导艺术。具体来说,包括"德、识、才、学、体"这 5 个方面的要求。

1. **"德"的要求** "德"即道德。护理管理者的道德修养包括 3 个方面:

(1)职业道德修养:护理管理者必须以群体、组织的利益为重,保持谦虚谨慎的言行,维护集体形象和利益;同时要做到忠诚正直、对下属一视同仁、大公无私、赏罚分明、敢负责任、敢担风险。

(2)政治道德修养:政治道德修养是个人道德体系中的最高层次,讲政治、讲正气、讲学习是护理管理者应遵循的宗旨。包括应具有科学的人生观和世界观,崇高的理想和高度的责任感。

(3)心理素质:护理管理者应能够自觉进行心理调适,应对各种压力,具有坚强的意志;要有宽广的胸怀;要有自信心,相信自己能够激励和带领下属克服困难,取得成功。

2. **"识"的要求** "识"即远见卓识。护理管理者要想在事业上取得成功和创新,就要有远见卓识,

要做到：①掌握事物发展规律，具有战略眼光和预见性，看准时代前进方向；②善于驾驭各种复杂的情境；③看待事物不能肤浅，要有一定的深度和独到的见解，有较高的鉴别能力和判断能力。平时应注意提高对生活、政治局势、专业见识的修养，"见多识广"是对护理管理者"识"的修养要求。

3. "才"的要求 "才"即才能，是通过实践而形成的技能。护理管理者的才能修养主要包括以下几个方面：①筹划和决断能力；②组织协调能力；③人际交往能力；④灵活应变能力；⑤改革创新能力。

4. "学"的要求 "学"即知识和学问。对一个护理管理者来说，"学"的要求是精通性、广博性、实用性和更新性。护理管理者在不断地优化知识结构的过程中，应做到以下几点：①要有广博的社会科学知识；②娴熟的管理和领导科学知识；③丰富的科学文化知识；④深厚的专业知识；⑤能跟上医学和护理学科的发展前沿和趋势，并预见可能出现的变化。

5. "体"的要求 "体"即身体和形象。护理管理者除要保持良好的身心健康外，还要特别重视公众形象的修养。护理管理者必须注重必要的礼仪礼节，优雅的衣着和仪表，得体的言谈举止，因为这种公众形象不仅仅是护理管理者的个人形象问题，还代表着医院的整体形象。

"德、识、才、学、体"这5个方面的要求是一个优秀的护理管理者应具备的素质修养，这些素质不是天生的，而是来源于坚持不懈的学习和长期的积累。因此，护理管理者首先要从思想上重视个人素质的提高，增强学习意识，不断提升个人的素质修养；同时，重视提高群体素质，使护理管理者有机会博众人之所长，为领导者个人素质的提高创造良好的群体环境。

（二）各级护理管理人员的岗位职责

1. 护理部主任的岗位职责

（1）在院长、分管副院长的领导下，全面主持护理部工作，全面负责医院护理工作。

（2）围绕医院发展规划，制定医院护理工作发展规划、年度工作计划并组织实施。

（3）制定各项护理工作制度、岗位职责、护理常规、护理技术操作规程及护理质量考核标准等，并根据护理工作进程和患者需求进行修订和完善。

（4）组织制定和修改护理质量指标体系，建立质量控制组织网络，确立质量控制方法。对全院的护理服务质量进行定期检查、分析、评价，总结经验，制定有效对策，确保护理质量的稳定与持续改进。

（5）建立和健全护理组织系统及各级护理人员的量化考核系统，合理调配护理人员，与人事部门合作，做好护理人员调动、任免、晋升、奖惩、考核等工作，掌握各个科室护理人力资源情况，提高管理效能。

（6）定期深入各病区，及时了解护理工作中存在的问题，提出改进措施。

（7）开展全院护理人员教育培训、业务技术训练和骨干培养工作。

（8）采取人性化管理，掌握全院护理人员工作、思想、学习情况。切实关心、解决护士工作、生活上的有关问题，教育护理人员热爱本职工作，充分调动护理人员的积极性。

（9）协调护理工作和其他相关协作科室的关系。

2. 科护士长的岗位职责

（1）在护理部主任和科主任的领导下，负责分管科室的护理管理工作。

（2）根据护理部工作计划，结合具体情况制订本科的护理工作计划，并指导各病区护士长组织实施，督促落实，并及时总结经验。

（3）教育与指导全科护理人员树立爱岗敬业的事业心、强化质量意识，认真执行医嘱、规章制度和技术操作规程，严防差错事故的发生。

（4）负责所管辖科室的护理质量，督促检查各分管科室的护理工作，并提出改进建议和意见。

（5）负责所管辖科室相关护理活动的组织、沟通和交流。随时了解对护理工作的要求及存在的问题，加强医护合作与沟通。

（6）负责本科护理人员的专业发展、临床护理教学、护理科研、意外事件和特殊任务的协调处理等。

3. 护士长的岗位职责　在所管辖的护理单元内履行护理管理职能。

（1）在护理部主任、科护士长领导下和科主任的业务指导下，根据护理部及科内工作计划制定本单元的具体计划，并组织实施。

（2）负责本病房的护理工作，以患者为中心，为患者提供全面的整体护理，保证本病房护理服务质量和安全。

（3）负责管理好病房，包括对下属的日常工作进行督导，本病区护理人员的合理分工，营造和维护良好的临床治疗和护理环境，患者和探视人员的组织管理以及各类仪器、设备和药品的管理。

（4）负责本单元护理人员的业务能力和思想素质的培训工作，开发护士的工作潜力，促进护士的职业发展。

（5）负责指导和管理学生实习以及进修人员的带教，指定有经验的、有教学能力的护士担任带教工作。

第三节　激励

一、激励

（一）激励的概念和特征

"激励"本来是心理学的一个术语，指的是激发人动机的心理过程，即通过激发人的动机，使被激励者产生一种内在的动力，向所期望的目标前进的心理活动过程。将激励这一概念运用到管理中，就是通常所说的调动人的积极性。因此，管理学中的激励，就是创设满足员工各种需要的条件，激发员工的工作动机，使之产生实现组织目标的特定行为的过程。要使员工产生组织所期望的行为，可以根据员工的需要设置某些目标，并通过目标导向使员工出现有利于组织目标的优势动机并按组织所需要的方式行动，这就是激励的实质。

激励作为一种重要的领导方法和管理手段，与管理者凭借权威进行领导相比，最明显的特征有两个，一是内在驱动性，二是自觉性。由于激励是起源于人的需求，因需求而产生动机及行为，是被管理者追求个人需求满足的过程，因此，这种实现个人目标同时结合组织目标实现的过程，不带有任何强制性，而完全是靠被管理者内在动机驱使的、自觉自愿的过程。这种内在驱动的自觉性往往比带有强制性的外在驱动效果更好，员工的积极性更高，能产生更好的组织绩效，从而有利于组织目标的实现。

（二）激励的作用

在传统的组织和管理中，激励的功能没有得到足够的认识，管理者们只是自觉或不自觉地运用激励手段进行管理。但随着"人"的因素在组织生存和发展中的作用日益提升，人们越来越发现作为组织生命力和创造力源泉的"人"的状态往往直接影响着组织的面貌和绩效，因此，在管理中对"人"的激励也就越来越受到重视。激励的作用主要表现在以下几个方面。

1. 激发员工的工作积极性　一个人即使原本能力很强，但如果缺乏足够的激励和推动力，必然不会有好的工作绩效；反之，即使一个人原本能力一般，如果受到充分的激励，必然会迸发出巨大的工作热情，从而有出色的工作表现。由此可见，激励对于调动员工的工作积极性有着极为重要的影响。

2. 提高组织的工作绩效　行为学家研究表明：对一种个体行为的激励，会导致或消除某种群体行为的产生。也就是说，激励不仅仅作用于个人，而且还间接影响其周围的人。激励有助于形成一种竞争气氛，通过激励那些精诚敬业、贡献突出的员工，可以使组织内部形成一种奖勤罚懒、人人自觉自愿积极向上的氛围，从而提高组织的工作绩效。

3. 增强团队的凝聚力　组织是由若干员工个体、工作群体及各种非正式群体组成的有机机构。为保证组织的有效协调运转,领导者除了用严格的规章制度进行管理外,还需通过激励满足下属的多种需要,调动下属工作的积极性,协调团队内、外人际关系,从而促进内部各组成部分的协调统一,增强团队的凝聚力和向心力。

4. 吸引和留住优秀人才   即使目前实力并不雄厚的组织,也可以通过采用灵活的激励政策以及快捷的晋升途径来吸引组织需要的人才,同时也可以让优秀的人才在组织中能感受到工作本身所带来的满足感和成就感,即使工资待遇暂时无法很快得到提升,也能吸引和留住优秀人才共同为组织的目标而奋斗。

5. 促使个人目标与组织目标的统一   个人目标和个人利益是员工行动的基本动力,它既与组织目标和组织利益有一致性,也存在着诸多差异。当两者发生背离时,个人目标往往会干扰组织目标的实现。激励的功能就在于以组织目标和组织利益的满足为基本作用力,引导员工把个人目标统一于组织目标,将个人利益和组织利益相协调,推动员工为完成组织目标做出贡献,从而促进个人目标和组织目标的实现。

（三）激励的方法

激励是对员工需求的满足,员工的需求是多种多样的,因此激励的方法也是多种多样的。管理者在使用激励方法时,要根据员工具体的需求选择不同的激励方法来调动员工的积极性。在管理中常见的激励方法有以下 3 种。

1. 物质激励   是指运用物质的手段使受激励者得到物质上的满足,从而进一步调动其积极性、主动性和创造性,是一种基本的激励形式。物质激励形式包括绩效工资、奖金、奖品、福利,甚至股权、分红等。要想持久地调动员工的积极性,就需要对员工的劳动进行物质利益上的回报。如果物质激励运用得好,将大大地激发员工的工作积极性和热情。护理管理者在使用物质激励时要注意物质激励标准应与相应制度结合起来,物质激励必须公正,不搞"平均主义"。如果是平均发放,即使数额再大,也达不到激励的目的。

2. 精神激励   随着人们物质文化生活水平的提高以及员工素质的提升,员工对精神生活的需求将日益增强,精神激励就显得更为重要。精神激励是一种主要的激励形式,主要包括:理想激励、道德激励、信任关怀激励、情感激励、赞美激励、荣誉激励、榜样激励和责任激励等。精神激励使用得当,可以不断强化员工的自信心,提高员工完成工作目标的自觉性以及增强员工主动创新的精神。例如,某医院每年在 5·12 护士节由全院职工投票评选优秀护士,虽然奖金并不多,但护士们觉得自身的努力工作得到认可,非常珍惜这个荣誉,也更加努力地工作。

3. 工作激励   是指在实际工作中,通过给员工分配一些带有挑战性和创新性的工作,并采取有效的激励措施,如目标激励、培训激励、竞争激励、晋升激励、参与激励等,来提高员工的工作积极性的一种激励方法。工作激励具有物质激励和精神激励的双重特点,这种激励作用的持续性最久,现已成为最重要的激励方法。员工对安排的工作产生兴趣后,往往发展成为爱好,并形成习惯,将会在实际工作中采取积极的态度和行为,自我维持高度的工作热情。这种工作目标既要有鼓动性,需要经过艰苦的努力才能完成,同时它又要具有可实现性,员工在规定的时间能完成目标,这种在工作中获得的成就感和满足感对员工有很大的激励作用。

二、激励理论

（一）马斯洛的需要层次论

需要层次论是 1943 年美国社会心理学家亚伯拉罕·马斯洛(Abraham Maslow)提出的著名激励理论。既然激励的实质在于满足人们的需要,促进其按组织所需要的方式行事,因此要激发动机,调动员工的积极性,就必须研究人的需要。人的需要到底有多少种? 它们之间的关系如何呢? 许多人对此进行过研究,其中影响最大的还是马斯洛在 1954 年的代表作《激励和个性》里提出的 5 个层次的需要层次论。

1. 需要层次论的主要内容   马斯洛认为,人类主要有 5 个需要层次:生理、安全、归属与爱、尊重和自我实现的需要。一般而言,生理和安全需要属于较低的、物质方面的需要;爱与归属、尊重和自我实现的需要则属于较高层次的、精神方面的需要。马斯洛认为,人的需要遵循递进规律,在较低层次的需要得到满足前,较高层次的需要强度不会很大,更不会成为主导的需要。当低层次的需要获得相对满足后,下一个较高层次的需要就占据了主导地位,成了驱动行为的主要动力,未满足的需要是激励人积极性的最根本动力。此外,当一个人的低级需要和高级需要都能满足时,他往往追求高级需要,因为高级需要更有价值,具有更深刻的幸福感和满足感。人的 5 个需求层次的关系可以用图 6-4 表示。

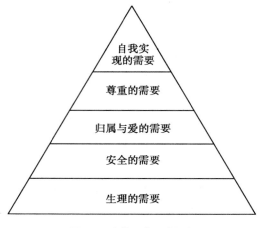

图 6-4　人的 5 个需求层次

(1)生理需要:指人类为了维持其生命最基本的需要,是需要层次的基础,同时也是推动力最强大的需要,包括衣、食、住、行、空气、水、性等。马斯洛认为,当这些需要未被满足时,其他需要将不能激励他们。因此,人首先需要的是这些生理需要的满足。

(2)安全需要:指人们对人身安全、就业保障、工作和生活的环境安全、经济保障等的需要。当一个人的生理需要得到一定的满足之后,他就想满足安全的需要,如就业安全、劳动安全、人身安全等。当一个人生活或工作在惊恐不安的环境中时,其积极性是很难调动起来的。

(3)爱与归属的需要:指人们希望获得友谊、爱情和归属的需要。也就是说人们总希望与他人保持良好的关系,在一种被接受或属于的情况下工作。当生理及安全的需要得到相当的满足后,爱与归属的需要便占据主导地位。爱与归属的需要比生理和安全需要来得更细致,各人的需求差别比较大,它和一个人的性格、经历、教育和信仰有很大关系。

(4)尊重需要:指维护人的自尊、尊重别人和被别人尊重的心理状态。当一个人的归属感得到满足后,他通常不只是满足做群体中的一员,而且会产生自尊的需要。即希望别人尊重自己的人格和劳动,并对自己的能力给予公正评价,希望得到一定的社会地位和荣誉等。

(5)自我实现的需要:指促使自己的潜在能力得到最大限度地发挥,使自己的理想、抱负得到实现的需要。当人的自尊需要得到基本满足以后,就会产生自我实现的需要,这是人最高层次的需要。这种需要往往是通过实现个人理想和抱负,最大限度地发挥个人潜力并获得成就感和胜任感来满足的。

2. 需要层次论在护理管理中的应用　根据马斯洛需要层次论的观点,护理管理者应先深入地了解和分析护士的需求,通过满足护士的需要来激发其工作积极性。

(1)护士的 5 个层次的需要:一般而言,护士作为一个专业技术人员,具有相对稳定的工作和收入,生理需要一般都可以得到满足。安全需要也是很重要的,尤其是工作场所的环境安全。因此,护士长应保证护士在一个相对安全舒适的环境下工作,尽量减少护患纠纷的发生。护士的工作必须讲求合作和团队精神,只有她们在工作中感受到了支持和帮助,有归属感,才能使她们喜欢工作并积极努力,因此,护士长应该满足护士爱与归属的需要,在科室中营造出团结、友爱、互助的氛围,使她们愿意回来工作并尽自己的能力把工作做好。护士长应根据护士的能力和水平不同程度地满足护士的自尊需要,例如,及时地对护士的工作成绩加以肯定。对于自我实现的需要,因为这个层次比较高级,护士长应认真细致地了解才能做到有的放矢。

（2）护士的需要具有复杂性和动态性的特征:护士的需要不是简单的、静止的、一成不变的,而是复杂的、动态的。其复杂性体现在即使在同一时间点,护士的需要也可能是多样的,即使需要相同,其需要的程度也可能千差万别,例如,同样是自尊的需要,有的护士认为只要护士长和周围同事对她的能力认可就行了,而有的护士则认为非要得到一定的职务才能得到满足。其动态性体现在每个护士的需要是在不断变化的,在不同的时间不同的环境下会发生变化,产生新的需要或消除旧的需要。例如,某护士经努力调离了原来人际关系不好的病区,但是失去了原来副护士长的职位,从而产生了新的需求。因此,作为护士长,应该随时随地地了解护士需要的变化和需要与需要之间的细微差别,及时调整对策,满足护士的需要。

（3）采用多种方式方法满足护士的需要:激励的方式通常有物质激励和精神激励两种。对于护士来说,物质激励仅能满足护士低层次的需要,而精神激励包括各种情感激励、荣誉激励、职称和职务的聘任等等,其激励的深度大,持续的时间长,对人的激励作用比较持久。因此,护士长在激励护士的时候,如果能将物质激励和精神激励结合起来,采用多种方式方法满足护士的需求,则会起到事半功倍的效果。例如,对全院护理临床技能竞赛获奖的护士不仅发放奖金、获奖证书,在外出学习进修及职称晋升上医院都有相应的倾斜政策,激发了大家参与临床技能竞赛的积极性。

（二）麦克利兰成就需要论

成就需要理论是美国哈佛大学教授戴维·麦克利兰（David·C·McClelland）通过对人的需求和动机进行研究,于50年代在一系列文章中提出的。麦克利兰把人的高层次需求归纳为对成就、权力和亲和的需求。他对这3种需求,特别是成就需求做了深入研究。

1. 成就需要论的主要内容

（1）成就需要:指人为了争取成功,希望做得最好的需要。麦克利兰认为,具有强烈的成就需要的人渴望将事情做得更为完美,提高工作效率,获得更大的成功,他们追求的是在争取成功的过程中克服困难、解决难题、努力奋斗的乐趣,以及成功之后个人的成就感,他们并不看重成功所带来的物质奖励。麦克利兰发现高成就需要者喜欢设立具有适度挑战性的、中等难度的目标,喜欢能立即给予反馈的任务。一个人成就需要的高低,直接影响到他的进步和发展。

（2）权力需要:指影响和控制别人的一种愿望或驱动力。不同的人对权力的渴望程度也有所不同。权力需要较高的人对寻求领导地位表现出很大的兴趣,喜欢对别人"发号施令",倾向于驾驭别人。他们喜欢具有竞争性和能体现较高地位的场合或情境,他们也会追求出色的成绩,但他们这样做并不像高成就需要的人那样是为了个人的成就感,而是为了获得地位和权力或与自己已具有的权力和地位相称。

（3）亲和需要:指寻求被他人喜爱和接纳的一种愿望。麦克利兰的亲和需要与马斯洛的爱与归属的需要基本相同。高亲和需求者更倾向于与他人进行交往,至少是为他人着想,这种交往会给其自身带来愉快。高亲和需要者渴望亲和,喜欢合作而不是竞争的工作环境,希望彼此之间的沟通与理解,他们对环境中的人际关系更为敏感。有时,亲和需要也表现为对失去某些亲密关系的恐惧和对人际冲突的回避。亲和需要是保持社会交往和人际关系和谐的重要条件。

麦克利兰认为,这3种需要不仅可以并存,而且可以同时发挥激励作用。个体在逐步追求和实现这些需要的过程中形成了自己特有的生活经历,因此,在不同的个体身上,这3种需要有不同的强度组合,从而形成每个人特有的需要结构,影响其追求与行为。

2. 成就需要论在护理管理中的应用　根据成就需要理论,护理管理者应该明确每个护士的需要特点,为他们量身定做出能够满足其成就需要、权力需要和亲和需要的环境,达到调动护士工作积极性的目的。

（1）高成就需要的护士:对于高成就需要的护士,护士长应让其承担一些具有挑战性的工作,并随时根据工作效果给予反馈,以确认其工作的进步和成就。在分派工作中,尽量把有一定难度的工作留给高成就需要的护士,并且告诉她们这样艰巨的任务只有分派给她们才放心,才有可能圆满完成,使其在接受任务之初就有种荣誉感;由于工作既不那么容易完成又不会难以完成,通过一定的努力,这些任务都是基本可以完成的,高成就需要的护士在克服困难完成任务的过程中本身就能获得满足;护士长应及时地在其圆满地或称职地完成工作任务后给予肯定和表扬,即使并不伴随物质奖励,高成就需要的护士同样可以获得成就感和满足感。

(2)高权力需要的护士:对于高权力需要的护士,最合适的管理方法就是适当授权。护士长可以将自己的管理权力交出一部分,这在一定程度上可以满足权力需要比较强的护士的欲望。护士长可以根据病区护士的能力和特点来确定授权的范围和大小。通过适当的授权,可以使高权力需要的护士的欲望得到一定程度的满足,同时也可以充分发挥她们的才能,提高她们的工作积极性。

(3)高亲和需要的护士:对于高亲和需要的护士来说,营造一个拥有良好人际关系的环境非常重要。这类护士很在乎与他人拥有良好合作关系,不喜欢竞争,这类人有助于组织的稳定。研究发现,大部分的护士都是有高亲和需要的护士,而护士的职业特点也需要护士之间、医护之间拥有和谐稳定合作的关系。因此,对于护士长来说,营造病区良好的人际关系的氛围显得尤为重要。

(三)赫茨伯格的双因素理论

赫茨伯格的双因素理论,又称激励保健理论(Motivator-Hygiene Theory),是美国的行为科学家弗雷德里克·赫茨伯格(Fredrick Herzberg)提出来的。双因素理论是赫茨伯格最主要的成就,它促使管理人员重视工作内容方面的重要性,特别是它们同工作丰富化和工作满足的关系,因此具有积极意义。

相关链接

双因素理论的产生过程

20世纪50年代末期,赫茨伯格和他的助手们在美国匹兹堡地区对200名工程师、会计师进行了调查访问。访问主要围绕两个问题:在工作中,哪些事项是让他们感到满意和不满意的,并估计这种积极情绪或消极情绪持续的时间。赫茨伯格以对这些问题的回答为材料,着手去研究哪些事情使人们在工作中快乐和满足或感到不愉快和不满足。结果他发现,使职工感到满意的都是属于工作本身或工作内容方面的;使职工感到不满的,都是属于工作环境或工作关系方面的。他把前者叫作激励因素,后者叫作保健因素,从而产生了激励的双因素理论。

1. 双因素理论的主要内容 双因素理论认为,导致员工满意的因素和导致员工不满意的因素是有本质差别的,分别称为激励因素和保健因素。

(1)激励因素:又称使工作满意的因素,指那些能对工作带来积极态度和导致员工满意的因素。主要包括那些跟工作本身有关的因素,包括成就、赏识、挑战性的工作、增加的工作责任以及成长和发展的机会等。激励因素实质上是人们对工作本身的要求,属于内在因素。这些因素的满足,能够极大地激发员工的热情,对于员工的行为动机具有积极的促进作用,它常常是一个管理者调动员工积极性,提高劳动生产效率的好办法。从这个意义出发,赫茨伯格认为传统的激励假设,如工资刺激、人际关系的改善、提供良好的工作条件等,都不会产生更大的激励;它们能消除不满意,防止产生问题,但是这些因素即使达到最佳程度,也不会产生积极的激励作用,只有激励因素的满足才能使人们有更好的工作成绩。

(2)保健因素:又称为维持因素,是指那些能对工作产生不满情绪有关的因素。主要是属于工作环境或工作关系方面的因素,如组织的政策、管理和监督、人际关系、工作条件、工资等。保健因素实质上是人们对外部条件的要求,属于外在因素。若保健因素处理不好,或恶化到人们认为可以接受的水平以下时,员工就会产生对工作的不满意;若处理得好,就可以预防或消除这种不满,但这类因素并不能对员工起激励作用,只能起到保持人的积极性,维持工作现状的作用,所以保健因素又称为维持因素。

管理者应注意区分保健因素和激励因素,以达到不同的管理目的。同时,管理者应意识到,满足员工各种需要所引起的激励深度和效果往往是不一样的。物质需求的满足是必要的,没有它会导致不满,但是即使获得满足,它的作用往往是很有限的、不能持久的。要调动人的积极性,更重要的是要注意工作的安排,量才录用,各得其所,注意对人进行精神鼓励,给予表扬和认可,注意给人以成长、发展、晋升的机会。随着温饱问题的解决,这种内在激励的重要性越来越明显。

2. 双因素理论在护理管理中的应用

(1)重视保健因素,维持正常的满意度:护理管理者应从护士的工作环境或工作关系出发,尽力满足护士在保健因素方面的需要。例如,促进和谐的上下级关系、提供安全舒适的工作环境、建立公平的分配制度和适度的监督体系等等。保健因素的满足虽然不会对护士产生激励作用,不能明显提高工作积极性,但是可以消除护士由此而引发的不满情绪,从而能安心地工作。

(2)利用激励因素,激发护士的工作积极性:护理管理者要善于发掘和工作本身有关的因素,使护士在工作中能尝到乐趣和获得成就感。例如,对于在临床工作、教学和科研等各方面成绩突出的护士给予及时的肯定、认可、奖励,尽可能地为这些护士提供相关的学习和进修的机会,并给予提拔或晋升的机会,使他们感到自己在不断地进步和成长等。这些与工作有关的因素对护士的激励作用更为持久和深刻,容易使护士对自己的职业产生真正的情感,从而全身心地投入到护理工作中。

(3)灵活运用保健因素,使其转化为激励因素:保健因素和激励因素不是绝对的,在一定条件下是可以将保健因素转化为激励因素的。例如,奖金作为金钱的一种形式,属于保健因素,这是因为奖金不是和工作本身有关的因素,如果在发放的时候采取平均主义,是不具有激励作用的。但是如果奖金发放的时候能够和赏识或成就等其他激励因素联系在一起,就可以使奖金变成一个强大的激励因素。例如,在奖金发放的时候与个人的工作绩效联系起来,让护士觉得多获得的奖金是组织对自己工作的认可,是她们努力工作所得到的奖励,这时奖金就不仅具有防止护士工作产生不满情绪的作用,而是能真正起到激励作用,充分调动护士的工作积极性。

(四)期望理论

期望理论是美国心理学家维克托·弗鲁姆(Victor H. Vroom)于1964年在其《工作与激励》一书中首先提出来的。该理论认为,只有当人们预期到某一行为能给人带来有吸引力的结果时,个人才会采取这一特定行为。

1. **期望理论的主要内容** 弗鲁姆认为,人们之所以采取某种行为,是因为他觉得这种行为可以有把握地达到某种结果,并且这种结果对他有足够的价值,激励水平(Motivation)的高低取决3个变量,可以由以下公式表达:

$$激励水平(M)=期望值(E)×关联性(I)×效价(V)。$$

从公式可以看出,只有当三者都高时,才能真正达到高激励水平。

(1)期望值(expectancy):指个体对自己行为和努力能否达到特定结果的主观概率,即一个人认为自己努力取得一定绩效的可能性的大小。影响个人期望值的因素有个体过去的经历、自信心、对面临任务难易程度的估计等。

(2)关联性(instrumentality):是工作绩效与所得报酬之间的联系,即一个人对他做出的一定绩效同他想得到的结果之间关联性的评价程度。如果员工相信绩效优异一定可以得到自己想要的结果,则关联性高。

(3)效价(value):反映了奖励对一个人的吸引程度或偏爱程度,即一个人认为所得结果是否有吸引力,是否合意,对此的评价就称为效价。当个人强烈期待出现预期结果时,效价值就很高。只有效价值大于零时,个体才会有动力,效价值越高,动力越大。

2. 期望理论在护理管理中的应用

（1）重视护士的个人效价：管理者应清楚护士的个人效价，以此确立报酬结构。报酬在激励中实际起作用的价值不是管理者心目中的价值，也不是奖励本身的客观价值，而是护士的主观感受价值，因此不要只从管理者的角度认定或根据客观指标以及某种社会上的一般看法与标准来确定奖励的价值，而要从护士的角度来考虑问题。护士对报酬价值认识各异，有的重视物质奖励，如奖金；有的则更重视精神激励，如组织的认可和赏识。护士长在给予激励时要重视护士的个人效价，提供多样化、个体化的报酬方式，以适合护士的需要，真正起到激励作用。

（2）强调组织的期望行为：护理管理者应让护士清楚什么样的行为是组织期望的，并且让护士了解组织将以怎样的标准来评价她们的行为，以便个体可以自主调整自己的目标向组织目标靠拢。例如医院的组织目标之一就是科研创新，而护士的个人目标之一是职称晋升，因此，医院可以在设定晋升条件的时候要求申请者必须发表科研论文，护士就会朝着这个方向努力，积极开展研究并发表论文。这样护士在实现自己个人目标的同时也实现了组织的目标，其行为是组织所期望的行为。

（3）设定期望目标的难易度：一般来讲目标应该具有挑战性，适当地高于个人的能力，但如果员工觉得难以达到这个目标，他们就会失去取胜的信心，受到的激励就很低；反之，如果员工觉得很容易达到这个目标，也会失去斗志，起不到好的激励效果。所以，不仅设定目标能起到激励作用，设定好目标的难度同样也能起到激励作用。护理管理者要根据组织环境和员工的实际情况设定组织的目标，如"跳一跳能够得着"的目标。

（五）公平理论

公平理论是美国心理学家约翰·斯塔希·亚当斯（John Stacey Adams）在1963年首先提出来的，也称为社会比较理论。该理论通过社会比较来探讨个人所作的贡献与所得报酬之间的平衡关系，着重研究工资报酬分配的合理性、公正性及其对员工士气的影响。

1. 公平理论的主要内容　当一个人做出了成绩并取得报酬以后，他不仅关心自己所得报酬的绝对量，而且关心自己所得报酬的相对量。因此，他要进行种种比较来确定自己所获报酬是否合理，比较的结果将直接影响今后工作的积极性。公平理论的主要内容包括4个方面：公平的比较和判断、公平是激励的动力、判断公平与否需考虑的因素、不公平的心理行为。

（1）公平的比较和判断：通常员工比较报酬分配是否公平有横向和纵向两种方法。横向比较是将自己得到的报酬与有相同工作情况的他人所得的报酬相比较，即他要将自己获得的"报偿"（包括金钱、工作安排以及获得的赏识等）与自己的"投入"（包括教育程度、所作努力、用于工作的时间、精力和其他无形损耗等）的比值与组织内其他人作比较，只有相等时，他才认为公平。纵向比较即是把自己目前投入的努力与目前所获得报偿的比值，同自己过去投入的努力与过去所获报偿的比值进行比较，只有相等时他才认为公平。例如，员工在发年终奖金的时候，总是喜欢和与组织内的其他员工作比较，这叫横向比较；有时员工也会和其他组织或行业中跟自己受教育背景、资历相当的员工进行比较，这就属于纵向比较。一般来说，员工对横向比较的结果更为敏感和关注，更容易产生公平与否的判断。调查和试验的结果表明，不公平感的产生，绝大多数是由于经过比较认为自己目前的报酬过低而产生的；但在少数情况下，也会由于经过比较认为自己的报酬过高而产生。

（2）公平是激励的动力：经过比较和判断得出的公平感直接影响员工的工作动机和行为。员工的工作积极性不仅与个人实际报酬多少有关，而且与人们对报酬分配是否感到公平更为密切，即个人对所得报酬的相对数更为关注。员工对报酬的相对差异相当敏感，总会自觉或不自觉地将自己付出的劳动代价及其所得到的报酬与组织内的其他人进行比较，并对公平与否做出判断。因此，从某种意义上来讲，动机的激发过程实际上是人与人进行比较，做出公平与否的判断，并据此指导行为的过程。

如果员工得到了公平待遇，就会心情舒畅，保持工作热情；比别人高时虽令人兴奋，但也不会觉得自己多拿了报偿而主动多做工作,而且过高会使人心虚、不安全感激增;比别人低时同样会产生不安全感、心理不平静,甚至满腹怨气、工作不努力、消极怠工而影响工作士气。因此,公平是激励的动力。

(3)判断公平与否需考虑的因素:公平理论提出的基本观点是客观存在的,但公平本身是一个相当复杂的问题,而且判断公平带有主观色彩,因此在做公平的判断时应考虑如下因素:①与个人的主观判断有关。在判断公平时,无论是对自己的或他人的投入和报偿的评估都属于个人的主观心理活动,一般人总是倾向于高估自己的投入量,而低估自己的所得报酬,对别人的投入量及所得报酬的估计则恰恰相反。②与个人所持的公平标准有关。公平标准可采取贡献率,也可采取需要率、平均率,总体上来说,个人对公平标准的认定总是趋向于对自己有利的方面。因此,管理者在制定分配标准时应广泛征求意见,力争达到绝大多数人认同的公平。③与绩效评定有关。一般来说,我们主张按绩效付报酬,并且各人之间应相对均衡。但如何评定绩效?最好是按工作成果的数量和质量,用明确、客观、易于核实的标准来度量,但这在实际工作中往往难以做到,例如在评定教师的工作绩效时,课时的数量很容易计算,但是上课质量较难评定。因此尤其是对于有特殊才能的人或完成某些复杂工作的人,在制定绩效评定的标准时要做到尽量细致,应考虑多方面的影响因素,使其心理平衡。④与评定人有关。绩效由谁来评定,是领导者评定还是群众评定或自我评定,不同的评定人会得出不同的结果。由于同一组织内往往不是由同一个人评定,因此会出现松紧不一、回避矛盾、姑息迁就、抱有成见等现象,这些都会影响最后的评定结果。因此,一般应采用多人的综合评定结果,以使结果趋于公平合理。

(4)不公平的心理行为:当人们受到不公平待遇时,在心里会产生苦恼,呈现紧张不安,导致行为动机下降,工作效率降低,甚至出现逆反行为。个体为消除不安,一般会出现以下行为:重新评估自己和他人的"报偿"和"投入",通过自我解释达到自我安慰,造成一种公平的假象,以消除不安;更换比较对象,以达到心理平衡;采取某种行为以改变自己的付出或所得,例如,减少自己的付出,从而使自己和他人的得失状况相比时显得均衡;发泄怨气,制造矛盾;暂时忍耐或逃避;辞去现有工作。

2. 公平理论在护理管理中的应用　　公平理论在护理管理实践中具有重要的指导意义,用于组织的奖惩制度、工资调整、奖金分配、职务晋升等。管理者在利用公平理论时应该注意以下3点。

(1)公平不是"平均主义":公平是相对于比较对象的一种平衡,而不是平均。在分配问题上,必须坚持"效率优先,兼顾公平"的原则,根据个人对组织贡献大小不同,组织对个人的报酬也应有所不同,否则就会产生"大锅饭"现象,使组织运行机制失去活力。作为管理者必须切记:要公平就不能平均,要平均就做不到公平。因此,那些在工作中贡献较大的护士理应得到更多的奖励,这样才是真正的公平,才能真正对护士起到激励作用。

(2)分配机制要有利于激励:影响激励效果不仅有报酬的绝对值,还有报酬的相对值,因此护理部主任或护士长应根据护士的实际工作情况并尽可能细致、合理、公平地制定奖金分配方案,并得到绝大多数护士的认同。只有建立了公平合理的分配制度和科学的激励机制,通过合理拉开分配差距才能体现公平,护士才觉得工作有奔头、有动力,相信只要自己努力就能获得相应的待遇。而且在得到物质报偿的同时,也能获得精神上的满足和激励。更重要的是,通过制定公平的分配机制,可以使护士个人的工作目标与组织目标一致,自觉为实现组织的目标而努力。

(3)引导护士形成正确的公平观:护士对公平与否的这种判断往往是凭个人的主观感觉,因此,管理者要多作正确的引导,使护士形成正确的公平观。在人们的心理活动中,往往会产生过高估计自己的贡献和作用,压低他人的绩效和付出,总认为自己报酬偏低,于是,对本来客观合理的现实,主观上也可能感到不公平。而且目前不同行业、单位、部门、岗位都有收入差距增大的社会现实,都增加了护士产生不公平感的可能性。护理管理者要引导护士正确进行比较,客观公正地选择比较基准,尽可能看到自己事业的发展和提高,要认识到绝对公平是不存在的,避免盲目攀比而造成不公平感。另外,在强调"按劳取酬"的基础上,管理者应培养护士的奉献精神和团队精神,在工作中不能过于斤斤计较,按酬付劳。

第四节　管理沟通与冲突

一、管理沟通

（一）管理沟通的概念

1. **沟通（communication）**　是指信息在两个或两个以上人群中传递和理解的过程。信息发送者凭借一定的媒介将信息发送给既定的对象即接收者，并寻求反馈以达到相互理解的目的。沟通既可以是单纯的信息交流，也可以是思想、情感、态度的综合交流。理想的沟通是经过信息传递之后，信息发送者发出的信息与接收者得到的信息在意义上是相同一致的，能达成共识。

2. **管理沟通（management communication）**　是指为了达到管理目的而进行的沟通，即管理者通过某种沟通方式将信息传递至组织内部成员、外部公众或社会组织，并根据信息接收者的反馈调整或者修正管理者行为的过程。管理沟通作为组织的信息交流行为，是管理的实质和核心内容，它广泛存在于组织的所有成员之中。

（二）管理沟通的原则

1. **准确性原则**　准确性原则指信息沟通所用的语言和传递方式能被接收者准确理解，是管理沟通的基本原则。准确性原则要求信息发出者应有较强的语言表达能力，语言文字准确；了解信息接收者的教育程度和语言习惯，使用其所能接受的语言，减少沟通障碍；所传递的信息要尽量言简意赅，避免含混不清。

2. **及时性原则**　任何管理沟通都有时间期限。例如一个组织的年度考核目标必须在年初甚至前一年年末传达至各相关部门，否则将可能影响组织目标的实现。及时的沟通可使下属更好地理解组织的意图，支持组织工作，同时也可帮助上级及时掌握下属的动态，加强管理。但是在特殊情况下，如精简人员时，应对信息传递时间予以控制，给予下属足够的时间做好心理准备。

3. **完整性原则**　完整性原则强调的是沟通过程的完整无缺。组织在设计管理沟通模式时必须保证使每一个沟通行为过程要素齐全，既要有明确的信息发送者和接收者，还要有具体的沟通渠道和方式，尤其是不能缺少必要的反馈过程。管理沟通过程不完整，就会使原本设想好的管理沟通受阻，不利于组织的管理。

4. **灵活性原则**　组织内的沟通形式应该是灵活多变的，有些沟通可以是非正式的。因为有些信息并不适合用正式渠道来传递，例如护士长的任职消息在未正式发文之前不宜用正式渠道传递。管理者要灵活使用正式和非正式的沟通渠道，才能达到最佳的沟通效果。

5. **互动性原则**　管理沟通是双向的交流过程，沟通双方处于平等交流地位。不是一方强迫另一方接收自己的信息，或人为地拒绝接收对方的信息，而是双方均应对沟通给予适当、及时、同步的反应，互相理解，充分把握对方所传递信息的意义，这样才能保证沟通顺利完成。

6. **连续性原则**　大多数管理沟通行为过程，并非一次沟通就能达到效果，尤其是例行的日常管理沟通活动，需要通过反复多次的沟通，才能较好地履行和完成。因此，在管理沟通过程中要注意保持沟通时间、沟通模式、沟通内容上的连续性。

（三）管理沟通的影响因素

在沟通过程中，任何一个环节出问题都可能造成信息的扭曲、偏差、失误，使沟通达不到预期目的，甚至会带来不良后果。一般来说，影响管理沟通的因素有：语言因素、信息过滤、选择性知觉、信息传递不适时、沟通渠道因素、情绪因素等。

1. **语言因素**　由于年龄、教育程度、文化背景、自然和社会环境的差异，加上语言表达和含义多样化，不同的人对同一种语言、同一信息的理解会存在差异。此外，信息发出者措辞不当，如使用晦涩难懂或信息接收者不熟悉的语言,或信息含义不明确的文字等也可造成接收者错误的解码,导致信息沟通无效。在护理工作中,应注意沟通对象的教育或文化背景,如护士在与文化程度低的患者交流时,应尽量使用通俗易懂的语言,避免因使用专业术语造成沟通障碍;为患者编写的健康教育材料也要避免过多地使用医学术语。

2. **信息过滤（information filtering）** 是指信息发出者为达到某种目的,有意或无意增删、选择或丢弃信息,造成信息歪曲。如向上级反映情况时报喜不报忧,只汇报领导想要听到的情况。沟通中的过滤器包括语言文化、智力水平、重视程度、记忆损耗等。组织的纵向层次越多,信息被过滤的机会就越多,信息失真的可能性和程度也就越大。

3. **选择性知觉（selective perception）** 是指人们在某一具体时刻只以对象的部分特征作为知觉的内容,即人们知觉反映的不是客观事物的全部,而是经过选择的部分内容。信息接收者也会根据自己的需要、动机、经验、背景及其他个人因素有选择地看、听信息。例如开会时,大家对自己感兴趣的、与自己利益相关的信息,如调整工资、晋升等相关内容听得很仔细,给予特别的关注,而容易忽略其他内容。选择性知觉会影响信息接收者对信息的接收和处理。

4. **信息传递不适时** 信息发出者忽视了信息沟通中时间的作用,信息传递过早或过晚,均会影响沟通效果。如会议时间通知过早,容易忘记;安排护士加班或调班的通知过晚,会使护士缺乏准备而使工作难以进行。

5. **沟通渠道因素** 包括:①信息发出者选择的沟通媒介不合适。例如有些重要的事情用口头传达,导致口头传达的内容与文件不符,造成沟通不良。②沟通渠道过长,中间环节多,信息在传递过程中减损甚至改变。③沟通组织系统的影响。正式沟通渠道可以保证信息的准确性和权威性,但沟通速度慢,也存在着信息失真或扭曲的可能;而非正式沟通渠道则在组织各部门之间建立了一个开放的信息交流平台,交流的形式和深度可以自由掌控,程序简便,但其传递的信息容易失真、不准确、难以控制。

6. **情绪因素** 交流包括信息和情感的交流,情绪本身也是信息的重要组成部分。在信息传递中,情绪往往会影响信息发出者及接收者对信息内容的编码和解码。同一个人在不同情绪状态下,对同一条信息的理解并不相同,从而引发不同的反应和处理方式。极端的情绪,如狂喜或抑郁,可以使人的判断出现偏差,影响沟通的准确性。因此管理者最好避免在自己或员工情绪波动的时候进行沟通。

7. **其他因素** 其他如个人因素、环境因素等均可影响信息沟通的准确性。如护士对护士长的业务水平、管理能力等不信服,就会用怀疑的态度理解护士长传递的信息;而环境是沟通发生的背景,会对有效沟通产生重大影响。如病房陪伴人员多,环境嘈杂,护士就很难对患者进行心理护理。

二、冲突及处理冲突的原则

（一）对冲突的认识发展

1. **冲突的传统观点（20世纪30~40年代）** 认为冲突对组织有害无益,会给组织造成不利影响,常与暴乱、破坏混为一谈。因此,传统观点主张尽可能地避免冲突,管理者有责任在组织中消除冲突。

2. **冲突的人际关系观点（20世纪40~70年代）** 认为冲突是所有组织中不可避免的自然现象,但是冲突不一定给组织带来不利影响,有可能对组织工作绩效产生积极影响。因此应该接受冲突的存在,承认冲突在组织中存在的必然性和合理性。

3. **冲突的相互作用观点（20世纪70年代至今）** 这种观点代表当代主流思想,认为冲突可以成为组织内部工作的积极动力,是推动组织发展必不可少的因素。过于融洽、平和的工作氛围容易忽视变革的需要,使组织安于现状,而适当的冲突能使组织保持活力并利于组织创新。这种观点不仅接受冲突的存在,而且鼓励有益冲突的出现。

鲶 鱼 效 应

挪威人捕获沙丁鱼,抵港时如果鱼还活着,卖价会高出很多,所以渔民千方百计想办法让鱼能够活着返港。但种种努力都归于失败,只有一艘渔船却总能带着活鱼进港。人们费尽心机想要知道秘诀,而答案却只是一条鲶鱼。鲶鱼的加入迫使沙丁鱼十分紧张,四处游动,反而使更多的沙丁鱼能够活着回到港口。

(二)冲突的概念和分类

1. **冲突(conflict)** 是指组织中的成员因为各种原因出现的意见分歧、争论或对抗,使彼此的关系出现紧张状态。冲突是普遍存在的,它可能发生在人与人之间、人与群体之间、群体与群体之间。冲突可源于目标不一致、认识不相同、情绪与情感上的差异等多个原因。冲突的表现形式可以从轻微的抵触到激烈的罢工、骚乱和战争。

2. **冲突的分类** 根据不同的分类方法,冲突可以分为多种类型。

(1)按照冲突对组织绩效的影响分类:在管理过程中,最主要的是根据冲突对组织工作绩效的影响分为建设性冲突和破坏性冲突。

1)建设性冲突(constructive conflict):指冲突各方目标一致,实现目标的途径手段不同而产生的冲突。建设性冲突可以充分暴露组织中存在的问题,防止事态的进一步演化,促进不同意见的交流和对自身弱点的检讨,有利于促进良性竞争。冲突双方有共同目标,有解决现有问题的意愿,争论的目的是为了寻求较好的方法解决问题。因此建设性冲突可以帮助组织或小组内部发现存在的问题,采取措施及时纠正,提高组织工作效率和组织的决策质量,同时可以激发组织内员工的创造力,使组织适应不断变化的外界环境。

2)破坏性冲突(destructive conflict):指由于认识不一致,组织资源和利益分配不均,导致员工之间发生相互抵触、争执甚至攻击等行为,造成组织工作效率下降,最终影响组织发展的冲突。破坏性冲突对组织绩效具有一定的破坏性。争论双方不愿听取对方意见,千方百计陈述自己的理由,人身攻击的现象时常发生,双方极为关注自己的观点是否取胜。因此,破坏性冲突造成组织内成员的心理紧张、焦虑,导致人与人之间相互排斥、对立,涣散士气,破坏组织的协调统一,最终削弱组织战斗力,阻碍组织目标实现。

在实际工作中,我们要提倡建设性冲突,控制和减少破坏性冲突。区别建设性和破坏性冲突的标准是组织的工作绩效。组织存在的目的是达到或实现工作目标,因此,判断冲突性质的依据是冲突是否促进组织目标的实现。尽管有些冲突对个人来说是破坏性的,但只要对组织实现目标有利,这种冲突就是建设性的。需要注意的是,即使对于建设性冲突,也要适当控制,疏密有度,太少则死水一潭,组织缺乏活力和进步;太多则将危及组织的正常工作和生存。

(2)按照冲突发生的层次分类:在组织活动中,按照冲突发生的层次来划分,冲突可以分为:

1)个人内心的冲突:一般发生于组织中个人面临多种选择难以决策时,个人会表现得犹豫不决,茫然不知所措。如一些年轻的护士就面临着继续升学和怀孕生子的冲突。

2)人际关系冲突:指组织中两个或两个以上的个人感觉到他们的态度、行为或目标的对立而发生的冲突。有研究显示:在临床护理工作中,护士长和护士由于排班、晋升、奖金分配、任务分派等原因较常发生冲突。

3)团队间的冲突:是组织内团队之间由于各种原因而发生的对立情形。它可能是同一团队内部成员间的冲突,导致成员分化成两个或更多个小团队,从而把团队内的冲突转化为团队间的冲突;也可能是分别处于两个团队内的成员间个人冲突逐渐升级而成。

4)组织层次的冲突:指组织在与其生存环境中的其他组织发生关系时,由于目标、利益的不一致而发生的冲突,如企业和它的竞争对手之间所发生的冲突。

（三）冲突处理的策略

目前常用的冲突处理策略包括回避、妥协、迁就、强迫和合作5种。护理管理者采取的冲突处理策略可直接影响护士的服务质量、对护理职业的忠诚度以及患者对护理工作的满意度。

1. 回避（avoiding） 是指冲突发生时，采取漠不关心的态度，对双方的争执或对抗的行为采取冷处理的方式。当发生的冲突没有严重到损害组织运行时，管理者可以采取这种方式处理冲突。此外，当管理者的实际权力不足以处理冲突，或各部门自主性较大时，选择回避态度较为明智。例如护士长面对护理部主任之间的冲突时可选择回避的方式。回避可以避免问题扩大化，但常常会因为忽略了某种重要的意见、看法，使对方受挫，易遭对手非议，长期使用效果不佳。

2. 妥协（compromising） 是指冲突双方互相让步，以达成协议的局面。冲突双方都放弃部分利益，在一定程度上满足对方的部分需要。妥协实际上是谈判的一个组成部分。妥协的特性是双方都必须付出某些代价，同时也有些许获益。与合作策略相比，妥协策略只是部分地满足双方的要求。妥协策略是最常用的，也是被人们广泛接受的一种处理冲突的策略，因为它提供了一种切实解决问题的方法。

3. 迁就（accommodation） 是指一方放弃自己的利益来满足另一方的利益和需要，以维持双方关系的方法。当争端的问题不太重要或为长远利益考虑时，选择这种方法很有价值。迁就是最受对手欢迎的，但容易被对手认为是软弱或是屈服的表现。一味地迁就和牺牲自身利益也为大多数冲突解决者所拒绝。

4. 强迫（competition） 是指利用权力，迫使他人遵从管理者的决定。在一般情况下，强迫的方式只能使冲突的一方满意，如在处理和下属的冲突时，使用诸如调离、降级、解雇、扣发奖金等威胁手段来处理。经常采用这种冲突处理策略往往会导致负面效果。但是在紧急情况或为了组织长期的生存与发展，必须采取某些临时性的非常规措施的情况下，使用这种方式具有一定作用。

5. 合作（collaboration） 当冲突双方都愿意了解冲突的内在原因，分享信息，在满足自己利益的同时也满足对方的需要，便会协商寻求对双方都有利的解决方法。合作被认为是处理冲突的最佳方式，它代表了冲突解决中的"双赢"局面，但是合作方式的采用与否受组织文化和领导风格的影响较大，一般来讲，组织中实施参与式管理的管理者比采用集权式的管理者易于采用合作的方式。

案例6-1

描述

绩效评价该这么评吗

作为大医院急诊科的护士长李燕受到科室绝大多数护理下属的称赞。李护士长是一个随和的人，她总是尽个人最大的努力在物质上和工作上帮助她的护士。护士找她借钱，请她帮忙顶班是常有的事，每件事都在顺利进行。护士小刘在过去的几个月经历了许多个人问题。小刘的丈夫下岗了，她的父亲又在几个月前诊断为肺癌，她对自己的现状感到非常沮丧和无奈。科室护理人员绩效评价开始了。护士长决定尽自己的最大努力帮助小刘。由于医院的奖金与科室和个人的绩效考评结果紧密挂钩，她将评价项目的所有指标都给小刘优秀，虽然小刘在很多方面都比不上其他护士。护士长向小刘解释自己给她那么高评价的原因，小刘满怀感激之情离开了护士长办公室，庆幸自己遇到了这么好的一个护士长。

解析

1. 存在问题

（1）李护士长的做法违背了绩效评价的基本原则：评价标准应基准于工作的原则，必须与工作相关，否则评价将失去意义，也达不到组织进行绩效评价的目的。而李护士长的评价标准是谁困难谁最亟须经济帮助为原则，使绩效评价失去意义。

（2）对科室其他护士的影响：李护士长的做法虽然在某种程度上可以使部分病区护士理解，但是却会使护士产生干好干坏一个样的感觉，在工作上无需特别的努力，反正绩效评价的时候也不是以工作成绩的好坏为标准，从而难以真正激励护士。

2. 解决方案

（1）绩效评价的目的是激励下属更加努力的工作，而不是发放救济金，谁困难就发给谁。因此对工作出色的护理人员在进行绩效评价的时候要进行肯定，以巩固和维持组织期望的业绩；对工作表现不符合组织要求的护理人员要给予适当批评教育和惩罚，帮助其找出差距，建立危机意识，促进人事改进。

（2）不公平的绩效评价或绩效评价的标准不以工作成绩的好坏为原则会对护士产生消极影响，打击出色的护理人员的积极性，不利于工作的持续改进。

（3）李护士长想帮助护士小刘可以采取其他方法，例如帮她申请医院或科室的困难补助，发动科室人员捐款（或其他筹款的方法），而不是在绩效评价上评高分。

（张俊娥）

学习小结

本章首先介绍了领导与领导者的概念和含义、领导者影响力的来源与分类，着重介绍了护理领导艺术和相应的领导理论；其次阐述了护理部的地位、作用、体制及工作范畴、各级护理人员的素质要求，并着重说明各级护理人员的岗位职责；再次介绍了激励的概念、特征和作用，着重介绍了激励的方法，并结合实例阐述了激励理论及其应用；最后介绍了管理沟通的概念、冲突的概念和分类、对冲突的认识发展，着重介绍了管理沟通的原则和影响因素，并重点阐述了冲突处理的策略。通过本章的学习，使学生对领导和护理指挥系统有一个较为全面的认识，为日后逐渐走上护理领导岗位打下坚实的基础。

复习思考题

1. 简述领导者影响力的来源与分类。

2. 简述护理领导艺术。

3. 简述各级护理人员的岗位职责。

4. 简述激励的方法。

5. 简述双因素理论及其在护理管理中的应用。

6. 简述管理沟通的原则和影响因素。

7. 阐述冲突处理的策略。

第七章　控制与护理成本管理

7

学习目标	
掌握	控制和控制系统的概念；控制的基本过程和原则；护理成本概念和组成。
熟悉	控制的类型及方法；有效控制；护理成本管理的内容及程序。
了解	实施控制过程中应注意的问题及降低护理成本的途径。

第一节　概述

问题与思考

"多米诺效应"源于多米诺骨牌游戏。这种游戏的规则是按点数的大小以相接的方式把骨牌连接起来,其难点是骨牌一倒则俱倒,一不小心就前功尽弃。

思考:"多米诺效应"对护理管理工作的启示是什么?

一、控制、控制系统的基本概念

(一)控制的概念

控制(controlling)是管理的重要职能之一。所谓控制,简单地说就是"支配"和"驾驭"。从护理管理学的角度讲,控制主要是指按照既定的护理目标和标准,对医院内所有的护理活动进行衡量、监督、检查和评价,发现偏差及时采取纠正措施,使工作按原定计划进行,或根据环境和条件变化适当地调整计划,使预期的目标得以实现的活动过程。如为了贯彻"以患者为中心"的护理宗旨,护理管理者采取调整组织结构、合理配备护理人员、完善护理工作流程、改变护理理念等举措,形成护士围着患者转、后勤围着一线转的结构模式,以保证既定目标的实现。

(二)控制系统的概念

控制系统(controlling system)指组织中具有目的、监督和行为调节功能的管理体系,包括受控和施控两个子系统。受控系统是控制客体,也叫控制对象,一般分为人、财、物、作业、信息和组织的总体绩效等。施控系统是控制主体,由三部分组成:偏差测量机构、决策机构和执行机构。

控制系统是针对某一过程而言的。一个有效的、设计合理的控制系统能够影响并优化员工行为,而且可以保证各项计划的落实,确保各项工作朝着既定的目标前进,有助于组织实现甚至超越自身目标。

护理管理控制系统与一般管理控制系统一样,也是由受控与施控两个子系统组成。目前,医院内部护理管理的施控系统有两种常见的类型:三级医院大多采取医院、科室、病区三级(护理部-科护士长-病区护士长)护理管理组织形式;二级医院一般采用医院-病区二级(护理部或总护士长-护士长)护理管理组织形式。事实上,各级护理人员既是受控客体,要接受上级护理人员的控制,同时也是控制主体,即要对下一级护理人员和自身进行控制。

二、控制的类型

控制按照不同的标准,可以划分为不同的类型:①根据控制点位置的不同,分为事前控制、过程控制和事后控制;②根据控制活动性质,分为预防性控制和纠正性控制;③根据控制的手段,分为直接控制和间接控制;④根据控制的方式,分为正式组织控制、群体控制和自我控制;⑤根据实施的来源,分为内部控制和外部控制;⑥根据控制信息的性质,分为前馈控制和反馈控制。

以上控制的分类方法不是孤立的,有时一个控制活动可能同属于多种类型。例如护士长对照标准检查护士工作,既属于直接控制,也属于过程控制;护士遵循临床各种护理技术操作规范及护理管理制度工作,既是预防性控制,也是自我控制;在新护士长选拔过程中进行的考核和群众评议,既属于预防性控制,也属于前馈控制。使用最广泛的分类方法是按照控制点位置不同划分的 3 种类型,下面将着重介绍事前控制、过程控制和事后控制。

（一）事前控制

事前控制（feed forward control）又称前馈控制、预防控制。事前控制面向未来，能够"防患于未然"，是在计划开始实施之前，通过对各种管理要素的控制来防止偏差发生的预防性控制。它主要是针对可能产生偏差的条件进行控制，不针对具体的工作人员，一般不会造成对立的冲突。因此，尽管实施事前控制的难度较大，但其不失为一种较理想和有效的控制。最常用于医疗卫生管理工作中，如为保证护理服务的基础质量，对急救物品、医疗器械、环境、护士素质、服务流程等进行的控制。

（二）过程控制

过程控制（process control）又称现场控制、同步控制或环节控制。是对计划执行过程的控制，具有指导与监督两项职能。指导是指针对工作中出现的问题，管理者要根据自己的知识和经验，及时对下属进行技术性指导，或与下属共同商讨纠偏措施，以确保工作任务的完成。监督是指对照标准检查正在进行的工作，以确保工作任务的完成。

护理过程控制因管理者的指导而兼有对护士的培训作用，能帮助护士提高自己的工作能力和自我控制能力。但由于受时间、精力、业务水平等因素限制，管理者很难事事亲临，故主要由基层管理者执行。例如，对无菌操作过程的质量控制就是一种过程控制，在操作过程中适时监控并纠正发生的偏差，使其按照标准进行。因此，为确保控制的有效性，管理者的自身素质、言传身教与管理艺术显得尤为重要。

（三）事后控制

事后控制（feed back control）又称反馈控制、后馈控制或终末控制。是在行动结束后，对行动结果进行测量、分析、比较和评价，对已发生的偏差采取相应的措施，防止偏差扩大或再次发生，力求做到"吃一堑，长一智"。事后控制的目的是通过把好控制的最后一关，结合对实际工作绩效的评价，为未来工作的开展打下基础。如对各种护理管理指标的达标率、不良事件的发生率等进行系统评价，有助于将来在工作中改进计划提供科学依据。

以上 3 种类型的控制虽然各有优缺点，但在实际工作中往往要配合使用。事前控制虽然可以防患于未然，但有些问题可能防不胜防，这时必须辅以过程控制，否则将前功尽弃。同样，不论是事前控制还是过程控制的结果，都需要事后控制来检验。

三、控制的原则

控制作为管理的一项基本职能，是为组织目标服务的，有效的控制必须遵循以下原则。

（一）机构健全原则

健全而有力的组织机构是控制的保证。任何管理若要落到实处，控制能力要强力有效，必须依托健全完善的组织体系，护理管理也不例外。在实施护理管理过程中，根据医院的实际情况，三级医院采用在院长（或副院长）领导下的三级（护理部主任-科护士长-病区护士长）护理管理组织控制体系，形成以护理部主任（总护士长）为龙头，以护理管理组织架构为主线，自上而下、层层把关的控制体系。如护理部的三级质量控制组由护理部成员、科护士长和资深护士长组成，每季度进行质量考评；科护士长的二级护理质量控制组由科护士长及病区护士长组成，每月对辖区护理工作质量检查及考评；护士长一级护理质量控制组主要由护士长和病区质量小组长或成员组成，每月或每周进行质量考评。这样使各层级组织职、责、权明确，护理管理过程中上下信息畅通传递，护理控制规范运行。

（二）与计划相一致原则

控制是否按既定的计划和方向运行，要用与之相适应的护理控制标准衡量和评价，及时采取纠偏措施，每项护理工作完成的控制由事前控制、过程控制及事后控制相结合；通过实施全方位的综合控制，确保控制目标的实现。控制系统与控制方法要能反映所拟定计划的要求,由于不同的计划其特点不同,控制所需的信息也不同。如对于护理安全管理控制方面的标准,"重点环节应急管理制度健全,紧急意外情况的应急预案和处理流程切实可行",护理部既应该有计划地组织梳理临床重点环节的要求与规范,制定适宜的应急管理制度,又应落实相关岗位人员的培训及演练等,确定评价其效果的具体方法,要能够反映临床重点环节的特点。因此,控制与计划必须步调一致,控制工作越是考虑到各种计划的特点,就能越好地发挥作用。

(三)关键问题原则

运用"二八"原理控制关键问题,即找出造成多数问题(80%)的主要因素(20%),分析影响计划实施及目标实现的关键制度、重要环节、重点科室、高危人群、高危物品及药品、高危时间等,通过控制这些20%的关键因素有效控制全局,而不必面面俱到,事必躬亲,因此关键点的选择是一种管理艺术。此外,还应抓20%表现优异或较差的管理者(科护士长、护士长等)及重点跟踪20%护理综合绩效评价较差的科室,提高控制的效能。

(四)灵活控制原则

在实际护理管理中,护理控制工作既要把握关键问题,还要灵活应对计划实施中的例外情况,两者结合既要做到控制好常态环境中影响目标达成和计划实施的关键要素,也不能忽略环境中的巨大变化、突发性事件或计划执行过程中的重大偏差。护理部不仅要做好各种意外事件的应急预案(如成批伤员救治、地震、火灾、停水、断电及人员紧急调配等)并培训与演练,还要对一些难以预料的偏差快速做出反应,灵活控制。如某医院手术室的标本管理是护理控制的重点内容之一,相关制度完善、流程合理,长期以来控制效果较好。但是某天突发重要标本丢失,手术延时等待近40分钟,追踪流程发现:病理科人员从专用升降机接取标本的环节缺乏执行标准,且无监控手段。该事件的意外发生引起护理部、手术室及病理科的高度重视,通过多部门联动改进,更新了流程及控制手段,由事后控制转变为事前控制,确保了手术标本的安全传递。

(五)适度控制原则

适度控制原则是指控制的范围、程度、频度恰到好处。可以参照以下要点:

1. 防止控制过多或控制不足 控制过多易造成控制双方的不愉快与冲突,但缺乏控制又可能导致护理活动失控而混乱。管理者应有计划地、科学地设计控制周期。如将日常的重点或专项控制、节假日随机控制与周期性全面控制有效结合,使其既能满足护理服务的监督和检查需要,又不至于引起下属不满,并且及时反馈和分享控制过程中的各种信息,如对工作经验不足的护士、新聘任的护士长等,要借检查之机随时耐心给予辅导,帮助他们尽快渡过成长难关;对于工作中表现突出的护士、护士长,及时表扬及鼓励,给予机会在会上交流或派出学习交流等,使被动接受检查变为主动参与检查,提高各级人员自我控制的积极性。

2. 处理好全面控制与重点控制的关系 首先关注重点人群,如高风险患者(疑难、急重症、手术、接受特殊治疗及检查、有自杀倾向等的患者)和容易出现差错的护士(实习生、进修生、新护士、自我控制能力差、近期遭遇生活事件的护士等)。此外,监控重点时段(夜间、中午、节假日、周末、工作繁忙等人力相对不足时段)和重点环节(交接班、治疗查对、身份识别、急救仪器设备查检、高危药品管理等),使控制工作发挥事半功倍之效。

3. 经济控制 控制一般是需要投入一定人力、物力、财力等成本,要把控制所需的支出与控制所产生的结果进行经济学分析,当控制带来的效益超过支出的成本时才有控制的价值。护理管理者要学会通过预算,如护理人才培养经费、人力配置、科研及教学经费、护理设施设备更新改进经费、护理流程改进等各种经费预算,合理计划及分配控制所需的各种经费及资源,科学评估成本投入与效益产出,使护理成本形成的各个环节及过程得到有效控制。

四、有效控制的特征

在管理实践中,要达到预期的工作效果,实现组织目标,就要实施有效的控制。一个有效的控制系统可以改进工作绩效和提高生产效率。它具有以下特征。

(一)目的性

目的性是控制系统有效性的一个实质性标志,贯穿于整个管理控制过程的始终。控制系统都是针对具体任务,并按实际情况由控制者与受控对象共同设计出来的。因此,有效的控制系统必须具有明确的目的,缺乏目的性将会使控制工作陷入一团混乱。然而一个组织可能有许多目标,有些目标甚至可能是相互矛盾的,但作为管理者,应该能够在众多的目标中,挑选出一个或几个最关键、最能够反映工作本质和需求的目标,并加以控制,以确保其实现。例如在护理管理中,护理安全、护士的技术水平和服务态度是影响护理质量的最主要问题,因此护理质量控制的关键目标是在确保护理安全的基础上,不断地提高护士的技术水平和改善服务态度。

(二)及时性

有效的控制是使管理者快速地获取信息,并迅速做出反应,防止偏差的积累。控制的及时性主要体现在及时发现偏差和纠正偏差2个方面。及时发现偏差要求建立有效的信息沟通渠道,以保证信息收集与反馈的及时性。如果重要的信息得不到及时地收集和传递,信息处理时间过长,失误没有及时地采取纠正措施,甚至是实际情况已发生了变化才采取纠正措施,都可能造成严重的损失。例如急救仪器设备损坏、急救药品放置不到位没有及时发现,对患者病情观察不及时等,都能使患者错过最佳抢救时机;患者发生压疮应及时报告有关护理人员,以便采取措施及时控制压疮的发生发展。

(三)客观性

客观性要求在控制工作中要实事求是,对组织实际情况及变化进行客观的了解和评价,而不是凭主观直觉,这需要管理者从组织目标的角度观察问题,全面了解、正确分析和客观评价。在控制过程中,最容易受主观因素影响的是对人的绩效评价。晕轮效应、首因效应和近因效应等心理效应常常会影响控制系统提供准确、客观的信息,导致控制工作达不到目的,甚至还可能导致严重的后果。因此管理者进行控制工作时,不仅要防止这些心理效应对评价工作的负面影响,避免个人偏见或成见;还应建立客观的计量方法,将定性的内容具体化,使整个控制过程中所采取的技术方法和手段能够正确反映组织运行的真实情况。

(四)预防性

在制定计划和控制标准时,要以未来的发展为导向,预见计划执行过程中可能出现的问题,针对可能出现的偏差,预先采取防范措施,而不是等到问题出现,再去被动寻求解决方法。例如,加强急救物品的管理,使它们处于常备应急状态,以此来保证危重症患者的抢救质量。在护理管理过程中,制定完善的护理规章制度和护理技术操作规范,并督促护士要时时遵守等。这些控制能够很好地体现控制的预防性,通过对人力、物力、财力、时间、信息和技术等基础条件的控制,将偏差消灭在产生之前。

(五)促进自我控制

一切管理工作必须以人为本,控制工作同样也不例外,要重视"人"这个中心控制因素。管理控制是对人的控制,并由人执行控制,因此要充分考虑控制系统对人的心理和行为的影响。一项控制活动或是一项纠偏措施,如果得不到组织成员(包括受控者和施控者)的信任、理解和支持,注定是会失败的。

有效的控制系统应该是员工认同的系统,并能够促进员工进行自我控制。员工主动自愿地控制自己的工作活动,是实施控制的最好办法,它不仅可以克服他人控制的消极影响,激发组织成员的聪明才智,还可以减少控制费用,提高控制的及时性和准确性。

五、控制的功能

（一）识别并纠正偏差

管理的目的就是实现组织的目标。但在实际工作中，偏差总是不断发生，如果不及时给予干预，这些偏差就会积累放大并最终影响到工作目标的实现。控制工作就是及时识别工作偏差，同时防止新的偏差出现，并有针对性地制定和采取纠正偏差的措施，以防止偏差进一步积累，使实际工作按制定的计划继续进行，确保组织目标的实现。

（二）提升组织和个人绩效

在控制过程中，管理者通过建立考核标准，实施精确的控制管理，衡量员工和部门的实际工作情况，以便于及时发现工作中的不足及偏差。医护人员在明确绩效考核标准前提下，知道自己的行为受到控制系统的监督和评价，就会积极地改善自己的工作行为和工作态度，为患者提供更好的服务，以期通过努力工作达到组织目标而获得精神或物质奖励，并得到进一步证明自己能力的机会。

（三）适应环境变化

任何一个组织都不是静止的，其内部条件和外部环境都不断变化。如果建立目标和实现目标是同时的，就不需要进行控制。但现实工作中，这两者之间总是有一段时间。在这段时间中，组织内外部环境都会发生许多变化：政府会制定新的政策或对原有的政策进行修订，突发性公共卫生事件的发生，疾病谱的变化，服务对象新的需要，组织机构的重新调整，组织内部人员的变动等，这些都会对组织目标实现产生影响。因此，需要建立有效的控制系统帮助管理者预测和识别这些变化，并对由此带来的机会和威胁做出反应。这种检测越有效，持续时间越长，组织对环境变化的适应能力就越强，组织在激烈变化的环境中生存和发展的可能性就越大。

第二节　控制的基本过程

问题与思考

古希腊神话中有一位伟大的英雄阿吉里斯，他有着超乎普通人的神力和刀枪不入的身体，在激烈的特洛伊之战中无往不败，取得了赫赫战功。但就在阿吉里斯攻占特洛伊城奋勇作战之际，站在对手一边的太阳神阿波罗却悄悄一箭射中了伟大的阿吉里斯，在一声悲凉的哀叹中，强大的阿吉里斯竟然倒下去了，原来这支箭射中了阿吉里斯的右脚后跟，这是他全身唯一的弱点，只有他的父母和天上的神才知道这个秘密。在他还是婴儿的时候，她的母亲海洋女神特提斯，就曾捏着他的右脚后跟，把他浸在神奇的斯提克斯河中，被河水浸过的身体变得刀枪不入，近乎于神。可是那个被母亲捏着的脚后跟由于浸不到水，成了阿吉里斯全身唯一的弱点。

思考： 阿吉里斯的故事给我们什么样的启示呢？

一、控制的对象

控制的对象，也称控制的内容，美国管理学家斯蒂芬·罗宾斯将控制对象分为对人员、财务、作业、信息和组织绩效等 5 个方面的控制。

（一）人员控制

在管理学中的人、财、物、时间、信息，5大对象中，人是最具能动性的、最积极、最活跃的因素，因此做好人员控制，护理控制工作就抓住了根本。对人员控制最常用的方法就是直接巡视和系统化的评估。可以建立一系列科学、系统并有针对性的绩效评价制度，对每一位员工的工作成绩进行公平、公正的考核，并按照绩效考核的结果，严格地按照奖惩制度区别对待。

护理管理的控制对象主要包括：①各级护理管理者，包括护士长、总护士长、护理部正、副主任及护理副院长等；②各级各类护理人员，包括助理护士、护士、护师、主管护师、副主任护师和主任护师等；③护理专业的学生，包括实习生、见习生和进修生等。

（二）财务控制

医院是治疗和预防疾病、保护人民健康的社会主义福利事业单位，同时又是独立的经济核算单位，因此财务控制自然是医院所要控制的重点对象之一。控制部门要通过医院信息管理系统对医院各科室的各项收支进行详细统计，同时进行全面的成本核算与分析，并建立行之有效的监控机制，力争在同样的治疗及护理效果前提下努力降低成本。对护理管理者来说，主要的工作是进行护理预算和护理成本控制。

（三）作业控制

所谓作业，就是指从劳动力、原材料等物质资源到最终产品和服务的转换过程。相对于人员控制，作业控制的对象是"事"。对护理工作而言，作业是指护士为患者提供各项护理服务的过程。作业控制就是通过对护理服务过程的控制，来评价并提高护理服务的效率和效果，从而提升医院的护理服务质量。护理工作中常用的作业控制有护理技术控制、护理质量控制、护理材料及药品购买控制、库存控制等。

（四）信息控制

随着医院规模的扩大，医疗技术的日益更新和医疗体制的改革，信息化在医院管理中所起的作用日趋重要。对医院来说，信息化带来的不仅是便捷，更重要的是把医院管理带向现代化的轨道。管理者对信息的控制就是建立一个信息管理系统，以正确的时间，正确的数量，为正确的人提供正确的数据。护理信息系统包括护理业务管理、行政管理、科研教学3个信息系统。护理业务管理系统又分为患者信息系统、医嘱管理系统和护理病例管理系统。

（五）组织绩效控制

组织绩效是指组织在某一时期内完成任务的数量、质量、效率及盈利情况。把整个组织绩效作为控制的对象是比较全面的，这是上层管理者的控制对象。要有效地实施对组织绩效的控制，关键在于科学地评价和衡量组织绩效。一个组织的整体绩效很难用一个指标来衡量，组织绩效实现是在个人绩效实现的基础上，但个人绩效实现的结果不一定是组织绩效的实现。如果组织的绩效按一定的逻辑关系被层层分解到每一个工作岗位或个人，只要每一个人达成了组织的要求，组织的绩效就实现了。因此，对组织绩效的控制，归根结底是人员绩效控制。

二、控制的过程

控制过程包括确立控制标准、衡量工作绩效和评价并纠正偏差3个关键步骤，它们相互关联，缺一不可。确立控制标准是控制工作的前提，没有标准，控制就没有依据；衡量工作绩效是控制工作的重要环节；评价并纠正偏差是控制工作的关键。

（一）确立控制标准

标准是控制过程的前提，是检查和衡量实际工作绩效或预期工作成果的规范或具体尺度，没有标准，控制就没有依据。制定标准是控制的基础，是对计划和控制工作的连接或承上启下。

1. **确定控制对象** 确定控制对象是决定控制标准的前提。控制首先遇到的问题是"控制什么"，这是在确立标准前首先要解决的问题。控制的最终目的是确保实现组织目标，因此凡是影响组织目标实现的因素都应该是控制的对象。然而管理者不可能对全部影响组织目标成果实现的因素都进行控制，而是要分析这些因素对目标实现的影响程度，从中挑选出重要影响因素，并把它们作为控制对象。护理管理的重点控制对象主要是护士、患者、时间、操作规程、职责和规章制度、环境和物品等。

2. 选择控制的关键点　重点控制对象确定后，还需要具体选择控制的关键点，以确保整个工作按计划执行。一般来说，控制标准作为一种规范，它来自于计划，但不等同于计划，是从一个完整的计划程序中挑选出来，并对计划目标的完成具有重要意义的关键点。关键点主要包括影响整个工作运行过程的重要操作与事项；能在重大损失出现之前显示出差异的事项；能反应组织主要绩效水平的时间与空间分布的控制点。

在护理管理过程中，护理管理控制的关键点包括：①关键制度：查对制度、交接班制度、消毒隔离制度、危重患者抢救制度等护理核心制度；②重点护士：新上岗护士、进修护士、实习护士以及近期遭遇重大生活事件的护士等；③高危患者：疑难危重患者、新入院患者、大手术后患者、接受特殊检查和治疗的患者、有自杀倾向的患者、有可能发生跌倒坠床的患者、有可能发生压疮的患者等；④高危设备和药品：特殊耗材、监护仪器设备、急救器材、毒麻药品及高危药品等；⑤关键科室：急诊科、手术室、消毒供应室、监护室、新生儿病房、血液透析室等；⑥高危时间：交接班时间、节假日、午间、夜间等。

3. 分解目标并确立控制标准　是将某一计划中的目标分解为一系列具体可操作的控制标准，这是确立标准的关键环节。控制标准又分为定量标准和定性标准两大类。定量标准是控制标准的主要形式，定性标准主要是有关服务质量、组织形象等难以量化的标准。确立标准不仅要抓住关键点，还要使标准便于考核，具有可操作性。尽量将标准量化，实在不能量化或不宜量化的，也要制定易于操作的定性标准。如在患者对护理工作满意度的调查中，可以了解护士的接待是否热情、回应呼叫铃是否及时、护理操作技术是否娴熟等。

（二）衡量工作绩效、找出偏差

衡量工作绩效、找出偏差是控制过程的测量阶段，是控制过程的第二步，其目的是获取控制对象的相关信息，找出其脱离标准状态的偏差。通过实际工作情况与控制标准之间的比较和分析，了解和掌握偏差信息，不仅关系到控制工作是否能够继续开展，而且直接关系到管理目标能否实现。做好这一阶段的工作，要对受控系统的运行效果进行客观公正地分析和评价，而不能主观臆断。

1. 确定适宜的衡量方式　管理者在对实际工作衡量之前，应根据控制对象的重要性和复杂性确定适宜的衡量项目、衡量方法、衡量频度以及衡量主体。

（1）衡量项目：衡量的内容在衡量工作中最为重要，管理者应针对决定实际工作好坏的重要因素进行衡量，避免只衡量易于衡量的项目。

（2）衡量方法：衡量工作绩效的方法较多，常用的有：①观察：管理者通过亲自观察、交谈获得真实而全面的信息，但易受时间和精力的限制；②报告和报表：是通过书面资料了解工作情况的方法，此方法可节约管理者的时间，但获取信息是否全面有赖于报表和报告的质量；③抽样调查：从整批调查对象中抽取部分调查样本进行调查；④召开会议：通过各主管部门的工作汇报有助于管理者了解各部门工作情况，也有助于加强各部门间的协作和沟通；⑤现象推断：对一些无法衡量的工作，通过某些现象来推断。

（3）衡量频度：即衡量的次数或频率。有效控制要求确定适宜的衡量频度，针对不同的衡量项目，衡量的频度是不一样的。衡量频度过高，不仅会增加控制费用，而且还会引起相关人员的不满和不信任感，从而影响他们的工作积极性。衡量频度过低，则有可能造成许多重大的偏差不能及时被发现，不能及时采取纠正措施，从而影响组织目标和计划的实施。衡量频度一般取决于控制标准，对于长期的标准，可以采用年度控制；而对于短期和基础性的标准，则要采用比较频繁的控制。例如对护士长管理工作绩效的控制常常以季、年为单位，而对护理质量的控制则需要以日、周、月为单位。

（4）衡量主体：衡量主体包括工作者本人、下级、同事、上级或者职能部门的人员等。衡量的主体不同，控制的类型不同，对控制效果和控制方法产生的影响也不同。

2. 建立有效的信息反馈系统　使有关实际工作的信息及纠偏措施信息能迅速上传下达，为纠正偏差建立基础平台。信息的有效性可直接影响管理的决策及成本。有效信息包含 3 个方面：一是信息的收集、检索、传递要及时；二是信息要可靠；三是信息要实用。

3. 比较实际绩效与标准，验证其客观性和有效性　比较的结果有两种：一种是不存在偏差，及时反馈信息，给予肯定并适时奖励；另一种是存在偏差。出现偏差有两种可能：一是执行中发生问题，需采取措施纠偏；二是标准本身存在问题，需要修订或更新标准。

（三）采取措施纠正偏差

采取措施纠正偏差是控制过程的关键环节。纠正偏差，使系统重新进入正常的轨道，从而实现组织预定的目标，这不仅体现了控制职能的目的，而且还把控制和其他管理职能紧密结合起来。

1. 找出偏差产生的主要原因　解决问题首先要明确问题的性质，找出产生差距的原因，然后再采取措施纠正偏差。并非所有的偏差都会影响组织目标的实现，有些偏差可能是由于计划本身或执行过程中的问题所造成的，有些则是由于一些非关键的偶然的局部因素引起的，不一定会对目标的实现造成严重影响。例如急救物品完好率与健康教育知晓率 90% 比较，前者 1% 的偏差可能会比后者 10% 的偏差所造成的危害更大。由于引起偏差的原因多种多样，管理者可以从以下 3 个方面入手。

（1）从控制系统内部找原因：如目标是否切合实际，组织工作是否合理，人员是否称职，设备和技术条件是否完备，管理是否到位等。

（2）从控制系统外部环境找原因：如外部环境和预想的条件是否发生变化以及变化程度，这些变化对内部因素的影响等。

（3）在分析内部因素的基础上找主要原因：在实践中，如果管理者出于各方面的原因，对控制的偏差只采取一些临时性的纠正措施，而不去分析偏差产生的真正原因，或许会产生一时的效果，但从长远来看，反倒会带来许多不良的影响。因此，管理者必须把精力集中在寻找引起偏差的主要原因上，才能有的放矢，求得治标治本之策。

2. 明确纠正措施的实施对象　纠正措施的实施对象可以是实际的工作，也可以是衡量的标准或计划本身。标准或计划的调整一般取决于两个方面的原因：

（1）标准或计划本身不科学，过高或过低，使得绝大多数员工不能达到或大幅度超过标准。

（2）标准或计划本身没有问题，而是环境发生了不可预测的变化，使原本适用的计划或标准变得不切实际。以上两个方面的原因都不是实际工作的问题，都需要重新调整计划或标准。

3. 选择适当的纠偏措施　如果衡量的结果表明，引起偏差的原因是由于工作失误造成的，那么管理者就应根据分析的结果，加强管理和监督，确保接近工作目的或与之吻合。根据行动效果的不同，此类纠偏行动又分为两种：一是立即执行临时性应急措施，即针对那些迅速、直接影响组织正常活动的急迫问题，要求以最快的速度纠正偏差，避免造成更大的损失；二是采取永久性的根治措施，即通过对引起偏差问题深入地分析，挖掘问题的真正原因，力求从根本上永久性地解决问题，消除偏差。在护理管理控制过程中，管理者要根据具体问题，综合、灵活地运用这两种方法，如先立即采取临时性应急措施，将损失降低到最小，待危机缓解以后，再转向永久的根治措施，消除偏差产生的根源和隐患，杜绝偏差再度发生。如果偏差是由于计划或标准不切实际，或者是组织运行环境发生了重大变化，使计划失去了客观依据，那么控制工作主要是按实际情况修改计划或标准，或者启用备用计划。

在纠偏的过程中，要比较纠偏工作的成本和偏差可能带来的损失，比较各种纠偏方案之间的成本，继而选择投入少、成本低、效果好的方案组织实施。如果纠偏工作涉及对原计划进行部分或全部的调整时，管理者要充分考虑计划已经实施的部分对资源的消耗、环境的影响以及人员思想观念的改变。由于纠偏措施会不同程度地涉及组织成员的利益,因此在纠偏过程中,管理者要避免人为障碍,注重消除执行者的疑虑,争取组织成员对纠偏措施的理解和支持,使得纠偏工作能够得以顺利实施。护理管理过程中的控制过程见图7-1。

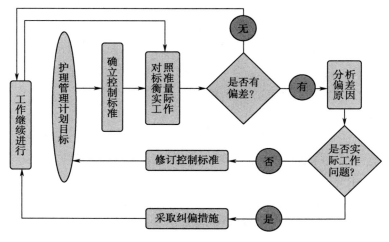

图 7-1　护理管理控制过程

三、控制的方法

控制技术分为硬技术和软技术。控制硬技术是指实施控制所采用的技术设备、装置和仪器;控制软技术是指控制方法,管理实践中控制方法比较多,下面介绍护理管理中常用的控制方法。

（一）目标管理法

目标控制是对护理工作实行科学管理的一种行之有效的管理方法,即护理部根据总体规划,制定护理总目标,然后根据总目标建立目标体系,使总目标分解为科护士长及病区护士长的管理目标,然后再分解为各病区护士的工作目标,在目标展开及分解的基础上,设立目标管理的指导原则、目标的标准、实施标准、考核及奖惩标准等。

（二）制度控制法

以国家的医疗卫生法令、政策以及有关卫生行政部门所制定的相关制度和规划为基础,结合医院实际情况,建立符合本医院护理组织实际情况的制度和规则,对护理组织系统中的人员进行控制的方法,比如医院护理管理人员通过制定医院规章制度和护理操作规程达到控制医院中每一位护理人员行为的目的。

（三）观察法

观察法是最古老、最直接的控制方法,它的基本作用在于获得第一手信息。通过观察可以发现被埋没的人才,可以从下级得到灵感和启发,更重要的是通过观察可以传递对下级的关心,促进彼此的沟通,从而起到对下级的激励作用。比如护士长对新入职的护士、实习护士、进修护士的态度、士气、工作的环境等一些难以量化的信息,有时只有通过现场观察,才能得到丰富、准确的信息。

（四）报告法

报告是下属用来向负责人全面地、系统地阐述计划的进展情况、存在的问题及原因,已经采取了哪些措施,收到了什么效果,预计可能出现的问题进行报告。比如护理部开展一项护理服务时,通过听取负责科室的报告可以发现该项护理服务执行过程和计划目标之间存在的偏差,从而可以进一步采取措施加以纠正。

（五）预算控制法

预算属于事前控制,是一种数字化的计划。预算控制的优点主要是:能够把整个组织内所有部门的活动用可以考核的数量化的方式表现出来,方便衡量、检查、考核和评价;能够帮助管理者对组织的各项活动进行统筹安排,有效地协调各种资源。预算控制的不足则表现在:过多地根据预算数字来苛求计划会导致控制缺乏灵活性;过于详细的费用支出预算,可能会使管理者失去管理其他部门所需的自由;有可能造成管理者仅仅忙于编制和分析,而忽视了非量化的信息。

（六）组织文化控制法

组织文化是护理人员在长期的护理实践中形成并对组织中的个体会产生影响的共同思想信念、价值观念、传统习惯、道德规范、行为准则等精神因素的总和。组织文化控制法利用组织文化对组织中个体会产生影响的特性,通过在医院内营造护理组织文化来达到控制护理人员行为目的的控制方法。如护士之歌、服务用语、院训、对新护士进行授帽、宣誓等仪式均属于此种控制。

管理者的一项重要工作就是选用合适的控制方法。在护理管理过程中,哪种控制方法最有效,需要具体问题具体分析,不能生搬硬套。

四、控制过程中应注意的问题

（一）建立完整的控制体系

控制体系是横向、纵向相互交错的控制网,为保证控制的质量和效果,首先要保证控制体系的完整性。我国的护理管理主要是针对护理服务质量的管理,所以建立了多层次、全方位的质量控制体系,以保证护理质量。但从发展的角度来看,护理质量仍有待于进一步提高,这需要护理管理层进一步完善护理质量标准,努力建立并不断完善"以患者为中心"的责任制整体护理的质量控制体系。

（二）提高控制的时效性

控制是否及时有效,其关键在于能否及时发现计划在执行中的偏差,并在计划完成过程中及时给予纠正偏差的有效措施。而发现问题以及实施纠正偏差措施的有效性与及时性,都离不开信息传递的有效性与及时性。因此,及时收集信息、确保信息的准确性以及及时反馈信息是影响控制质量的重要因素。这就要求护理管理者要具有敏锐的洞察力、分析处理问题能力以及良好的沟通协调能力。

（三）控制工作应具有全局观念

在现代管理中,作为管理者必须具有全局观念和系统的管理理念。一切工作从整体出发,要在确立整体目标的前提下,理出适当的分级子目标,通过子目标来实现整体目标。在护理管理中,各个层面的子目标都要服从整体目标,不能只注重某些层面的子目标而忽视整体目标,更不能为实现子目标而与整体目标相违背。在实施护理管理控制的过程中,要具备全局意识,鼓励全体人员参与,保证护理组织系统目标顺利实现。

（四）控制工作要体现以人为本

控制主要是针对人,而控制本身又是由人实施的,因此控制工作要充分考虑控制系统中人的心理和行为影响。控制的任何活动若得不到组织成员的认可、理解与支持,注定会失败。管理者在控制工作中要坚持以人为本的原则,要充分重视和尊重组织成员的意见,注重培养他们的工作能力和自我控制能力,引导和促进成员实现自我控制。

（五）控制工作应当面向未来

任何组织都不是静止的,其内部条件和外部环境都是随时变化的,所以组织的控制工作也应该适应变化,面向未来,要从以下两方面入手:①预测未来组织内部、外部环境的变化,预见计划在执行阶段可能出现的问题,找出潜在的偏差,预先采取有效的预防措施,积极应对内外环境中的威胁;②控制要做到先进性和科学性,尤其在制订计划、控制标准和控制指标时,要着眼于未来。

第三节　护理成本管理

随着卫生经济学的发展,成本管理越来越受到医疗、护理及卫生保健领域的广泛重视。医院成本管理是一项综合、复杂、系统的工程,成本核算是市场经济条件下医院管理的核心之一,搞好成本管理有利于促进医疗服务质量的提高和运行成本的降低,从而实现医院的快速发展。护理成本是医院成本的主要部分,因此通过加强护理成本管理和核算,可以提高服务质量和经济效益,提升护理管理水平,达到合理分配护理资源的目的。

一、成本的基本概念与分类

（一）基本概念

1. **成本（costing）**　是生产过程中所消耗的物化劳动和活劳动价值的货币表现。在医疗卫生领域中,成本是指在提供医疗服务过程中所消耗的直接成本(材料成本、人力成本)和间接成本(管理费、教育培训费和其他护理费用)的总和。

2. **护理成本（nursing cost）**　是在给患者提供诊疗、监护、防治、基础护理技术及服务过程中所消耗的物化劳动和活劳动价值的货币表现。其中,物化劳动包括房屋、设备设施折旧、材料消耗以及业务活动所开支的各项管理费用;活劳动包括工作人员(专业人员和管理人员)脑力和体力消耗所创造的价值。

3. **护理成本核算（nursing cost accounting）**　是指把一定时期内由于提供护理服务而发生的一切费用进行归集、汇总、分配,并计算护理服务成本的活动。护理成本核算的目的是了解护理活动中人力、物力、财力的实际消耗,规范护理成本管理,从而加强医院护理经济管理,达到合理配置护理资源的目的。

（二）护理成本分类

护理成本根据不同的分类方法可以分为:

1. **直接成本和间接成本**

（1）护理直接成本(nursing direct cost):指为开展某项护理服务而消耗的资源价值,并且所提供护理服务项目的费用可以依据凭证直接计入,如护理人员工资、医药费、护理材料、低值易耗品等费用。

（2）护理间接成本(nursing indirect cost):指无法直接计入某项护理服务项目中,而是需要经过合理分摊进行分配的费用,如水电费、房屋和大型仪器设备折旧费、被服损耗费和护理管理费用等。

2. **固定成本和可变成本**

（1）固定成本(fixed cost):与接受护理服务的患者数量不相关。例如工作场所的租赁成本、固定资产的折旧费用以及护理人员的工资成本等都属于固定成本,不管患者数量多少,这些成本是固定不变的。

（2）可变成本(variable cost):随着服务量变化相应增加或减少,如医疗用品、患者床单的洗涤以及物品的消毒等。

二、护理成本的组成

按照成本的构成方法,护理成本具体包括以下3个方面:护理人力成本、护理材料成本以及间接成本。

（一）护理人力成本

护理人力成本，即劳务费，是在护理服务过程中所消耗的人力资源价值，是护理人员提供服务的活劳动方面的补偿。

（二）护理材料成本

护理材料成本，是提供护理服务过程中所消耗的低值易耗品等的材料费用，包括医用卫生材料和其他材料的费用。护理材料成本=材料含税单价×实际消耗量。

（三）间接成本

间接成本，包括固定资产、设备折旧及维修费、业务费及管理、教学、研究费。固定资产折旧是指固定资产在一定时期内转移到卫生服务中的价值的货币表现，固定资产具体包括房屋建筑及价值在200元以上的，耐用期在一年以上的仪器设备、家具及各种电器价值总和。业务费是指在提供护理服务过程中所需的消耗性费用开支，其形态在活动中一次性消耗，其价值全部一次转入服务成本，包括水费、电费、燃料费、清洁洗涤费和其他不易归类的各种业务费。管理、教学、研究费主要是指护理人员开展管理、教学、培训及研究等过程所产生的费用。

三、护理成本管理的内容和程序

护理成本管理贯穿于护理服务活动的全过程，包括成本预测、成本计划、成本核算、成本控制、成本分析、成本考核等内容。成本预算和计划是事前管理，是在成本形成之前，运用科学的方法进行成本指标的预算和计划编制；成本核算和控制是事中管理，即对医疗护理服务过程中所花费的各项开支，依据计划进行严格的控制和监督，并正确计算实际成本；成本分析和考核是事后管理，即通过实际成本和计划成本的比较，检查成本计划的落实情况并提出改进措施。护理成本管理的基本任务是通过成本管理，反映医院医疗护理服务和经营成果，挖掘潜力，努力降低成本。

（一）成本预测

成本预测是指医院为了达到降低成本消耗的目的，根据医院历史情况及预测期内的相关因素，采用一定的方法，对预测期内的成本费用作出预计或推测。预测是成本管理的起点，它既是成本控制的目标，又是成本分析与考核的依据，对挖掘医院降低成本的潜力，提高成本控制能力和财务管理水平都具有重要意义。

（二）成本计划

成本计划是通过成本预算，对多种方案进行分析，从中选择最佳方案。确定目标成本之后，还应编写成本计划，规定各种消耗的控制标准和成本水平，提出保证计划完成的可靠措施。

（三）成本核算

成本核算是企业对产品生产过程中的各种费用进行汇集、计算、分配和控制的过程，并为将来的成本预测、编制下期成本计划提供可靠资料。开展护理成本核算，建立并实施相应的护理绩效管理方案，能充分体现护理人员的劳动价值，调动护理人员的工作积极性，有助于提升护理服务的质量和水平，提高患者满意度。护理成本核算方法包括以下5种：

1. **项目成本核算** 是以护理项目为对象，归集费用、分配费用来核算成本的方法，如静脉注射、口腔护理、预防压疮护理成本的核算。计算护理项目成本可以为制定和调整护理收费标准提供可靠的依据，也可以为国家调整对医院的补贴提供参考。但是项目法不能反映某种疾病的护理成本，不能反映不同严重程度疾病的护理成本。

2. **等级护理成本核算** 用此方法计算护理成本时先用专家咨询法确定一级、二级和三级护理每日需完成的护理项目，对这些项目所需护理时间进行测定，再用项目成本核算方法计算各项目成本，各项目成本总和即为等级护理成本。

3. **患者分类法** 以患者分类系统为基础测算护理需求或工作量的成本核算方法,根据患者的病情严重程度判定护理需要,计算护理点数及护理时数,确定护理成本和收费标准。患者分类法通常包括2种,一是原型患者分类法,如我国医院采用的分级护理即为原型患者分类法;二是因素型患者分类法,如根据患者需要及护理过程将护理成本内容分为基本需要、患者病情评估基本护理及治疗需求、饮食与排便、清洁翻身活动等6大类32项。

4. **病种成本核算** 是以病种为成本计算对象归集与分配费用,计算出每个病种所需护理成本的方法,按病种服务收费是将全部的病种按诊断、手术项目、住院时间、并发症和患者的年龄、性别分成若干个病种组,对同一病种组的任何患者,无论实际住院费用是多少,均按统一的标准对医院补偿。

5. **作业成本法** 是以"成本驱动因素"理论为依据,根据产品生产经营过程中发生和形成的产品与作业、作业链与价值链的关系,对成本发生的动因加以正确分析,选择"作业"为成本计算对象,归集和分配生产经营费用的一种成本核算方法。作业成本法较之传统成本核算方法,更倾向于尽可能的追溯直接成本,对于间接费用的分配和处理也尽可能依据其发生的动因安排成本归宿,这样可以为护理的实际成本核算工作带来更为准确的成本信息,并可以更及时有效地反映相关的成本信息。

(四)成本控制

护理成本控制是指预先制定合理目标,按照目标执行,将执行结果与目标比较,列出差异的项目,再通过分析、检讨、改正,使成本降至最低。护理成本控制的意义在于尽量从制度上着手改进工作方法与流程,减少不必要的资源消耗,鼓励员工更加爱护医院财物,以达到医院资源的最佳使用效益。成本控制一般包括以下程序。

1. **根据定额制定成本标准** 成本标准是对各项费用开支和资源消耗规定的数量界限,是成本控制和成本考核的依据。

2. **执行标准** 即对成本的形成过程进行计算和监督。

3. **确定差异** 核实实际消耗脱离成本指标的差异,分析成本发生差异的程度和性质,确定造成差异的原因和责任归属。

4. **消除差异** 组织护士挖掘增产节约的潜力,提出降低成本的新措施或修订成本标准的建议。

(五)成本分析

成本分析是成本控制反馈的主要内容和关键步骤,通过成本分析,可以为下一期的成本预测和决策提供必需的资料。成本分析的内容包括医院成本计划完成情况分析、成本项目能力降低指标完成情况分析、科室成本分析和管理费用预算执行情况分析。成本分析任务是依据成本核算资料,对照成本计划和历史同期成本指标,了解成本计划的完成情况和成本变动趋势,查找影响成本变动的原因,测定其影响程度,为改进成本管理工作,降低成本提供依据和建议。

1. **成本与收费的比较分析** 成本与收费的比较研究可以为评价医院医疗服务的效益,制订合理收费标准,实施医院补偿机制提供可靠的依据。

2. **实际成本与标准成本的比较分析** 通过标准成本与实际成本的比较分析,一方面可以帮助护理管理人员找出差距,提高管理水平;另一方面由于实际成本中包含了部分资源浪费(或不足)的成本,标准成本较之更具有合理性,通过两者的比较研究,可以反映由于护理服务中的不合理因素给社会增加的经济负担。

3. **成本内部构成分析** 将成本按不同的组成部分进行分析,分析成本内部各组成部分的特点、比例及其对总成本的影响等。

4. **护理成本的效益分析** 成本效益分析是比较单个或多个收益率、成本效率比率等。其特点是用货币表示护理干预的效果,以完成护理资源配置的经济效益、护理技术经济效益、护理管理经济效益的分析。

5. 护理成本的效果分析　成本效果分析是评价护理规划方案经济效果的一种方法,一般用于评价不宜用货币来表示的护理服务结果,其评价指标包括 3 种:中间健康问题临床效果指标、最终健康问题临床效果指标、生命数量指标。

6. 护理成本的效用分析　目前常用的指标有质量调整生命年和失能调整生命年。其特点是选用人工指标评价护理效用,不仅重视生命时间的延长,更重视生命质量的效果。

（六）成本考核

成本考核是指定期对成本计划的完成情况进行评价和总结,并应按成本责任的归属考核规定指标的完成情况,据此进行奖惩,以利于客观评价工作业绩和明确责任,激励员工改进工作,提高医院整体管理水平和经济效益。

四、降低护理成本的途径

（一）人力成本方面

做到科学编配,合理排班。根据年度患者平均护理级别和工作总量,适当考虑人员进修、培训、产假等因素,分析并确定所需护士的编制人员,避免人浮于事,可减少直接成本中的工资、补助工资、福利费、公务费开支等。结合各班次人员的业务水平、工作能力进行搭配,以提高工作效率,保证工作质量,使各班工作紧密衔接,促使护理成本产生高效低耗的效果,从而达到提高效益的目的。

（二）工作简化和改进

通过消除无效工作、合并相关工作、改善工作地点、程序与方法等缩短工作流程,减少人力、物力与时间的浪费,减少延误,降低成本,使工作效率提高。如作业电脑化:包括医嘱电脑输入、建立护理通报电脑系统等,可缩短护理通报工作流程,节省人工抄写及信息传达的人力与物力。

（三）物力成本方面

物资材料成本占医院运营成本的 30%～50%,因此,物资管理的好坏对医院运营有关键性的影响。

1. 增强物资管理意识,形成"三个主动"　主动加强医疗器械的维护,主动对申购新设备提出质量和价格要求,主动清理闲置设备,并合理使用。

2. 增强节约意识,形成"三个注重"　注重水、电、气管理,注重医用护理材料管理,注重物资财产管理。

3. 增强经济意识,形成"三个严格"　严格物价政策,严格价格管理,严格控制收费。

（四）实行零缺陷管理

护理人员应严格遵守医院的各项规章制度,使各项工作规范化、标准化、科学化。提高护理人员的技术水平,增加责任心,端正服务态度,避免护患纠纷,减少护理缺陷、差错、事故的发生是控制成本消耗最为经济的手段。

相关链接

高效管理创造经营奇迹——台湾"长庚医院"

台湾"长庚医院"于 1976 年由台塑集团董事长王永庆一手创办。经过 30 年的发展,长庚医院于 2006 年实现当年营业收入约 90 亿元人民币,远远超过公立或同类医院,并且该院的心脑血管、医学整容、活体肝脏移植、癌症等专科皆处于世界领先地位。

台湾"长庚医院"改写了我国台湾地区医疗事业的历史。今天看来,其功绩一方面在于彻底改变了台湾老百姓"看病难"和"看病贵"的问题;另一方面有力地推动了台湾医疗制度建设。那么,长庚医院是靠什么实现这一切的?

台湾"长庚医院"尝试建立了一种新型的医院经营管理模式。其特色主要集中在以下几方面：以成本中心为依据实行分科管理；建立个人绩效制度；建立医师诊疗制度及合理的薪资制度；全面引进新的医疗技术，购置现代化高科技医疗仪器；建立合理的药品和设备采购制度及财务管理制度；全面实施信息化管理。

台湾"长庚医院"诸事讲求成本，不论是人力还是器材都能得到充分利用。院方提出医疗旺季要多加班，然后挪至淡季补休。此外，器材、设备等也都统一采购，以降低成本和精减人事。不少医院经常传出的采购回扣，在长庚医院是严禁的。由于长庚医院规模大、分院多，联合采购的优势拓展了议价空间，从而大大降低了成本。

在台湾"长庚医院"，每一个专科是一个成本中心，其运行方式是独立经营。以心电图检查室为例：为了建立绩效制度，首先要检讨用人是否合理。王永庆责成医院负责人实地访查，应用工业工程等理论，仔细测量并统计每位患者每做一次心脏检查所需的时间；根据市场需求和每一位技术人员在额定时间段内检查的平均人数和质量核定需要的技术人员数量和其工作量。如果超过额定工作量，那么医院就拨出适当的绩效奖金。如果绩效奖金超过一定比例时，医院将考虑增加技术人员的数量，或是重新核定工作量，并在新的基准上重新运行。

台湾民众的肾病发病率较高，治疗方法一般采取透析来解决。之前透析的价格每人次高达6300元新台币，按汇率折算人民币约1400元，而且一位患者一周只能透析两次。王永庆得知后，深入调查研究，结果发现透析的效率十分低下。在改为计算机排程、改革技术人员和操作人员的绩效奖金之后，原来每天安排一个批次的患者现在增加为三个批次。最后再在仪器和药品采购上降低成本，终于把价格控制在1000元人民币以下，还增加了每位患者的透析次数。这样，既拯救了不少人的生命，并且医院的收入也增加了。

台湾"长庚医院"引入的医院管理模式，虽然也被人攻击为"过度商业化"，但长庚医院的平价作风、医师严禁收患者红包的规定以及率先降低肾透析费用等做法却非常受患者欢迎。

（韩　琳）

学习小结

本章首先从介绍控制、控制系统的基本概念出发阐述了控制的类型、控制的原则、有效控制的特征、控制的基本过程以及控制过程中应该注意的问题，继而阐述了护理成本的相关概念、成本的组成以及降低护理成本的途径等；通过本章内容的学习，学生应该能够阐述控制和护理成本的相关概念，初步了解护理管理中控制的方法、原则，并能够将控制过程应用在护理质量管理实践、护理成本管理及相关程序中。

复习思考题

1. 简述控制的含义及有效控制的特征。

2. 简述控制的基本原则及控制过程中应注意的问题。

3. 简述控制的过程。

4. 护理管理中常用的控制方法有哪些？

5. 简述护理成本的概念及组成。

第八章 护理质量管理与持续改进

8

学习目标	
掌握	质量与护理质量管理的概念；PDCA 循环的步骤及特点；医疗安全（不良）事件分类。
熟悉	护理质量管理任务；护理质量管理原则；护理质量评价的内容和指标。
了解	护理质量管理的过程；品管圈活动的基本步骤；护理质量标准化管理的方法与步骤；持续质量改进的步骤。

第一节　护理质量管理概述

问题与思考

分管护理质量的副主任王芳在回顾2016年上半年医院医疗安全（不良）事件中发现有两起事件比较典型，需要对全院护理人员进行护理警示教育。一起为神经内科某护士为患者发放过期口服药，导致患者投诉，家属将过期药盒拍照放至网上，对医院造成不良影响，该护士承受巨大心理压力。另一起为某护士未认真查对，将11床红细胞输注到10床患者身上，导致10床患者发生溶血反应。这两起事件均揭示了护理查对的重要性。

思考：护理质量控制的重要性体现在哪些方面？护理质量管理的任务是什么？

质量是组织生存发展的基础。护理质量是医院质量的重要组成部分，在保证医疗护理服务效果中占有重要地位。护理质量管理是一个不断完善、持续改进的过程，是护理管理的核心和重点，是保障患者安全的重要屏障，也是体现护理工作价值的重要手段。提高护理管理水平和技术水平，最终目的就是为了提高护理质量。在激烈的医疗市场竞争中，扩大医院的生存空间，提高医院的市场竞争力，必须持续改进质量。

一、质量管理相关概念

1. **质量（quality）** 质量又称为"品质"。在管理学中狭义的质量概念常指产品或服务的优劣程度；广义的质量主要包括过程质量和工作质量。国际标准化组织（International Organization for Standardization，ISO）将质量定义为反映实体满足明确和隐含需要的能力和特性总和。质量一般具有三层含义，即规定质量、要求质量和魅力质量。规定质量是指产品或服务应达到预定的标准；要求质量是指产品或服务的特性满足了顾客的要求；魅力质量是指产品或服务的特性超出了顾客的期望。

2. **质量管理（quality management）** 质量管理是组织为使产品质量能满足不断更新的质量要求达到顾客满意而开展的策划、组织、实施、控制、检查、审核及改进等有关活动的总和。质量管理是以达到质量标准为基础，以满足和超越顾客期望为目标，质量管理的主要形式是质量策划、质量控制、质量保证和质量改进。它是全面管理的一个重要环节。

（1）质量策划（quality planning）：质量策划是致力于制定质量目标并规定必要的运行过程和相关资源以实现质量目标，其关键是制定质量目标并设法使之实现。无论对于老产品的改进还是新产品的开发，组织均必须进行质量策划，确定研制出什么样的产品、具有什么样的性能、达到什么样的水平，并提出明确的质量目标，规定必要的作业过程，提供必要的人员和设备等资源，落实相应的管理职责，最后形成书面的文件即质量计划。

（2）质量控制（quality control，QC）：质量控制是致力于满足质量要求的质量控制工程，其目的是保证质量。为此，要解决质量要求（标准）是什么、如何实现（过程）、需要对什么进行控制等问题。质量控制是一个设定标准（根据质量要求）、测量结果、发现偏差、采取纠正或预防措施的过程。

质量控制不是质量检验。例如，为控制药品采购过程的质量，采取的控制措施有制订采购计划，通过评定选择合格供方，规定对进货药品质量的验证方法，做好相关质量记录并定期进行业绩分析，并且可通过作业指导书、设备维护、人员培训、工艺方法优化等措施来实施。

（3）质量保证（quality assurance）：质量保证是针对用户而言的，是为向服务对象提供足够的资质证明，表明组织能够满足质量要求，而在质量体系中实施，并根据需要进行有计划和有系统的活动过程。

质量保证要求即顾客对供方质量管理体系的要求需要得以验证，以使顾客产生足够的信任。验证的方法有供方的合格声明、提供形成文件的基本证据、提供由其他顾客认定的证据、顾客亲自审核。

质量保证有内部质量保证和外部质量保证之分，内部质量保证是组织向自己的管理者提供信任；外部质量保证是组织向顾客或其他相关方提供信任。

（4）质量改进（quality improvement）：质量改进是质量管理的一部分，致力于增强满足质量要求的能力。质量改进的根本目的和动力是使组织及顾客双方都能得到更多的收益。质量改进活动涉及质量形成全过程中每个环节以及过程中每项资源，一般程序为计划、组织、分析、诊断及实施改进。而持续质量改进则是增强满足质量要求能力的循环活动。

3. 质量管理体系（quality management system） 是指为实现质量管理的方针、目标而建立的相应管理体系，可有效地开展各项质量管理活动。在 ISO9001 的标准中，质量管理体系定义为"在质量方面指挥和控制组织的管理体系"，包括制定质量方针、目标及质量策划、质量控制、质量保证和质量改进等活动。

4. 护理质量（nursing quality） 指护理人员为患者提供护理技术和生活服务的过程与效果以及满足服务对象需要的程度。护理质量不是以物质形态反映其效果与程度，而是通过在护理服务的实际过程和结果中表现出来的。其服务质量由护理设施、护理技能、护理人员、护理人员与服务对象之间的关系来决定。护理质量的评价可用公式表达：护理质量＝实际服务质量－服务对象的期望值。

5. 护理质量管理（nursing quality management） 指按照护理质量形成的过程和规律，对构成护理质量的各要素进行计划、组织、协调和控制，以保证护理服务达到规定的标准、满足和超越服务对象需要的活动过程。护理质量管理首先必须确立护理质量标准，有了标准，管理才有依据，才能协调各项护理工作，用现代科学管理方法，以最佳的技术、最低的成本和最少的时间，提供最优质的护理服务。

6. 护理质量管理体系（nursing quality management system） 护理质量管理体系在护理质量管理中具有指挥和控制作用，是实施护理质量管理所需的组织结构、程序、过程和资源，是建立护理质量方针和质量目标并为实现该目标而持续运行的体系。其基本要素包括管理者职责、人员和物质资源、质量体系结构、与护理对象的沟通等，它们之间是相互作用、相互影响的。

二、质量管理发展史

按解决质量问题所依据的手段和方式，质量管理经历了质量检验、统计质量控制、全面质量管理及卓越性质量四个阶段。

（一）质量检验阶段

20 世纪初，科学管理之父泰勒提出了"科学管理理论"，主张计划与执行分开，强调职能工长制（指由一个工长负责一方面的职能管理工作，细化生产过程管理）在保证质量方面的作用，质量管理的责任由操作者转移到工长。后来，由于企业规模的扩大，质量检验又由工长转移给专职的质量检验人员，"专职检验"（又被称为"事后检验"）的产生，解决了长期以来由操作人员自己制造产品、自己检验和管理产品质量的问题。新中国成立后 30 年间，护理管理主要以经验管理为主，即"管家式"的管理方法，缺乏可靠性和科学性，使护理质量难以保证。

（二）统计质量控制阶段

20 世纪 40 年代至 50 年代，为统计质量控制阶段。统计质量控制阶段以数理统计方法与质量管理的结合，通过对过程中影响因素的控制达到控制结果的目的，使质量管理由"事后检验"转为对生产过程的检查和控制的"事先预防",将全数检查改为抽样调查,从而杜绝了大批量不合格产品的产生,减少了不合格产品带来的损失。80年代,我国护理管理引进美国管理学家德鲁克提出的目标管理法,使质量管理事后控制转为事前、事中控制和事后评价的系统管理过程。在目标管理的应用过程中,标准的确立非常重要,因此标准化管理也被纳入护理管理实践中。1989年卫生部颁发的《综合医院分级管理标准》中包括的护理管理评审标准便是标准化管理法在护理管理工作中的具体应用。

(三)全面质量管理阶段

20世纪80年代,质量管理进入全面质量管理阶段。全面质量管理是经营者、从业人员和其他的相关方在共同重视质量意识的基础上成为一体,以向顾客提供满意的服务和产品为目的,把方针管理、功能管理、QC(quality control)小组活动等作为活动的核心,通过顾客导向、持续改善、全员参加来进行。在全面质量管理发展中,美国质量管理专家戴明(W. Edwards Deming)做出了重要贡献,他提出的质量管理工作循环(PDCA循环)简称"戴明"环,是全面质量管理应遵循的科学管理工作程序和基本方法。而我国护理界则是在90年代引入全面质量管理,取得了良好效果。全面质量管理的发展可以从3个方面来说明:一是从"质量管理"到"全面质量控制"再到"全面质量管理";二是起源于美国,传到日本,回到美国,再到英国、澳大利亚,最后至世界各地;三是从产业界到一般服务业,再到非营利机构。

(四)卓越性质量阶段

20世纪90世代,质量管理进入"卓越性质量"阶段。摩托罗拉、通用电气等世界顶级企业推行的六西格玛(6σ)管理方法,逐步确定了全新的卓越质量观念,即顾客对质量的感知远远超出其期望,使顾客感到惊喜,意味着质量没有缺陷。六西格玛法旨在把组织的关键产品和过程的缺陷水平降至百分之几的程度。六西格玛法已经由一个单纯的质量测量指标演化成一套加速改进、实现前所未有绩效水平的综合策略。它的衡量依据有三项:一是体现顾客价值,追求顾客满意和顾客忠诚;二是降低资源成本,减少差错和缺陷;三是降低和抵御风险。北京医院、台州医院将六西格玛法引入医院管理,开展了百余项目,成效显著。

三、护理质量管理的重要性

护理工作是为患者健康服务的,对患者的生命担负着重要责任。所以,护理工作必须体现以患者为中心的服务思想,以对人民健康负责为根本方针,不断提高技术水平和服务质量。实施护理质量管理对促进护理专业的发展,提高科学管理水平是非常重要的,其重要性体现在以下几个方面:

1. **服务对象的特殊性决定了护理质量管理的重要性** 护理服务对象是患者,既具有生物特点,又具有社会、心理及道德方面特点。医疗护理质量关系患者的生死安危,各项护理活动都要通过护士落实到患者身上,每项护理服务活动都与人的健康甚至生命息息相关。安全、健康和环境是世界关心的三大质量问题,生命质量第一,人的安危第一,护理质量不容忽视。

2. **护理服务范围的拓宽,要求护理发展跟上时代要求** 随着科学技术的进步,医疗事业的迅速发展,护理技术也发生了惊人的变化,人工心肺机、各种监护仪、呼吸机和透析机的临床应用给患者带来了新希望。但是,仪器设备的运转功能是影响患者生命安危的直接因素,使用仪器的护理人员也是影响患者生命安危的重要因素。护理服务质量高、技术好,有助于提高患者的生命质量。反之,则会损害患者的生命质量,如物品消毒不彻底引起的医源性感染;仪器效能掌握不好或使用不当引起的失误或损害等。

3. **护理服务的普遍性说明护理质量管理在提高医疗水平方面占有重要地位** 患者治病与康复的关系是"三分治疗,七分护理",这充分说明护理在医疗中的地位和作用。护理人员每天与患者接触最多,患者的饮食起居、病情变化、心理状态及环境状况,护理人员了解得最直接、最清楚,护理人员能否及时把握患者的病情变化并将信息及时传递给医生,对治疗及康复十分重要,这就要求具有高质量的护理管理水平。

4. **护理质量管理内涵的多样性和质量管理的复杂性,需要全面管理** 患者对医疗护理的期望值越来越高,不仅期望服务态度、仪表举止、技术操作、生活服务、病房环境和健康指导好,而且更希望被尊重和重视,如门诊护士的服务态度会使就医者产生第一质量印象,被称为"先锋质量"。患者住院后希望受到热情的接待、有舒适的生活环境、对病情有所了解、收费合理,并得到高水平的治疗与护理等,被称为"过程质量"。当患者出院或离开医院后,会对整个就医过程和治疗护理效果产生最后质量印象,被称为"终末质量"。

四、护理质量管理的任务

（一）建立质量管理体系

护理质量是在护理服务活动过程中逐步形成的。要使护理服务过程中影响质量的要素都处于受控状态,必须建立完善的护理质量管理体系,明确规定每一个护理人员在质量工作中的具体任务、职责和权限。只有这样,才能有效地实施护理管理活动,保证服务质量的不断提高。

（二）进行质量教育

质量教育是质量管理中一项重要的基础工作。质量教育的第一任务是灌输质量意识,树立质量第一、以患者为中心的思想,使护理人员认识到自己在提高质量中的责任和重要性,明确提高质量对于整个医院和社会的意义,在临床护理工作中能自觉采取行动,保证护理质量。其次要进行质量管理方法的训练和导入。尽管人们对质量的重要性已有相当的认识,但不懂得应用质量管理的方法,质量问题仍然得不到实质的解决。

（三）制定护理质量标准

质量管理的核心是制定标准。质量标准是质量管理的基础,也是规范护理行为的依据。因此,制定护理质量标准是护理管理者的重要工作,也是质量管理的基本任务。只有建立科学、细致的护理质量标准体系,才能达到规范行为之目的。

（四）强化护理资源管理

护理资源是确保质量体系运行的条件。为实现医院的质量方针和目标,满足患者的需要与期望,护理管理者应根据质量要求,合理分配和利用资源,如人力资源、基础设施和工作环境等。同时要注意成本控制,为患者提供高性价比的护理服务,以取得良好的经济效益和社会效益。

（五）进行全面质量控制

对影响质量的各要素和过程进行全面质量控制。其控制的方法是按照标准对护理工作进行监督、检查与评价,其目的在于衡量成效、纠正偏差。在进行全面质量控制中强调"四个一切"的思想,即一切以预防为主、一切以患者为中心、一切以数据为依据、一切遵循 PDCA 循环,使质量管理从整体控制和深化程度上都能达到新水平。

（六）持续质量改进

持续质量改进是质量持续发展、提高,增强满足要求能力的循环活动。质量持续改进是质量管理的灵魂,建立质量信息反馈是质量管理中的重要环节。及时、准确有效的信息,能使护理人员了解护理质量存在的问题,采取措施及时解决,循环反复,达到持续质量改进的目的。

五、护理质量管理的原则

（一）以患者为中心的原则

患者是医院医疗护理服务的中心,是医院赖以生存和发展的基础,坚持以患者为中心是护理质量管理的首要原则,医院的一切活动都应该围绕着满足患者需求,并力争超越患者的期望而展开工作。为患者提供基础护理和专科护理服务,密切观察病情变化,正确实施各项治疗与护理措施,提供康复和健康指导,保障患者的安全。护理管理者必须时刻关注患者现存的和潜在的需求,以及对现有服务的满意程度,通过持续改进护理质量,最终达到满足并超越患者的期望,取得患者的信任,进而提升医院的整体竞争实力。

(二)预防为主的原则

"预防为主"就是说质量管理要从根本抓起,要树立"三级预防"的理念。一级预防是力争不发生任何质量问题;二级预防是将可能发生的质量问题消灭在萌芽状态;三级预防是当发生质量问题时,将不良影响和损害降到最低。具体做法是:①把好准入关:即不符合质量要求的人不聘用,未经质量教育培训的人员不上岗,不符合质量要求的仪器设备、药品材料不购进等;②把好过程关:质量在护理工作过程中产生,要求对护理服务的每个环节都认真负责,并充分估计可能出现的问题,防患于未然;③持续质量改进:充分重视护理质量产生、形成和实现的全过程中,把质量管理从"事后把关"转变为"事前预防",增强防范意识,对发生的质量问题认真分析原因,并制定切实有效的改进措施,达到护理质量持续改进的目的。

(三)系统方法原则

系统方法是以系统地分析有关数据、资料或客观事实开始,确定要达到的优化目标,然后通过设计或策划相应措施、步骤以及应配置的资源,形成一个完整的方案,最后在实施中通过系统管理而取得高效率。

医院是由不同的部门和诸多过程组成的系统,它们相互关联、相互影响。"ISO9000标准"强调系统的作用,从医院整体上考虑问题。在护理质量管理中采用系统方法,就是要把护理质量管理体系作为一个大系统,对组成护理质量管理体系的各个过程加以识别、理解和管理,才能达到实现质量方针和质量目标的要求。

(四)全员参与原则

护理人员的服务态度和行为直接影响着护理质量。护理质量的提高不仅需要护理管理者加强管理,而且也需要全体护理人员的努力。护理管理者要重视护理人员的作用,对护理人员进行培训,提高他们的质量意识,充分发挥他们的主观能动性和创造性,引导他们自觉参与护理质量管理,不断地提高护理质量。

(五)标准化原则

质量标准化是质量管理的基础工作,是建立质量管理的"法规"。只有建立健全质量管理制度,才能使各级护理人员有章可循。护理质量标准化包括建立各项规章制度、各级人员岗位职责、各种操作规程、各类工作质量标准和检查质量标准等。在质量活动过程中,通过遵循各项标准和不断修订标准,使管理科学化、规范化。

(六)分级管理原则

质量管理组织网络是由不同层次人员所组成,各层次职责均有所侧重。在医院,护理工作实行院长、护理部、(科)护士长的分级管理制度,由护理部设定护理质量目标,拟定质量标准,制订质量控制计划、管理制度,实施质量素质教育和质量检测评定。各科室护士长侧重抓质量标准的落实,贯彻实施各项规章制度和操作常规。在护理活动中督促下属人员实施自我控制、同级控制及逐级控制,调动所有护理人员实施护理目标的积极性。

(七)基于事实决策的原则

基于事实的决策方法是指组织的各级领导在做出决策时要有事实依据,以减少决策不当和避免决策失误。有效地决策必须以充分的数据和真实的信息为基础,以客观事实为依据,运用统计技术,有意识地收集与质量管理目标相关的各种数据和信息,只有这样才能最大化地减少决策失误的风险。如护理管理者要通过检查各项护理措施的实施记录、护理安全事件报告表、患者和家属投诉表等,对护理服务过程进行测量和监控,从中分析并掌握患者满意和(或)不满意情况以及护理过程、护理服务的进展情况及变化趋势等,利用数据分析结果,结合过去的经验和直觉判断对护理质量体系进行评价,做出决策并采取行动。

（八）过程方法的原则

过程方法及系统识别是管理组织内部所采用的过程，尤其是这些过程之间的相互作用，以此提高质量。对护理管理者来讲，不仅要识别患者从就诊入院、住院到康复出院的全部服务过程，而且要对整个过程的全部影响因素进行管理及控制；不仅要注重终末质量管理，更要重视过程质量管理，确保满足患者的需求。

（九）持续改进的原则

持续改进是在现有水平的基础上，通过一系列的活动，不断提高产品质量、经营过程及管理体系有效性和效率的循环活动。为能有效开展持续改进，首先，当发现护理问题时，关键在于调查分析原因，而不仅仅是处理这个问题，然后采取纠正措施，并检验其改进效果，实施持续质量改进；其次，要强化各层次护理人员，特别是管理层人员追求卓越的质量意识，以提高过程效率和有效性为目标，主动寻求改进机会，确定改进项目，而不是等出现问题再考虑改进。

六、护理质量管理的过程

护理质量管理的过程是经过护理质量体系的建立和实施而完成的。

（一）护理质量管理体系的组织准备

1. **领导决策，建立组织** 建立质量体系，首先要统一高层管理者的认识，明确建立和实施质量体系的目的和意义、作用和方法。要结合医院具体实际情况，分析找出护理质量存在的主要问题并做出决策。要选择合适的人员组成护理质量管理小组，专门负责制定工作计划并组织实施。

2. **制订计划，确定目标** 制订计划是实施质量体系的基础工作，工作计划要明确质量方针与目标，实施目标管理，责任到人。护理管理者应亲自策划，并利用多种形式宣传质量的方针与目标。

3. **调查现状，选择要素** 广泛调查了解本部门质量形成过程中存在的问题及建立质量体系重点要解决的内容，明确质量改进的方向，确定所需要的体系要素，将要素展开为若干个质量活动，确定每个活动的范围、目的、途径和方法。

4. **分解职责，配置资源** 质量职责的分解应遵循职、责、权、利统一的原则，做到职、责、权、利清晰明确。职责分解和资源的合理配置是紧密联系在一起的，任何质量活动的实施都要建立在一定的人力、物力资源基础上，根据质量体系建设的需要，在满足活动需要的基础上精打细算，做到人尽其才，物尽其用。

（二）编制护理质量体系文件

护理质量体系文件是对质量方针、目标、组织结构、职责职权及质量体系要素等详细的描述。质量体系文件应体现科学性、先进性、可操作性和经济性，便于管理和控制。

（三）质量体系的实施

1. **教育培训** 针对质量体系文件的内容，进行全体成员的教育培训，提高对建立质量管理体系的认识，使技术管理适应新要求。

2. **组织协调** 在质量管理体系文件执行中，会因设计不周、体系情况变化等原因而出现各种问题，加之执行人员对质量管理体系文件理解和掌握的程度不同可能造成不协调，应注意在部门、人员之间进行协调，及时纠正偏差，保证护理质量管理体系的有效运作。

3. **建立信息反馈系统** 质量体系每运行一步都会产生许多质量信息，对这些信息应分层次、分等级进行收集、整理、储存、分析、处理和输出，并反馈到各个执行或决策部门，以便做出正确决策。

4. **质量体系评审与审核** 把握质量管理体系的运行状态，对质量体系的文件、运行过程和结果进行评价和审核。

5. 质量改进　保证为患者提供最优质的护理服务,关键是预防质量问题的出现,而不是出现问题才改进。

相关链接

护理质量管理体系

护理质量管理体系包括个人、科室、护理部及医院三级护理质量管理网络。

1. 护士实施自我控制的前提是把目标分解到人,使个人都有明确的目标和职责,使之在执行各项护理工作时有章可循、有据可依。实施各项护理服务后个人依据标准进行自我检查与评估,发现问题采取纠正与预防措施并有记录。这些可以作为每月护士行为自我评价依据。

2. 科级护理质量管理小组成员由各护理单元护士长和其他质量控制员组成。每周对本护理单元护士及各个服务环节按标准进行全面的护理质量检查、评分、分析、反馈并提出改进措施,进行跟踪验证直到问题解决。

3. 护理部院级护理质量管理小组、护理管理委员会的执事者任组长,成员由护理部成员及各学科带头人或护士长组成。每周对全院的各个护理单元按标准进行不定期质量检查,将检查出的护理不合格问题由科室人员认可并签字,及时反馈给科室负责人限期改正,科室负责人应进行跟踪验证直到问题解决。对于各组检查发现护理服务不合格的护理单元重点抽查,对每个病区存在的主要问题进行跟踪,监督病区护理负责人将改进的措施尽快落实。护理部每月、每季度进行综合考评,根据科室质控指标和各质控组考评结果,及时进行评分、分析、反馈,对不足方面提出改进措施,最后给予评价。通过各级质控组的检查管理,形成一个质控-评价-反馈全程质量管理网络。

第二节　护理质量管理与评价

问题与思考

王护士长在总结科室 2016 年护理质量与安全事件中发现存在的主要问题包括跌倒 3 例(其中 1 例致患者Ⅲ级伤害),服务投诉 4 起,用药错误 6 例,意外拔管 3 例,护理部季度质量排名两季度排在后三位,主要问题有危重患者护理质量不达标、1 起跌倒导致患者Ⅲ级伤害、患者满意度不达标等。

思考:本案例揭示了该科的护理质量控制存在哪些问题? 如何改进?

一、护理质量管理标准

护理质量管理标准是质量管理的重要依据,它既是衡量护理工作优劣的准则,也是指导护士工作的指南。建立科学、系统的护理质量标准和评价体系,有利于护理质量的提高。

(一)护理质量管理标准相关概念

1. **标准(standard)**　标准是衡量事物的准则,是共同遵守的原则或规范,是对需要协调统一的技术或其他事物所做的统一规定。它以科学技术和实践经验为基础,经有关方面协商同意,由公认的机构批准,以特定的形式发布。其目的是为了获得最佳的工作秩序和社会效益。

2. **标准化(standardization)**　所谓标准化,是以具有重复性特征的事物为对象,以实现最佳经济效益为目标,有组织地制订、修改和贯彻各种标准的整个活动过程。标准化的基本形式包括:简化、统一化、系列化、通用化和组合化。

3. 标准化管理(management of standardization) 就是从制订标准、贯彻执行标准以及修订标准的组织和控制的整个过程。

4. 护理质量标准(nursing quality standard) 是依据护理工作内容、特点、流程、管理需求、护理人员及服务对象的特点和需求制定的护理人员应遵守的准则、规定、程序和方式,通常由一系列具体的标准组成。如医院工作的各种条例、制度、岗位职责、医疗护理技术操作常规均属于广义的标准;国务院 2008 年颁布的《中华人民共和国护士条例》、卫生部 2011 年颁布的《临床护理实践指南(2011 版)》《三级综合医院评审标准(2011 年版)》均属于正式颁布的国家标准(见附录 4)。

(二)标准的分类和级别

标准是衡量事物的客观准则,是一种权威性的规定。按性质分为强制性标准和推荐性标准;按习惯分为技术标准、管理标准和工作标准;按对象分为基础标准、产品标准、过程标准、试验标准、服务标准和接口标准等。

标准的级别:《中华人民共和国标准化法》规定,我国的标准分为 4 级:国家标准、行业标准、地方标准和企业标准。

(三)护理质量管理标准的分类

我国目前尚无统一的护理质量标准的分类,目前较常用的是根据管理过程结构分类的质量标准。

1. 按其管理过程结构分类

(1)要素(结构)质量标准:是构成护理工作质量的基本要素。要素质量标准既可以包括护理技术操作的要素质量标准,也可以指管理的要素质量标准。以下均为要素质量标准:①机构设置合理:建立完善的护理管理组织体系;②设施齐全、功能完好:病区布局,患者床单元的物品配备齐全,呼叫器完好等;③仪器齐全、性能完好:各类抢救仪器、药品及用物齐全,仪器功能良好,处于应急状态;④人员数量、质量符合要求:护理人员准入制度、职称结构、人力安排合适等;⑤工作制度和标准齐全:有年度工作计划、工作重点、工作安排、工作总结;有护理工作制度、工作职责、工作流程和工作标准,常见疾病的护理常规、技术操作规程、护理缺陷报告及管理制度等;有护理质量标准、考核方法及持续改进方案。

(2)环节(过程)质量标准:,是各种要素通过组织管理所形成的各项工作能力、服务项目及其工作程序质量。主要包括患者从就诊到入院、诊断、治疗、检查、护理及出院等各个环节。过程质量不仅包括护理管理工作过程,而且包括护理业务技术活动全过程,同时还强调医疗服务体系的协调作用,如基础护理、危重症患者护理、健康教育及急救物品完好等质量评价标准。

(3)终末(结果)质量标准:护理工作的终末质量是指患者所得到的护理效果的综合质量。它是通过某种质量评价方法形成的质量指标体系,这类指标包括患者满意度、跌倒发生率及住院患者身体约束率等。如住院患者跌倒发生率计算公式如下:

$$住院患者跌倒发生率=\frac{同期住院患者中发生跌倒患者例次数}{统计周期内住院患者人日数}\times1000‰$$

结构质量、过程质量和结果质量标准是不可分割的整体,它们相互影响、相互制约,最终目标是提高护理质量。

2. 根据使用范围分类

(1)护理技术操作质量标准:包括基础护理技术操作和专科护理技术操作。总标准:严格执行"三查七对"和操作规程,严格执行无菌操作原则及操作程序,操作正确,熟练。每项护理技术操作质量标准均包括三个部分:①准备质量标准:包括护理人员和患者的准备,物品和环境的准备;②过程质量标准:包括操作过程中的各个环节;③终末质量标准:即操作完毕时所达到的效果。如护理技术操作合格率标准值 90% ~

95%为终末质量标准。

（2）护理管理质量标准：为了进行质量管理，需要对有关的计划、组织、领导、控制等管理职能制定相应的标准，即护理管理质量标准，如护理部、科护士长、护士长工作质量标准；病室管理质量标准；各部门管理质量标准等。

护理部管理质量标准包括健全的领导体制，完成各项护理质量指标；管理目标明确，做到有年计划、季计划、月计划，及时总结，有达标措施；护理管理制度健全，有全院统一的管理制度，有健全的会议制度；能落实护理检查和质量控制；有计划、有目标地培养护理人员；开展护理教学和科研工作；有科护士长、护士长考核办法等。

病房护理工作质量标准包括病室管理、基础护理与重症护理、无菌操作与消毒隔离、岗位责任制、护士素质等。

各部门管理质量标准包括门诊、急诊科、重症医学科、新生儿科、手术室等质量标准。

（3）护理文件书写质量标准：护理文件包括体温单、医嘱执行单、入院患者首次护理评估单、护理记录单、危重（特殊观察）患者护理记录单、手术护理记录单、健康教育评估表及各种护理评估表等。记录应及时、准确、客观，医学术语应用准确。护理文件书写质量标准值为90%～95%。

（4）临床护理质量标准：临床护理工作体现人性化服务，要体现患者知情同意与隐私保护的责任；基础护理与分级护理的措施到位；护士对住院患者的用药、治疗提供规范服务；对实施围手术期护理的患者有规范的术前访视和术后支持服务制度与程序；提供适宜的康复和健康指导；各种医技检查的护理措施到位；实施主动静脉治疗，选择合适的输液工具；密切观察患者病情变化，根据要求正确记录。如整体护理质量标准要求健康教育覆盖率100%，患者对健康教育的知晓率95%，计算公式如下：

$$覆盖率（知晓率）= \frac{接受教育人数（知晓人数）}{被检查人数} \times 100\%$$

3. 根据使用目的分类

（1）方法性标准指质量控制标准如差错事故标准跌倒发生率、压疮发生率等。

（2）工作实施质量标准如各级人员职责、操作规程、护理常规、基础护理质量标准等。

（3）质量计划标准如工作计划、技术发展规划等。

二、护理质量管理方法

护理质量管理常用的方法有 PDCA 循环（又称"戴明循环"）、根本原因分析法（Root Cause Analysis，RCA）、失效模式和效应分析（Failure Mode and Effect Analysis，FMEA）及品管圈等。其中 PDCA 循环是护理质量管理最基本的方法之一，是管理学中的一个通用模型。

（一）PDCA 循环

1. 概述　PDCA 循环由美国质量管理专家爱德华·戴明（W. Edwards Deming）于 1954 年根据信息反馈原理提出的。它分为计划（plan）、执行（do）、检查（check）、处理（action）4 个阶段来进行质量管理，并不断循环的一种管理工作程序，是在全面质量管理中反映质量管理客观规律和运用反馈原理的系统工程方法。

2. PDCA 循环实施（见图 8-1）　每次 PDCA 循环都要经过四个阶段，八个步骤。

（1）计划阶段：计划阶段包括制定质量方针、目标、措施和管理项目等计划活动。这一阶段分为四个步骤：①调查分析质量现状，找出存在的问题；②分析调查产生质量问题的原因；③找出影响质量的主要因素；④针对主要原因，拟定对策、计划和措施，包括实施方案、预计效果、时间进度、负责部门、执行者和完成方法等内容。

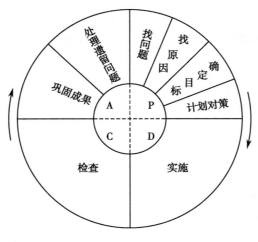

图 8-1 PDCA 循环图

（2）执行阶段：执行阶段是管理循环的第五个步骤。它是按照拟定的质量目标、计划、措施具体组织实施和执行，即脚踏实地按计划规定的内容去执行的过程。

（3）检查阶段：是管理循环的第六个步骤。它是把执行结果与预定目标进行对比，检查计划目标的执行情况。在此阶段，应对每一项阶段性实施结果进行全面检查，注意发现新问题、总结经验、分析失败原因，以指导下一阶段的工作。

（4）处理阶段：包括管理循环的第七、八两个步骤。第七步为总结经验教训，将成功的经验形成标准，将失败的教训进行总结和整理，记录在案，以防再次发生类似事件。第八步是将不成功和遗留的问题转入下一循环中去解决。戴明循环的步骤和方法见表 8-1。

PDCA 循环不停地运转，原有的质量问题解决了又会产生新的问题，问题不断产生而又不断解决，如此循环不止，这就是管理不断前进的过程。

表 8-1　戴明循环的步骤和方法

阶段	步骤	主要方法
P	1. 分析现状，找出问题	柏拉图、直方图、控制图
	2. 分析各种影响因素或原因	鱼骨图
	3. 找出主要影响因素	柏拉图
	4. 针对主要原因，制定措施计划	回答"5W2H"
		◆ 为什么要整改（目标或目的）—(Why)？
		◆ 具体的问题是什么（何事）—（What）？
		◆ 建议的具体整改时限是多长（何时完成—（When）？
		◆ 由谁负责完成（谁执行）—（Who）？
		◆ 在哪里整改—（地点）（Where）？
		◆ 建议的具体整改方案是什么（如何执行）—（How）？
		◆ 方案所需的成本是多少（经济效益）—（How much）？
D	5. 执行、实施计划	
C	6. 检查计划执行结果	排列图、直方图、控制图
A	7. 总结成功经验，制定相应标准	制定或修改工作规程、检查规程及其他有关规章制度
	8. 把未解决或新出现的问题转入下一个 PDCA 循环	

3. PDCA 循环的特点

（1）完整性、统一性、连续性：PDCA 四个阶段是一个有机整体，PDCA 循环作为科学的工作程序，其四个阶段的工作具有完整性、统一性和连续性的特点,在实际应用中,缺少任何一个环节都不可能取得预期效果,只能在低水平上重复。比如计划不周,给实施造成困难;有布置无检查,结果不了了之;不注意将未解决的问题转入下一个 PDCA 循环,工作质量也就难以提高。

（2）大循环套小循环,互相促进:PDCA 循环适用于各项管理工作和管理的各个环节。各级部门根据医院的方针目标,都有自己的 PDCA 循环,形成大环套小环。大环是小环的母体和依据,小环是大环的分解和保证。各级部门的小环都围绕着医院的总目标朝着同一方向转动。通过循环把医院的各项工作有机地联系起来,彼此协同,互相促进,从而推动质量管理不断提高。

（3）阶梯式运行,不断循环,不断提高:PDCA 循环四个阶段周而复始地运转,每循环一圈就会使质量水平和管理水平提高一步,呈阶梯式上升。如图 8-2。PDCA 循环的关键在于"处理阶段",即总结经验,肯定成绩,纠正失误,找出差距,以避免在下一循环中重复错误。

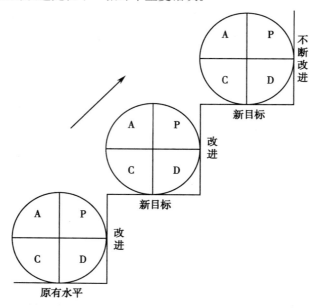

图 8-2　PDCA 循环螺旋式上升示意图

（4）科学管理方法的综合应用:PDCA 循环应用了科学的统计观念和处理方法,作为开展工作、发现问题和解决问题的工具。

4. 运用 PDCA 循环的基本要求

（1）PDCA 循环周期制度化:循环管理必须达到制度化要求。首先明确规定循环周期,周期时间既不宜过长,也不能过短,一般以月周期为宜;其次必须按循环周期作为管理制度运转,不可随意搁置、停顿。

（2）PDCA 循环管理责任制:PDCA 循环能否有效地转动起来,关键在于责任到人。首先是确定循环管理的主持人;其次是组织有关人员参加。

（3）PDCA 循环管理标准规范化:制定循环管理的相关标准、程序和制度,定期进行考核,实现 PDCA 循环运作的程序化。

（二）品管圈

1. 品管圈（Quality Control Circle，QCC）　是由在相同、相近或有互补性质工作场所的人们自发组成数人一圈的活动团队,通过全体合作、集思广益,按照一定的活动程度,运用科学统计工具及品管手法,来解决工作现场、管理、文化等方面所发生的问题及课题。

2. 品管圈基本要素

（1）成员:圈员、圈长、辅导员各司其职,共同投入参与。通过组圈过程,遴选合适的圈长及辅导员。

（2）圈名:圈命名没有统一的规定,只要圈员达成共识即可。

（3）圈徽：根据选定好的圈名，圈员们集思广益，展开头脑风暴，进行圈徽设计，并做圈徽意义说明，应从圈徽的整体、局部、与工作关联、颜色等方面加以阐述。

（4）圈会：品管圈活动是由圈长及圈员们运用现场的资料，通过头脑风暴的方式，不断发掘现场问题，并利用一些QC的手法加以分析、改善。

（5）成果：整理活动报告书，包括有形及无形的成果。其中，有形成果一般很容易用数量来表示，如不良率、延迟率、缺勤率等，可以算出改善前与改善后的差异。无形成果不容易以数量表示，通常包括圈长、圈员的个人成长或收获。如常见的护士质量意识提高、护士对工作产生了兴趣、护士向心力提升等属于无形成果。

3. PDCA循环与品管圈活动基本步骤 QCC小组活动基本程序遵循PDCA循环，包括4个阶段、10个步骤。P阶段通常包含6个步骤：①选定课题；②找出要解决的主要问题；③确定本次活动所要达到的目标；④分析产生主要问题的各种原因；⑤找出主要原因；⑥制定对策。D阶段包含着1个步骤，即按照制订的对策实施。C阶段包含1个步骤，即检查所取得的效果。A阶段包含着2个步骤，即制订巩固措施，防止问题再发生；提出遗留问题并做下一步打算。QCC小组活动的具体步骤如图8-3所示。

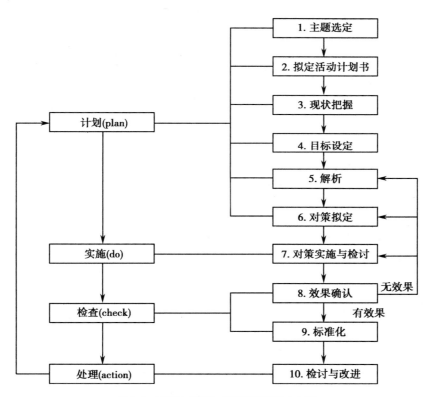

图 8-3　PDCA循环与品管圈活动基本步骤

（1）选择课题：①确定课题类型与来源：根据QCC小组活动课题的特点和活动内容，可将小组活动课题分为"现场型""服务型"及"创新型"3种类型；课题的来源有指令性课题、指导性课题及由小组自行选择的课题；②选定课题：先列出3~5个问题后，通过头脑风暴式讨论确定；确定课题名称：明确名称三项元素：动词（正向或负向）+名词（改善的主体）+衡量指标。例如："降低+门诊患者+等候领药时间""提高+住院患者+满意度""降低+CVC+堵管率"。

（2）现状调查：课题确定之后，就要对现状进行深入调查分析，确认问题改进的程度，为目标设定提供依据。主要方法与步骤如下：①绘制流程图；②把握"三现原则"，即到现场、针对现场、做现场观察，制订查检表，将现状对照标准找出差距，观察和记录差距变化；③确定主题特性：最常用方法是柏拉图分析，整理归纳出本课题的重点主题。

（3）设定目标：是确定小组活动要把问题解决到什么程度，也是为检查活动的效果提供依据。目标设定方法要围绕为什么要制定这样的目标，制定目标的依据是什么，并要有用数据表达的目标值。公式如下：

$$目标值 = 现状值 - (现状值 × 改善重点 × 圈能力)$$

其中，改善重点是现状把握中需要改善的特性的累计影响度，数据可根据柏拉图得到；目标需根据医院或单位的方针及计划并考虑目前圈能力，由全体圈员共同制订。

（4）分析原因：以头脑风暴法或问卷调查的方式进行，多采用鱼骨图。

（5）确定主要原因（查找要因）：①收集鱼骨图所列的主要原因；②分析是否有不可抗拒的因素，不可抗拒的因素不能作为要因，必须剔除；③对选出的要因逐条进行统计分析，用数据表明该要因确实对问题有重要影响，再确定或排除是否是真正影响问题的主要原因。

（6）制定对策：①提出对策：首先针对每一条主要原因，让小组全体成员从各个角度提出改进的想法，可先不考虑提出的对策是否可行；②研究、确定所采取的对策：从针对每一条主要原因所提出的若干个对策中分析研究，确定选用什么样的对策和解决到什么程度；③制定对策表：对策表必须做到对策清楚、目标明确、责任落实。按"5W1H"的原则，QCC小组常用的对策表，见表8-2。

表8-2 糖尿病患者认知率低对策表

序号	要因	对策	目标	措施	地点	负责人	时间
1	没有明确的糖尿病教育者责任制度	完善科室制度，明确教育者责任制度	开展教育次数达到规定的90%以上	1. 建立教育路径，明确职责 2. 建立周教育排班制度，教育后记录，定期汇总	护士站	赵某某	2011年8月
2	没有完整的教育流程、教育前后的评估、评价流程	制定教育流程和制度	在院按照糖尿病患者教育流程执行率达90%以上	1. 制定教育评估问卷 2. 建立教育流程	护士站	赵某某	2011年8月

注：上述对策表的排序前后是有逻辑关系的，前四项的位置是不能改变的。一般来说，对策表中的对策是相对宏观的，措施是具体的，目标应尽可能量化。

（7）实施对策：对策制定完毕，小组成员就可以严格按照对策表列出的改进措施计划加以实施，在实施过程中，如遇到困难无法进行下去时，小组成员应及时讨论，如果确实无法克服，可以修改对策，再按新对策实施。

（8）检查效果：效果通常用有形成果和无形成果来表示。

1）有形成果是直接的，可定量的，经过确认的效果。目标达成率与进步率的计算如下：

$$达成率 = \frac{(改善后数据 - 改善前数据)}{(目标设定值 - 改善前数据)} × 100\%$$

$$进步率 = \frac{(改善后数据 - 改善前数据)}{改善前数据} × 100\%$$

2）无形成果是间接的、衍生的、无形的效果。无形成果的效果确认可以用文字条例的方式表示，也可用更直观的雷达图评价法表示。

（9）标准化：取得效果后，就要把效果维持下去，并防止问题的再发生，为此，要制订巩固措施。把对策表中通过实施已证明了的有效措施，纳入医院规章制度或标准（诊疗规范、操作指南等），报医院主管部门批准。

（10）总结及今后打算：课题完成后，小组成员要坐在一起围绕以下内容认真进行总结：①通过此次活动，除了解决本课题外还解决了哪些相关问题，还需要抓住哪些没有解决的问题；②检查活动程序确定方面、以事实为依据用数据说话方面、方法的应用方面，明确哪些是成功的，哪些是需要改进的，有哪些心得体会;③认真总结通过此次活动所取得的无形效果;④在做到以上几点的基础上提出下一次活动要解决的课题,以便持续地开展 QC 小组活动。

三、护理质量评价

护理质量评价是护理质量管理中的控制工作之一,对护理质量衡量及促进起着至关重要的作用。评价指衡量所定标准或目标是否实现或实现的程度如何,一般是按照一定的标准、目标或规范要求,与目前的工作进行对比,以确定其服务质量等是否符合标准要求或达到的程度。即对工作成效的大小、进度、质量等进行判断的过程。评价应贯穿护理工作的全过程,而不只是在护理工作结束之后。

（一）护理质量评价内容

美国医疗质量管理之父多那比第安(Avedis Donabedian)于 1966 年开创性地提出了医疗质量评价的三维内涵,即结构质量、过程质量和结果质量。我国按照管理流程将护理质量评价的内容主要分为要素质量评价、环节质量评价、终末质量评价三大类。

1. 要素质量评价　要素质量评价是对构成护理服务要素质量基本内容的各个方面进行的评价,包括组织结构、物质设施、资源和仪器设备及护理人员的素质。具体表现为:①环境:患者所处环境的质量是否安全、清洁、舒适,温度、湿度等情况;②护理人员的执业资格、数量、质量及管理方式等;③器械:设备是否处于正常的工作状态,包括药品、物资基数及保持情况,要根据客观标准数量进行检查计量;④病房结构、患者情况、图表表格是否完整等。

2. 环节质量评价　环节质量评价即对护理过程的评价。这类标准可以评价护士护理行为活动的过程是否达到质量要求,可按护理工作的功能和护理程序评价。具体包括 7 个方面:正确执行医嘱方面;病情观察及治疗结果反应观测方面;对患者的管理;对参与护理工作的其他医技部门和人员的交往和管理;护理报告和记录的情况;应用和贯彻护理程序的步骤和技巧;心理护理,健康教育,身体和感情健康的促进等。

3. 终末质量评价　终末质量评价是对护理服务的最终结果的评价。评价护理服务结果对患者的影响,即患者得到的护理效果的质量。一般应选患者满意度、静脉输液穿刺成功率、事故发生率等。根据现代医学模式要求,终末质量还应从生理、心理、社会等方面加以考虑,但这方面的质量评价比较困难,因为影响因素较多,有些结果不一定是护理工作的效果,如住院天数等。

（二）护理质量评价方法

护理质量评价是一项系统工程。评价的主体是由患者、工作人员、科室、护理部、医院、院外评审机构等构成;评价的客体是由各种护理项目、护理病历、护士行为、科室和医院所构成的系统绩效;评价的过程是收集资料,资料与标准比较,做出判断。护理质量评价的对象主要是临床护理工作的各个项目,如基础护理质量、危重患者护理质量、整体护理质量、护理操作质量、护理文件书写质量、患者满意度、健康教育覆盖率、护理管理体系等。

1. 院内评价　我国大多数的医院护理质量评价,主要是通过护理部、科护士长、护士长三级质量控制组织来进行,也有部分医院在护理部下设立专职质量控制组(临时或常设机构),分片或分项对护理质量进行检查评价。

(1)逐级检查:护理部、科护士长、护士长三级质控组织,构成医院护理质量监控网络,按照护理质量标准,逐级定期(按月、季度、年度)或不定期进行质量评价。

(2)质量控制组:可为常设或临时机构,一般由具有较高业务水平和丰富管理经验的护理人员组成。每小组 3~5 人,可分科(内、外、妇、儿、门急等)或分项(基础护理、护理分级、护理安全、优质护理、消毒隔离、护士长考核等)对照护理质量标准,定期或不定期地进行质量评价。

（3）护理质量安全与管理委员会：由护理专家组成，针对高风险、高频率、重大的护理质量问题进行专项督察，以保证关键环节的质量。

2. 院外评价

（1）医院质量评审委员会评价：这是由卫生行政部门组织的对各级医院的功能、任务、水平、质量和管理进行的综合评价，是院外评价的主要形式，如医院分级管理评审由卫生行政部门组织有关专家按照评审标准，每3~4年对各级医院进行质量评价，并根据评价的结果评出相应的等级医院。

（2）新闻媒介的评价：又称社会舆论评价，这是一种不规范的院外评价方法。目前各医院主要采用聘任医德、医风监督员的方式获得对医院评价的信息反馈。

（3）患者评价：患者是服务结果的直接受益者，对服务质量最有评价权。目前各卫生主管部门和医院多采用不记名电话专人随访形式，对出院患者进行多项的满意度评价。

（三）护理质量评价形式

1. 全程评价与重点评价

（1）全程评价：全程评价就是对护理活动的全过程进行分析评价，即对护理工作的各个方面进行整体情况的检查，找出普遍性问题以及需要不断改进的地方，为进一步修订质量标准指明方向。

（2）重点评价：重点评价就是对护理工作中的某个单项进行详细的评价，如护理技术操作、护理记录等。其特点是在短时间内详细分析评价，发现问题，及时提出解决方法，采取措施进行修正。

2. 事前评价与事后评价

（1）事前评价是指在标准实施前进行的评价，找出质量问题，明确解决问题的轻重缓急。

（2）事后评价是指在标准实施后进行的评价，目的是对效果进行监测，为持续质量改进指明方向。

3. 定期评价与不定期评价

（1）定期评价是按规定和计划的时间进行评价，其特点是计划性强。定期评价又分为全面定期和专项定期评价，全面定期评价是指按照事先设定的时间，如每月、每季度或半年、一年，组织对护理质量进行全面检查评价；专项定期评价是指根据每个时期的薄弱环节，组织对某个专题进行检查评价，时间根据任务内容而定。

（2）不定期评价是指未规定评价的时间，根据需要随机进行的评价。因为评价时间是随机的，能较真实地反映质量问题，主要是各级护理管理者和质量管理人员随时按护理质量的标准要求进行的检查评价。

4. 自我评价与他人评价

（1）自我评价是由被评估者本人或本单位对自己工作质量进行的评价，如护士长自查；科护士长、护理部逐级检查或科室间进行同级交叉检查等。

（2）他人评价是由他人或机构进行的评价。常见的有上级机关的评价（如卫生行政主管部门、院级等）、服务对象评价、医生评价、护理人员之间的相互评价等。

（四）护理质量评价指标

科学、合理的护理质量指标是有效评价护理质量的主要工具，可以直接反映患者得到的临床护理服务质量。护理质量评价指标反映护理质量在一定时间和条件下基础、结构、结果等概念和数值，建立科学的护理质量评价指标是实施科学评价的基础，也是护理质量改进的重要环节。

目前，将一般护理质量评价指标分为护理工作质量指标和护理工作效率指标2类。

1. 护理工作质量指标
护理工作质量指标主要反映护理工作质量。如护理技术操作合格率、危重患者护理合格率、基础护理合格率、护理文件书写合格率、抢救物品完好率、护理不安全事件发生数、压疮发生次数等。2011年实施的《医院管理评价指南（试行）》增加了反映患者终末护理效果的评价指标，如患者满意度、住院患者压疮发生率、医院内跌倒/坠床发生率、健康教育知晓率、医院感染发生率、社会对医疗服务的满意率等。

2. 护理工作效率指标 护理工作效率指标主要反映护理工作数量,是表明负荷程度的。除特级、一级护理人次数外,其余大部分是医疗护理工作共同完成的,如出入院人数、门急诊人数、手术台次、平均住院日、床位使用率、抢救患者次数、抢救成功率等。

（五）护理质量评价结果分析

护理质量评价的结果直接表现形式主要是各种数据,但用这些数据尚不能直接对护理质量进行判断,须进行统计处理,方可进一步分析存在的质量问题,达到持续质量改进的目的。统计图表将资料形象化,具有形象鲜明、内容生动、表现力强、通俗易懂、易记忆及方便比较的特点。同时通过计算机对信息的处理,使比较复杂的、大量的质控数据处理变得简单,方便使用。

目前,国内外护理质量结果分析方法很多,可根据使用目的和具体条件采用不同的方式。常用的方法主要有定性分析法、定量分析法、定性与定量相结合评价法。定性分析方法包括统计表法、分层法、流程图法、亲和图法、头脑风暴法、特性要因图法等。定量方法包括直方图、排列图和散点图等方法。

1. 统计表 统计表采用表格形式,将数字按照一定的特点、规律编排在表格里,用以反映事物的现象和过程。统计表具有便于阅读、易于分析、比较的优点。统计表的标题位置在表格的最上方,应包括时间、地点和所要表达的主要内容。图表中的线条不宜过多、不用竖线条,一般以"三横线"为宜,表内数字一律用阿拉伯数字;需要备注时在表中用"＊"标出并在表的下方注出,如表 8-3。

表 8-3 某医院 2011 年 1~11 月送检标本缺陷次数统计表

缺乏管理要因	缺陷次数	百分比（%）	累计百分比（%）
容器选择不合理	25	36.23	36.23
无专人管理	15	21.74	57.97
标本管理责任心不强	12	17.39	75.36
病理单填写不全	7	10.14	85.50
无医生核对签名	5	7.25	92.75
标本防腐不当	3	4.35	97.10
标本存放混乱	1	1.45	98.55
甲醛配置流程不合理	1	1.45	100.00
合计	69	100.00	—

2. 统计图 统计图是用点、线、面的位置升降或大小来表达统计资料数量关系的一种陈列形式。

（1）直方图:又称柱状图,用直方图可以将杂乱无章的数据,表示为比较直观的分布状态,对于数据中心值或分布状况一目了然,便于判断其总体质量分布情况。直方图有单式（图 8-4）、复式（图 8-5）和分段式三种。

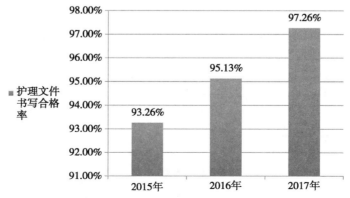

图 8-4　2015 年—2017 年某病区护理文件书写合格率比较图

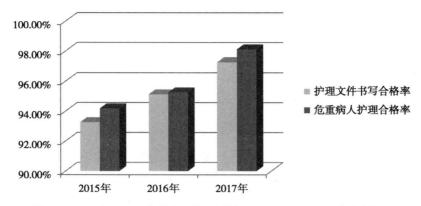

图 8-5　2015 年—2017 年某病区护理文件书写、危重病人护理合格率比较图

（2）散点图：描述两种现象的相关关系，图 8-6 示身高与体重之间的关系

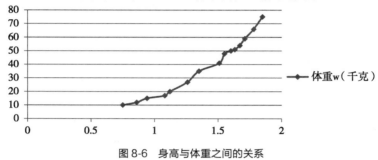

图 8-6　身高与体重之间的关系

（3）饼图：用总的面积表示总体，用扇形面积表示各部分，如图 8-7 某医院某季度护理不良事件分类。

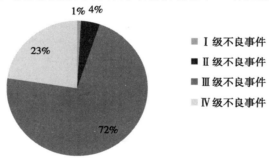

图 8-7　某医院一季度护理不良事件分类饼图

3. **流程图**　将过程的步骤用图的形式表示出来的一种图示技术，是程序分析中最基本、最重要的分析技术，它是流程程序分析过程中最基本的工具。流程图的形成步骤：①调研所涉及任务的整个流程；顺次记录每一个步骤，从第一个（或最后一个）步骤开始，并用流向进行连接，重复这个过程，直至流程图绘制完成；②用规定的符号表示流程的各个环节，见图 8-8。如 EICU 高危导管护理流程图，见图 8-9。

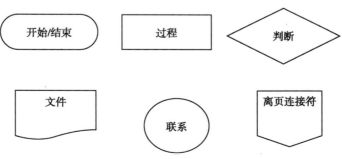

图 8-8　用符号表示流程各环节

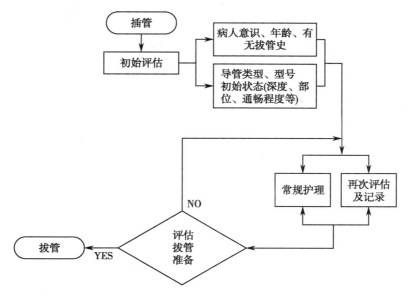

图 8-9　EICU 高危导管护理流程图

4. 头脑风暴法　又叫脑力激荡,是指一群人(或小组)围绕一个特定的兴趣或领域,进行创新或改善,产生新点子,提出新办法。

5. 排列图　又称为帕累托图、主次因素分析图,是意大利经济学家帕累托(Pareto)首先采用的。它是找出影响护理质量主要问题的一种有效方法,它可以找出和表示"关键的少数和次要的多数"的关系。在影响质量的因素中,少数一些关键问题重复发生,是管理者迫切需要解决的问题,排列图就是寻找少数关键因素的方法。

(1)排列图的组成和意义:排列图由两条纵坐标和一条横坐标以及若干个直方图和一条曲线组成。排列图左侧的纵轴表示事件发生的频数,右侧的纵坐标表示发生频数所占的百分比,横轴表示影响质量的各个因素,按影响程度的大小从左到右依次排列。直方图的高度表示某个影响因素的大小。曲线表示各影响因素大小的累计百分比(图 8-10)。

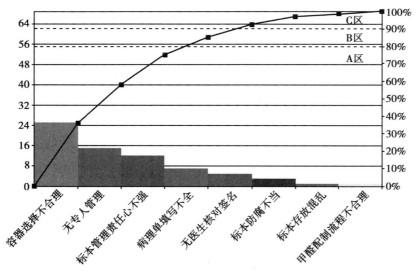

图 8-10　某医院 2015 年 1 月~12 月送检标本缺陷次数排列图

(2)排列图的作用:①确定影响质量的主要因素,通常累计百分比将影响因素分为三类:累计百分比在80%以内的为主要因素;累计百分比在 80%~90%的为次要因素;累计百分比为 90%以上的为一般因素。解决了影响质量问题的主要因素,大部分质量问题也就得到了解决。②确定采取措施的顺序,即主要因素到次要因素再到一般因素。

（3）排列图的绘制步骤：①收集一定时期的质量数据；②把收集的数据按原因分层；③计算各种原因重复发生的次数，即频数。计算不同原因发生的频率和累计频率，作整理表；④绘制排列图；⑤寻找少数关键因素，采取措施。

图8-10显示某医院2015年1~12月送检标本缺陷次数，存在的主要问题为容器选择不合理、无专人管理、标本管理责任心不强。

6. 特性要因图 因其形状很像鱼骨，又称"鱼骨图"，是日本质量大师石川康馨博士于1952年发明的，特性要因图是以系统的方式用图来表达"结果与原因"间或"期望与对策"间的关系。它是一种由结果寻找原因的方法，即根据反映出来的质量问题（结果）来寻找造成这种结果的原因，寻根究底，不断探寻，从主要原因到次要原因，从大到小，从粗到细，直到能具体采取措施为止（见图8-11）。

特性要因图绘制的步骤：①列出质量问题；②找出影响问题的各种因素；③将影响质量的因素按大、中、小分类，依次用大小箭头标出，决定大的要因可由"4M1E"的维度进行思考，即方法（Methods）、人员（Man）、材料（Material）、机器设备（Machine）、环境（Environment）；④确定真正影响质量的主要原因。如呼吸机相关性肺炎发生率高鱼骨图分析，如图8-11。

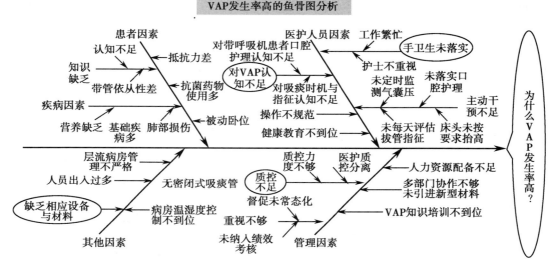

图8-11 呼吸机相关性肺炎发生率高鱼骨图分析

7. 控制图 又称管控图，是一种有控制界限的图，用来区分引起质量波动的原因是偶然的还是系统的，可以提供系统原因存在的信息，从而判断生产过程是否处于受控状态。

控制图实际上是一个坐标图，横坐标表示发生的事件，纵坐标表示质量要求值。与横坐标并行的一般有三条线，中间一条实线成为中心线或均线，是质量控制指标的均值或要达到的质量目标，中心线上下的虚线分别成为上控线和下控线，分别由均数的3倍标准差或标准误确定。如某疾病治愈率控制图，见图8-12。

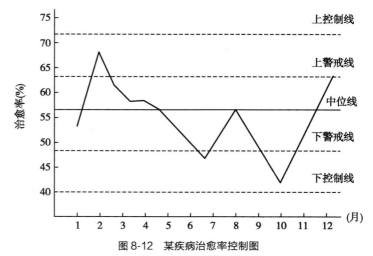

图8-12 某疾病治愈率控制图

护理质量敏感指标

指标设定的科学性和敏感度直接关系到管理的效能和效果。敏感指标是质量管理的重要抓手。从敏感指标入手,有助于管理者以点带面地进行重点管理。护理敏感质量指标,是体现护理工作特点,符合质量管理规律,与患者的健康结果密切相关的指标。2016 年,国家卫生计生委医院管理研究所护理中心及护理质量指标研发小组发布了 13 个护理敏感质量指标,相关指标如下:

$$床护比 = 1 : \frac{同期执业护士总数}{统计周期内开放床位数}$$

$$平均每天护患比 = 1 : \frac{同期每天各班次患者数之和}{统计周期内每天各班次责任护士数之和}$$

$$每住院患者 24 小时平均护理时数 = \frac{同期内执业护士实际上班小时数}{统计周期内实际占用床日数}$$

$$不同级别护士的配置 = \frac{同期某级别护士人数}{统计周期内护士总人数} \times 100\%$$

$$护士离职率 = \frac{同期护士离职人数}{统计周期末护士在职人数 + 统计周期内护士离职人数} \times 100\%$$

$$住院患者跌倒发生率 = \frac{同期住院患者中发生跌倒患者例次数}{统计周期内住院患者人日数} \times 1000‰$$

$$院内压疮发生率 = \frac{同期住院患者中压疮新发病例数}{统计周期内住院患者总数} \times 100\%$$

$$住院患者身体约束率 = \frac{同期住院患者身体约束日数}{统计周期内住院患者人日数} \times 100\%$$

$$插管患者非计划性拔管发生率 = \frac{同期某导管非计划性拔管例次数}{统计周期内该导管留置总日数} \times 1000‰$$

$$ICU 导尿管相关尿路感染发生率 = \frac{同期留置导尿管患者中尿路感染例次数}{统计周期内患者留置导尿管总日数} \times 1000‰(例 / 千导管日)$$

$$ICU 中心导管相关血流感染发生率 = \frac{同期中心导管相关血流感染例次数}{统计周期内中心导管插管总日数} \times 1000‰(例 / 千导管日)$$

$$ICU 呼吸机相关性肺炎发生率 = \frac{同期呼吸机相关一肺炎感染例次数}{统计周期内有创机械通气总日数} \times 1000‰(例 / 千机械通气日)$$

四、护理不良事件管理

问题与思考

在日常护理质量控制中,可能每月护理管理都会碰到这样的情况:①经常强调的新入科患者"三短九洁"问题迟迟不能改进;②科室质量小组根据发现的问题,进行了 PDCA、QCC 专项改进,却找不到真正原因;③上个月刚发生一起跌倒,科室进行了根本原因分析,但这个月又发生了跌倒事件等等。

思考:为什么质量问题像过山车一样反复出现?为什么改进效果不明显?

护理不良事件是评价患者安全的重要监测指标,也是医院综合管理和护理质量水平的直接体现。WHO 认为,建立统一、规范的不良事件信息上报系统,可以预防、监测、处理不良事件,促进医疗质量和患者安全。

（一）护理不良事件相关概念

1. **医疗安全（不良）事件** 指临床诊疗活动以及医院运行过程中，任何可能影响患者的诊疗结果、增加患者的痛苦或负担并可能引发医疗纠纷或医疗事故，以及影响医疗工作的正常运行和医务人员人身安全的因素和事件。

2. **医疗事故（medical malpractice）** 指医疗机构及其医务人员在医疗活动中，违反医疗卫生管理法律、行政法规、部门规章和诊疗护理规范、常规，过失造成患者人身损害的事故。

3. **医疗差错** 指虽然医方存在过错，但后果较轻，尚未触犯《医疗事故处理条例》。

4. **护理不良事件** 指在护理过程中发生的、不在计划中的、未预计到的或通常不希望发生的事件，包括护理差错及事故、严重护理并发症（非难免压疮、静脉炎等）、严重输血/输液反应、特殊感染、烫伤、跌倒、坠床、管路滑脱以及与患者安全相关的、非正常的护理意外事件（自杀、走失等）情况。

（二）医疗安全（不良）事件分级

中国医院协会结合我国当前实际情况，采用 SH9 分类法将医疗安全（不良）事件划分成 Ⅰ～Ⅳ四个级别：

Ⅰ级（警告事件）：指患者非预期的死亡或是非疾病自然进展过程中造成永久性功能丧失的事件。如患者自杀、用药错误导致患者死亡、输血或使用不相容的血液制品导致的溶血反应等。

Ⅱ级（不良事件）：指在疾病医疗过程中因诊疗活动而非疾病本身造成的患者机体与功能损害。

Ⅲ级（未造成后果事件）：指虽然发生了错误事实，但未给患者机体与功能造成任何损害，或有轻微后果而不需要做任何处理就可完全康复的事件。如未及时给患者发放检查单，导致检查推迟。

Ⅳ级（隐患事件）：指由于及时发现错误，而未形成事实的事件。如用药前发现患者身份错误。

（三）护理不良事件的分类

目前国内尚无统一的护理不良事件分类标准。依据北京市护理质量控制中心出台的相关标准，根据护理不良事件对患者造成的影响，将其分为隐患事件、未造成后果事件、微小伤害事件、中等程度伤害事件和警告事件。

1. **隐患事件** 指流程上的漏洞，有导致护理不良事件发生的风险。

2. **未造成后果事件** 亦称工作缺失，虽然发生错误，但未给患者机体或功能造成任何损害。

3. **微小伤害事件** 给患者造成微小伤害但不需要任何处理即可完全康复的事件。

4. **中等程度伤害事件** 指给患者造成伤害，且需要采取相关措施予以处理的事件。

5. **警告事件** 为非疾病自然进展过程的非预期死亡事件或造成患者永久性功能丧失的事件，即死亡事件或重度伤害事件。

为方便管理，将护理不良事件进一步细化为用药错误、输血错误、皮肤压疮、跌倒、坠床、非计划性拔管、意外伤害（烧伤、烫伤、误吸、约束意外、自伤或自杀、医疗用物或医疗仪器造成的伤害、手术清点错误、药物外渗、走失）等。

（四）护理不良事件上报程序及时限

1. **Ⅰ、Ⅱ级不良事件报告流程** 主管医护人员或值班人员在发生或发现Ⅰ、Ⅱ级不良事件或情况紧急事件时，除了立即采取有效措施，防止损害扩大外，应立即向所在科室负责人报告，科室负责人应及时（2小时内）向护理部等职能部报告（书面报告24小时内）。相关职能部门在核实结果后，再分别上报分管院领导或总值班。重大事件需经医院质量安全委员会讨论后经质控办按照规定时间网络直报国家卫生计生委医政医管局医疗质量处。

2. **Ⅲ、Ⅳ级不良事件报告流程** 报告人应在72小时内落实书面上报。相关部门提出初步分析及质量改进建议并适时通过网络直报国家卫健委医政医管局医疗质量处。

3. 对所有通过电子病历系统及 OA 网上报的《医疗安全（不良）事件报告表》，质控办指派专人负责收集登记备案，再转发给相应职能科室，须填报特定报表报告的直接上报至相关职能部门。如上报医疗安全（不良）事件涉及 2 个或 2 个以上部门，由质控办协调相应职能部门共同解决，必要时召开部门间联席会议。

（五）护理不良事件上报原则

Ⅰ级和Ⅱ级事件属于强制性报告范畴，Ⅲ、Ⅳ级事件属于自愿报告范围，具有自愿性、保密性、鼓励性和公开性的特点。

1. **自愿性** 医院各科室（部门）和个人有自愿参与的权利，提供信息报告是报告人（部门）的自愿行为。

2. **保密性** 报告人可通过各种形式报告，相关职能部门将严格保密。

3. **鼓励性** 对上报医疗安全（不良）事件的人员给予一定经济奖励。

4. **公开性** 对医疗安全信息及其结果进行分析，用于医院、科室（部门）的质量持续改进，但对报告人和被报告人的个人信息参照保密性原则给予保密。

（六）护理不良事件原因分析

全面质量管理理论强调"全企业、全员参与和全过程"的质量管理理念，忽略影响质量的任一因素，都会造成产品质量全局性的失误。通过运用全面质量管理理论，从 5 个方面对护理不良事件进行原因分析。

1. **提供照顾者——护士** 护士作为护理操作的实施者，由于违规操作、评估不足、健康教育不到位、与患者沟通不良、责任心不强、知识缺乏等极易导致护理不良事件的发生。因此，加强护士培训，提高护士整体的风险意识水平和综合素质，把好用人质量关是减少护理不良事件发生的有效手段。

2. **医疗仪器设备** 随着医疗器械的广泛使用，先进的医疗设备在诊断、救治、康复等方面发挥着不可替代的作用。在给患者带来益处的同时，仪器设备出现故障无法正常使用或使用中突发意外也为不良事件的发生埋下了隐患。例如：输液泵系统故障导致液体未按设定速度输入患者体内；电热毯温度感应器失灵导致患者烫伤；平车、轮椅制动不灵导致患者跌倒等。因此，要做好医疗仪器设备的定期维护保养和监控工作，切实保证医疗设备安全可靠地运转。

3. **耗材、药品和血液制品** 目前临床使用的药品及医疗耗材种类繁多，且部分物品相似度极高，较难辨识，不易区分，为护理不良事件埋下了隐患。例如：硫酸庆大霉素注射液与盐酸异丙嗪注射液外观相似，护士发药时极易误将盐酸异丙嗪作为硫酸庆大霉素给患者服用；肠外营养液的输入接头与深静脉导管输入接头为同一型号，极易发生肠外营养液误输入深静脉的情况。为防止此类护理不良事件的发生，对辨识难、区分难、易混淆的医疗耗材及药品设计统一的标识贴于醒目处加以区分，预防差错隐患。

4. **各种法律法规和规章制度** 各项护理规章制度及行业规范为规范指导护士行为，减少护士工作差错提供了标准。然而在临床工作中，一方面护理各项规章制度及法律法规尚不健全，护士在某些情况下无法可依或错法错依；另一方面，基于目前我国的护理发展现状，临床护理工作繁重而护士人力相对不足，因此护士为了完成工作任务，出现不规范操作甚至违规操作，为护理不良事件的发生埋下了隐患。因此，进一步建立健全护理规章制度，严格管理护理操作，是降低护理不良事件发生率的有效手段。

5. **环境** 住院环境对患者安全极为重要，环境隐患可对患者的人身安全造成极大威胁。例如：湿滑不平的地面及光线不足的场所易致患者跌倒；医院阳台未实施封闭管理，抑郁患者从阳台跳楼自杀等。因此，注重医院环境治理，彻底排查环境安全隐患，是保障患者安全、减少护理不良事件发生的重要途径。

不良事件与"奶酪原理"

每一例护理不良事件都有一个发生和发展过程,其是临床护理风险从可能演变到现实、各风险相关因素之间相互作用及产生损害的过程。正如著名的"奶酪原理"所示:将系统看成是一个多层的瑞士乳酪,每一层乳酪代表一个环节即一道防线,用其上面散布的大小不一的洞来表示该环节的漏洞(即潜在失误)。如果光线能够穿过多层乳酪上的洞,则意味着一系列潜在失误的共同作用,最终导致差错事件发生。

奶酪原理在实际工作中无处不在,每个护理工作流程都是由若干个环节串联组成的,其上一个环节上下对接正确无误,这个流程的质量和安全就有了保证,最终才能生成合格的护理服务。如果在每个环节都存在潜在失误,即上一个环节的输出存在问题,下一个环节输入把关不严,则护理过程的质量得不到控制,护理服务的质量就无法得到保证。正如墨菲定律所描述:凡事只要有可能出错,那就一定会出错。也就是说,所有的潜在失误只要有可能同时出现,那它们就一定会同时出现。由此可知,潜在失误的存在是不良事件的重要条件,而且潜在失误容易诱发失误,修复潜在失误对有效维持系统的安全与稳定极为重要。不要盲目相信上一个环节提供的输出是"必然的合格",而是要不折不扣地对其进行把关。

第三节 护理质量标准化与持续质量改进

一、护理质量标准与标准化管理

质量管理标准是以包括产品质量管理和工作质量管理在内的全面管理事项为对象而制定的标准。其内容一般包括:质量管理名词术语、质量保证体系标准、质量统计标准和可靠性标准等。标准化管理指为更好地达到某些目的而提供依据,制订、发布及实施标准的过程,标准化是进行质量管理的依据和基础。

(一)我国医院质量标准化进程

我国医院质量标准划分为四个阶段:

1. **第一阶段** 20世纪80年代以前制定的医院工作制度、各级人员职责、各类技术操作常规以及诊断、治疗、护理等技术检查标准。

2. **第二阶段** 80年代初解放军沈阳军区开展的标准化管理,并编写了《医院标准化管理》;中国人民解放军总后勤部卫生部在1979年、1985年、1998年三次修订《医院护理技术操作常规》并出版。20世纪90年代前后,全国部分省、市组织编写并出版的《医院工作标准和质量管理标准》。

3. **第三阶段** 20世纪90年代初全国范围内开展的医院分级管理和管理评审。1989年卫生部组织众多专家学者吸取国外先进经验,制定并公布了《综合医院分级管理办法》。医院分级管理依据医院的不同功能、技术结构、质量水平和管理水平,把医院分为三级十等,每级医院评审标准由基本标准、分等标准和判定标准组成。医院分级管理和评审促进了医院质量标准管理体系建设和质量管理。

4. **第四阶段** 1998年以来,随着市场竞争和医疗体制的改革,越来越多的医院开始研究贯彻ISO9000族标准,并希望通过质量体系认证。山东淄博万杰医院为我国首家获得认证的医院,深圳市人民医院、哈尔滨医科大学附属二院等先后在1999年、2000年通过ISO9002(1994年版)国际质量认证,加快了与国际医院管理接轨的进程。2000年香港那打素医院护理部获得ISO9000质量认证,开创了医院护理质量管理新的里程碑。

（二）护理质量标准化管理

护理质量标准化管理是指制（修）定护理质量标准，执行落实护理质量标准，以及不断制（修）定护理质量标准的整个过程，也是护理标准化建设不断完善的过程。

1. 制定护理质量标准的原则

（1）可衡量性原则：没有数据就没有质量的概念，因此在制定护理质量标准时，要尽量用数据表达，对一些定性标准也尽量将其转化为可计量的指标。

（2）科学性原则：制定护理质量标准不仅要符合法律法规和规章制度要求，而且要能够满足患者的需要。科学地制定护理质量标准有利于规范护士行为，有利于提高护理质量和医院管理水平，有利于护理人才队伍的培养，促进护理学科的发展。

（3）先进性原则：因为护理工作对象是患者，任何疏忽、失误或处理不当，都会给患者造成不良影响或严重后果。因此，要总结国内外护理工作的经验和教训，在充分循证的基础上，按照质量标准形成的规律制定标准。

（4）实用性原则：从客观实际出发，掌握医院目前护理质量水平与国内外护理质量水平的差距，根据现有人员、技术、设备、物资、时间、任务等条件，定出质量标准和具体指标。制定标准时应基于事实，略高于事实，即标准应是经过努力可达到的。

（5）相对稳定性原则：在制定各项质量标准时要有科学的依据和群众基础，一经审定，必须严肃认真地执行，凡强制性、指令性标准应真正成为质量管理法规；其他规范性标准，也应发挥其规范指导作用。因此，需要保持各项标准的相对稳定性，不可朝令夕改。

2. 护理质量标准化管理的方法与步骤 护理质量标准化管理的方法与步骤包括：确立目标-制订标准-实施标准-检查评价-反馈五个步骤。

（1）确立目标：目标是一个计划或方案要实现的最终的、具体的、可测量的最终结果，一般由医院的决策层制订总目标，职能科室制订分目标，科室负责目标的完成。

（2）制订标准：依据国家、部门或行业标准及各医院的实际情况，制订标准时要注意单位、地区标准要服从于国家和行业标准，可以高于但不能低于国家标准和行业标准，但必须能够做得到。

（3）实施标准：标准是一种权威性的决定，一旦确定就必须严格执行。标准执行前要组织所属人员认真学习，了解标准的内容，掌握各项质量的标准要求，自觉的执行标准，保证标准的落实。

（4）检查评价：各级管理人员应按标准要求进行监控，随时纠正偏差，保证护理质量的持续改进。

（5）反馈：对护理质量信息进行收集和反馈，不断总结经验，改进工作。

近年来有学者和卫生行政主管部门已经关注到护理质量标准，并进行了初步研究。2005 年成翼娟等人采用质性研究方法，以国际上较为通用的护理质量标准制定理论模式——美国学者多那比第安的结构-过程-结果模式为理论框架，通过系统回顾分析国内外的大量文献，制订出我国的护理标准与评价体系，分为三大部分：即医院护理的结构与组织、医院护理实践、医院护理质量绩效评价指标，每一部分又包括若干个方面和条目，共计 11 个方面 53 个条目。王建荣等人用层次分析法构建护理过程质量标准。该体系分为 1 级标准 4 项，2 级标准 12 项，3 级标准 5 项（见图 8-13）

二、医院护理分级标准

为加强医院临床护理工作，规范临床护理分级及护理服务内涵，保证护理质量，保障患者安全，2013 年 11 月 14 日中华人民共和国国家卫生和计划生育委员会颁发《护理分级》的通知，并于 2014 年 5 月 1 日施行。

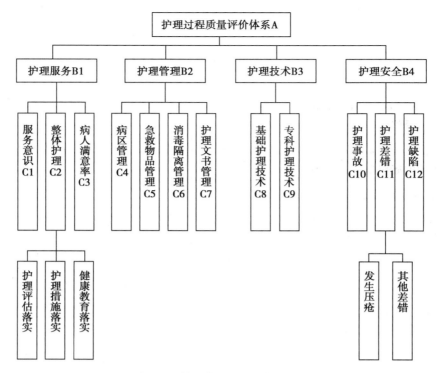

图 8-13　护理过程质量评价指标体系

（一）护理分级概念

护理分级是指患者在住院期间,医护人员根据患者病情和(或)自理能力进行评定而确定的护理级别。

（二）护理分级级别及方法

1. **护理级别**　依据患者病情和自理能力分为特级护理、一级护理、二级护理和三级护理 4 个级别。

2. **分级方法**

(1)患者入院后应根据患者病情严重程度确定病情等级。

(2)根据患者 Barthel 指数总分,确定自理能力的等级(见表 8-4,表 8-5)。

(3)依据病情等级和(或)自理能力等级,确定患者护理分级。

(4)临床医护人员应根据患者的病情和自理能力的变化动态调整患者护理分级。

（三）护理分级依据

1. **特级护理**　符合以下情况之一,可确定为特级护理。

(1)维持生命,实施抢救性治疗的重症监护患者。

(2)病情危重,随时可能发生病情变化需要进行监护、抢救的患者。

(3)各种复杂或者大手术后、严重创伤或大面积烧伤的患者。

2. **一级护理**　符合以下情况之一,可确定为一级护理。

(1)病情趋向稳定的重症患者。

(2)病情不稳定或随时可能发生变化的患者。

(3)手术后或者治疗期间需要严格卧床的患者。

(4)自理能力重度依赖的患者。

3. **二级护理**　符合以下情况之一,可确定为二级护理。

(1)病情趋于稳定或未明确诊断前,仍需观察,且自理能力轻度依赖的患者。

(2)病情稳定,仍需卧床,且自理能力轻度依赖的患者。

（3）病情稳定或处于康复期，且自理能力中度依赖的患者。

4. 三级护理　病情稳定或处于康复期，且自理能力轻度依赖或无需依赖的患者，可确定为三级护理。

表 8-4　Barthel 指数（BI）评定量表

序号	项目	完全独立	需部分帮助	需极大帮助	完全依赖
1	进食	10	5	0	——
2	洗澡	5	0	——	——
3	修饰	5	0	——	——
4	穿衣	10	5	0	——
5	控制大便	10	5	0	——
6	控制小便	10	5	0	——
7	如厕	10	5	0	——
8	床椅转移	15	10	5	0
9	平地行走	15	10	5	0
10	上下楼梯	10	5	0	——

Barthel 指数总分：　　分

注：根据患者的实际情况，在每个项目对应的得分上划"√"

表 8-5　自理能力分级表

自理能力等级	等级划分标准	需要照护程度
重度依赖	总分≤40分	全部需要他人照护
中度依赖	总分41~60分	大部分需他人照护
轻度依赖	总分61~99分	少部分需他人照护
无需依赖	总分100分	无需他人照护

三、护理质量持续改进

（一）持续质量改进的基本含义

持续质量改进是在全面质量管理基础上发展起来的，它以系统论为理论基础，强调持续的、全程的质量管理。在注重终末质量的同时更注重过程管理、环节控制的一种新的质量管理理论。护理质量持续改进是通过计划、执行、监督和评价的方法，不断评价措施效果并及时提出新的方案，使医院质量循环上升。

（二）护理质量持续改进时机

护理质量改进时机，包括两方面内容。

1. 出现护理质量问题即不合格项目后的改进，及时针对护理服务过程检查、体系审核、顾客投诉中呈现出来的问题，组织力量，予以改进。

2. 没有发现质量问题时的改进，主要是指主动寻求改进机会，主动识别顾客有哪些新的期望和要求，在与国内外同行比较中寻求改进方向和目标，并予以落实。

（三）持续质量改进的步骤

质量改进的步骤本身就是一个 PDCA 循环，可分为 7 个步骤完成。

1. 明确问题　需要改进的问题很多，但最常见的是质量、成本、交货期、安全、激励及环境等 6 个方面。选题时通常也围绕这 6 个方面来进行，如降低不合格率、降低成本、保证交货期等。

2. 掌握现状　质量改进课题确定后，就要了解把握当前问题的现状。

3. **分析问题原因** 分析问题原因是一个设立假说、验证假说的过程。

4. **拟定对策并实施** 根据主要原因,拟定对策实施表,并落实。

5. **确认效果** 对质量改进的效果要正确地确认,错误地确认会让人们误认为问题已得到解决,从而导致问题的再次发生。反之,也可能导致对质量改进的成果视而不见,从而挫伤了持续改进的积极性。

6. **防止再发生和标准化** 对质量改进有效的措施,要进行标准化,纳入质量文件,以防止同样的问题发生。

7. **总结** 对改进效果不显著的措施及改进实施过程中出现的问题,要予以总结,为开展新一轮的质量改进活动提供依据。

(四)护理质量改进方法的应用

案例8-1

描述

降低呼吸机相关性肺炎发生率

呼吸机相关性肺炎(Ventilator associated pneumonia,VAP)是指机械通气(MV)48小时后至拔管后48小时内出现的肺炎,是医院获得性肺炎(Hospital-acquired pneumonia,HAP)的重要类型,其中MV≤4天内发生的肺炎为早发性VAP,≥5天者为晚发性VAP。是评价医院院感管理的重要质量指标之一。

2016年某院重症医学科住院患者VAP发生率一直高于全省基线水平(14.48‰),不符合医院质量管理要求,也增加了患者痛苦,延长了住院天数,严重时甚至危及患者的生命。降低VAP发生率,对患者而言,能减轻痛苦,缩短住院时间;对医院而言,能促进医疗服务质量的持续改进,提升服务能力;对科室而言,能规范操作流程,提高抢救率;对医护人员而言,能增强责任心和使命感,提升职业自豪感。2016年重症医学科对VAP发生率进行数据收集,统计结果详见表8-6。

表8-6 某医院2016年重症医学科VAP发生率(‰)

季度	项目 发生率
一季度	23.88‰
二季度	24.56‰
三季度	26.08‰
四季度	31.09‰

经过分析,发现存在的原因有:护士对VAP认知不足、主动干预不足、手卫生未落实、质控力度不足、缺乏相应设备、人力资源配备不足等原因。

针对以上问题,重症医学科成立了合力圈(圈名)制定了相应对策:①制定各项评估表及护理指引;②对VAP相关专业知识培训并考核;③加强医护人员对预防VAP发生的主动干预;④加大VAP发生的监控力度。

结合本章所学PDCA、品管圈对此案例进行相应解析。

解析

根据PDCA循环、品管圈活动基本步骤,对此案例分析如下:

（1）计划阶段

1）选定课题：降低呼吸机相关性肺炎发生率。

2）找出要解决的主要问题：绘制改善前柏拉图。根据柏拉图分布结果显示，见图 8-14，VAP 相关知识缺乏、护士主动干预不到位、手卫生未落实最多，占 79%，根据柏拉图二八定律，将此三大项目列为本期活动的改善重点。

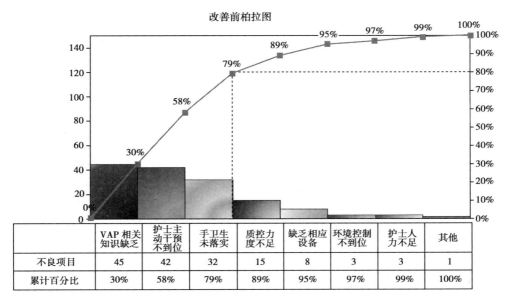

改善前柏拉图

	VAP 相关知识缺乏	护士主动干预不到位	手卫生未落实	质控力度不足	缺乏相应设备	环境控制不到位	护士人力不足	其他
不良项目	45	42	32	15	8	3	3	1
累计百分比	30%	58%	79%	89%	95%	97%	99%	100%

图 8-14　降低呼吸机相关性肺炎发生率改善前柏拉图

3）确定本次活动所要达到的目标：根据目标值计算公式确定目标值为 13.90‰。目标值计算过程如下：

$$目标值＝现况值-改善值（现况值×改善重点×圈员能力）$$
$$＝31.09‰-（31.09‰×79\%×70\%）$$
$$＝13.90‰$$

注：圈员能力 70% 由全体圈员根据解决问题的能力讨论得出。

4）分析产生主要问题的各种原因：采用头脑风暴法，绘制鱼骨图，见图 8-11 呼吸机相关性肺炎发生率高鱼骨图分析。

5）确定主要原因：根据确定要因方法，如柏拉图或调查表法，最终确定了护士对 VAP 认知不足、主动干预不足、手卫生未落实、质控力度不足为主要原因。

6）制定对策：根据以上主要原因，进行对策拟定。

（2）执行阶段：即实施对策，相关对策见表 8-7 至表 8-9。

（3）检查阶段：即效果确认，改善后对 2017 年一季度 VAP 发生率进行统计为 13.33‰。根据目标达成率计算公式得出达成率为 103.31%。计算过程如下：

$$目标达成率＝\frac{（改善后-改善前）}{（目标值-改善前）}×100\%$$
$$＝\frac{（13.33‰-31.09‰）}{（13.9‰-31.09‰）}×100\%$$
$$＝103.31\%$$

（4）处理阶段：包括标准化及总结。将《呼吸机相关肺炎预防控制及撤机指征评估表》《重症医学科患者镇静评估表》《护理操作准入制度》等标准化，制定《ICU气管插管及口腔护理操作指引》并纳入科室流程改善。通过此次活动，除了解决本课题外还解决了哪些问题，有哪些还需要改进，仍需要改进的地方纳入下一轮PDCA循环。

表8-7 对策一 组织VAP相关知识培训

对策一	对策名称	组织 VAP 相关知识培训
	主要原因	认知不足

对策内容： 1. 对全科人员进行 VAP 相关理论、操作知识培训。 2. 科室晨会至少每周一次提问预防 VAP 发生相关知识。	对策实施： 1. 11 月 2 日科室质量与安全会议上对全科医务人员进行 VAP 相关理论知识培训。11 月 9 日对全体护士进行预防 VAP 发生操作培训。 2. 护士长每周一晨会进行 VAP 相关知识培训。 负责人：田某某 实施时间：2016-11-2 至 2016-11-30 实施地点：医院会议室、病区护士站
	P　　D A　　C
对策处置： 改进后效果良好，继续维持。	对策效果确认： 1. 培训按时完成。 2. 护士长抽考 12 名护士关于预防 VAP 发生相关措施，合格率 98.5%。 3. 护士长晨间提问落实状况：落实率达 100%。

表8-8 对策二 制定标准，完善设施

对策二	对策名称	制定标准，完善设施
	主要原因	主动干预不足

对策内容： 1. 建立评估表，制定指引。 2. 完善设施设备。	对策实施： 1. 11 月 6 日圈员间、科室开会讨论修订相关表格、制定指引。 2. 11 月 7 日至 11 月 12 日制定 VAP 集束化预防措施评估表、气管插管拔管指征评估表、急危重症患者口腔护理指引、镇静作业标准书等 3. 11 月 13 日至 11 月 30 日统一申请氯己定漱口液供患者使用、购买声门下吸引特殊器材、密闭式吸痰管、科室配置充足的手消设备。 负责人：陈某某 实施时间：2016-11-6 至 2016-11-30 实施地点：重症医学科
	P　　D A　　C
对策处置： 将 VAP 集束化预防措施评估表、气管插管拔管指征评估表、急危重症患者口腔护理指引及镇静作业标准书等纳入科室管理规定。	对策效果确认： 1. 按时完成相关任务。 2. 抽查评估表，落实状况良好。

表 8-9　对策三　加强对 VAP 监管

对策三	对策名称	加强对 VAP 监管
	主要原因	VAP 监管力度不够

对策内容： 1. 将 VAP 发生率列为科室质量与安全管理监测指标。 2. 设计 VAP 预防专项督查表。	对策实施： 1. 将 VAP 预防率（床头抬高 30°）纳入科室专科护理质量控制指标。 2. 将 VAP 发生率列为科室质量与安全管理监测指标并每月监测。 负责人：丁某某 实施时间：2016-12-1 至 2016-12-8 实施地点：重症医学科
	P　　D A　　C
对策处置： 改进后效果良好，继续维持。	对策效果确认： 将 VAP 预防率、VAP 发生率列为科室质量与安全管理监测指标并每月监测。

（宁晓东）

学习小结

　　本章首先从质量管理概述、质量管理发展史、护理质量管理原则与任务、护理质量管理方法与持续改进等方面详细阐述了如何做好质量管理、持续改进；学生通过本部分学习，能初步认识护理质量管理、护理质量管理标准，知晓护理质量持续改进方法。通过对本章学习，学生能够阐述 PDCA 循环的方法与步骤，了解品管圈相关知识，初步形成持续质量改进意识。

复习思考题

1. 简述护理质量管理的过程。
2. PDCA 循环模式的方法与步骤有哪些？
3. 简述医疗安全(不良)事件的分级。
4. 简述护理质量标准化管理的步骤。
5. 试述持续质量改进的时机。

第九章　护理服务与护理安全

9

学习目标	
掌握	护理服务、护理安全、护理风险及职业暴露的相关概念；具有患者满意度管理的意识和基本能力。
熟悉	护理服务对象需求；常用护理风险评估方法；护理安全管理的相关内容；职业暴露与防护措施；标识在护理中的应用。
了解	护理服务的分类；护理服务标准的构建；护理安全文化；依法执业与执业安全相关内容。

第一节　护理服务与服务标准

问题与思考

近年来,随着我国改革开放的不断深入,国际交流日益增加,上海浦东新区某医院的外籍患者数量持续增长,由于这些患者来自不同国家、民族,其语言、肤色及文化背景也不同,患者的多元化需求明显增加。为了给这些外国友人提供优质的护理服务,该院护理管理者制定多元化护理管理实施方案,其中包括外语培训考核计划及实施;制定保护隐私、尊重宗教信仰、尊重饮食习惯、尊重风俗禁忌制度;修订护理接待流程等。

思考:临床护理人员如何提高护理服务质量?

一、护理服务概述

每个人对服务都不陌生,服务无处不在,"每个人不是在为他人服务,就是在接受他人的服务。"随着医改的深入,医疗服务机构之间的竞争日趋激烈,医院之间的竞争不仅体现在医疗技术上,更多的是体现在服务质量上。护理服务是对就医者或服务对象提供的与护理相关的服务。护理服务理念由"以疾病为中心"向"以患者为中心"及"以人类健康为中心"方向发展,服务形式由单纯技术性服务向"温馨服务""人性化服务""全程服务""整体化服务"等方向发展和转变。

(一)护理服务的概念

1. 服务(service)　1990年格鲁诺斯(Gronroos)给服务下的定义是:"服务是以无形的方式,在顾客与服务资源、有形资源等产品或服务系统之间发生的,是可以解决顾客问题的一种或一系列行为。"服务是员工在向顾客提供产品或运营过程中表现出来的在知识、能力、工作热情等方面水平高低的一种能力。

2. 护理服务(nursing service)　指护士借助各种资源向护理服务对象提供各种服务,是护理与服务的有机结合,属卫生领域的服务行为,是护理活动的重要载体和外在形式。护理服务的对象是人,除具有生物特点外,还具有社会和心理特点,因此,护理服务的目标必须是"以患者为中心",在保证患者安全的前提下,提供及时、有效、满意的服务。

相关链接

基于 JCI 标准下的护理服务

美国医疗机构评审联合会(JCAHO)的国际联合委员会(JCI)是世界卫生组织认可的全球评估医院品质的权威评审机构。JCI标准的理念是站在患者和公众利益上,最大限度地实现医疗服务"以患者为中心"的理念。通过建立医疗制度和流程,医院可以进行规范化管理,持续改进医疗服务质量,保证护理安全,为患者提供优质的人性化医疗服务。其根本目的是为了保证患者安全、维护患者权利和提升医疗照护服务品质,最终使医院得到患者与社会的广泛认可。

(二)护理服务的分类

1. 按服务对象的需求分类　可分为基本服务、期望服务及愉悦服务。

（1）基本服务:指必须具备的、理所当然的服务。缺乏基本服务,会使患者很不满意,具备了基本服务也只能让患者没有不满意。

（2）期望服务:指要求提供的产品或服务比较优秀,即越舒适、越快、越好的服务,具备了期望服务能让服务对象感到满意。

（3）愉悦服务:指让患者意想不到的、感到惊喜的服务。

2. 根据软、硬件情况分类 可分为硬件服务、软件服务。

（1）硬件服务:提供优美舒适的诊疗环境（如图9-1、图9-2）、先进的医疗设备和良好的后勤保障条件等。

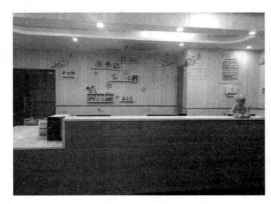
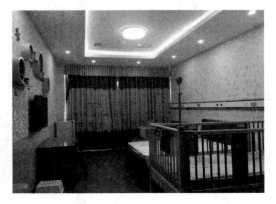

图9-1 温馨的儿科护士站   图9-2 舒适的病房

（2）软件服务:先进的医院文化、良好的声誉与品牌、高水平的医务人员、高超的技术、充足的医疗健康信息以及优质服务与管理等。

3. 根据工作范围分类 可分为门诊护理服务和住院护理服务。

（1）门诊护理服务:指门诊患者来医院就诊至诊疗结束这段时间提供的护理服务,是医院的窗口服务。门诊护理服务具有患者流量大、服务流程环节多、病种复杂、看病时间短、候诊时间长、护理工作时效性强等特点。护理服务伴随着门诊患者的整个就诊过程。门诊护理服务的宗旨就是提供便捷、安全、及时、有效的护理服务。

（2）住院护理服务:护士向住院患者所提供的各种服务。住院患者要在医院生活一段时间,医院需要提供24小时连续性医疗和护理。对住院患者的护理服务,一般可以分为基础护理服务和专业护理服务。基础护理服务主要满足患者饮食、睡眠、穿衣、活动、排泄、安全等方面的需求;专业护理服务是根据病情需要,执行各类医嘱和护理措施,以及健康教育、心理护理、应急抢救等。

（三）护理服务的特性

1. 护理服务的一般特性

（1）互动性:护理人员的言语、行为、衣着、情绪等会影响患者的情绪,如何调动患者的自信心和积极性,使患者树立信心,始终保持良好的精神状态,并取得患者和家属的配合与支持,对患者健康的恢复有较大的促进作用。

（2）相对性:任何医疗护理技术都是在一定的生产力发展水平基础之上的,会随着生产力水平的发展而发展。因而,护理服务质量会因时间、地点、环境的不同而具有相对性。

2. 护理服务的专业特性

（1）专业性与技术性:提供护理服务需要有相应的专业知识和技术水平。只有受过专门的教育和培训并且获得护士执业资格的人,才能提供专业的护理服务。因此,护理服务的供给受护理教育的规模、水平和效率的影响,也受到执业资格等条件的限制。

（2）风险性:由于每个个体的内外环境千差万别,医疗保障条件各异,提供相同的护理服务中常会出现不同的效果,甚至发生意外,后果常不可预测,甚至引发医疗纠纷,给护理服务质量的保证带来影响。因此,护理服务是高风险行业,难以对服务对象做百分之百的承诺。

（3）时间性:护理服务具有较强的时间性。护理服务不但随着患者昼夜生活及生物钟的变化而周而复始地进行。同时,护理服务具有很强的时间要求,按时治疗,及时抢救,是保证护理服务质量的前提。

（4）道德性:救死扶伤,发扬人道主义精神,这是医务人员的天职。但随着社会的进步和患者对健康的需求,医院作为一个特殊的服务行业机构,其服务对象主要是患者,人文关怀应作为医院管理服务的主题内容。护理人员在服务过程中,必须有崇高的职业道德,恪守伦理道德的基本原则,发扬人道主义精神,做好各项护理服务工作。

（5）高质量性和无误差性:护理服务的供给涉及人的健康和生命,其最终目的是为了维护和促进人的健康,任何一个低质量服务的提供,都会给人的健康带来不利的影响,并且某些护理服务行为对人的创伤具有不可逆性,关系到患者的生死存亡或影响患者的生存质量,没有亡羊补牢的余地。因此,要求护理人员具有熟练的技术和良好的服务态度,保证服务质量。

二、护理服务标准

为了确保提供优质护理服务,管理者要了解护理服务对象的期望,制订服务标准,定期进行满意度调查,及有效地处理投诉等一系列工作。这是护理服务管理的重点,也是本节讨论的主要内容。

（一）护理服务对象需求评估与分析

随着社会的发展和人民生活水平的提高、人口老龄化的进展,人们对卫生保健的需求也在不断增长。护理服务需求作为卫生保健需求的重要组成部分,也随着发生巨大变化。

护理服务是一个满足就医顾客需求的过程,了解就医顾客需求,并尽可能地给予满足,可使就医顾客不仅得到高质量和具有安全保障的医疗和护理服务,还能得到温馨的感觉和愉悦的体验从而提高其对护理服务的满意度。如一个单身独居老年人生活自理能力渐差,儿女又不在身边,生活极其不方便,需要有人给予照顾,这就构成了老年人家庭护理的需要。但这只能反映一种主观需要,只有当人们根据自己的支付能力,进到医院寻求医疗卫生服务,或进入养老院,或请来家庭护理人员,才算形成医疗保健服务或护理服务需求。

护理需求是指实际发生的、消费者有能力支付的护理保健服务,是护理专业可持续发展的基础,其形成的基本条件包括两个方面:①使用护理服务资源的愿望;②消费者支付能力。护理需求按照不同的分类方法可分为:

1. 按护理服务范围分类　可分为医院内护理服务需求和医院外护理服务需求。

（1）医院内护理服务需求:随着人民群众物质文化水平的提高,人们对医院总体服务模式、服务范畴、服务深度提出了更高的要求。不仅要求医院给患者提供良好的医疗服务,而且要求能够提高社会、心理、生活、教育等多方面的综合服务水平;不仅要求医院能致力于降低死亡率,提高治愈好转率,而且要求能够帮助患者减少致残率,指导出院患者提高适应生活、工作和社会的能力,以提高生命质量;不仅要求医院能提高患者的治疗效果,而且要求全程注意降低医疗成本,节省费用支出。

（2）医院外护理服务需求:社区的服务对象不仅包括患者,还包括健康人群。所以,其需求既包括常见病、多发病的诊治,慢性病的防治,传染病的预防,又包括老年人、残疾人、妇女儿童等人群的保健护理、健康咨询及健康教育等。

2. 按护理服务的迫切性分类　可分为维护生命的护理服务需求、一般性的护理服务需求、预防和保健性护理服务需求。

（1）维护生命的护理服务需求：主要指对危及患者生命的急危重症的医疗护理服务需求。因其面临生与死的考验，故迫切性极强。如医院内的急诊救护、危重症监护等。

（2）一般性的护理服务需求：主要指尚不威胁患者生命的急、慢性疾病，以及一些使人感到不适的症状引起的医疗护理服务需求。如住院患者转诊到社区的治疗等。

（3）预防和保健性护理服务需求：主要指因预防疾病、健康保健而产生的卫生保健护理需求。随着生活水平的提高，人们不仅希望生活富裕，还希望身体健康，延年益寿，使预防保健性护理服务需求呈上升趋势，如新生儿预防接种服务、产妇围产期护理服务等。

3. 按护理服务的特性分类 可分为诊疗护理需求、救治护理需求、保健护理需求、心理护理需求和临终护理需求。

（1）诊疗护理需求：医疗服务的基本功能就是满足人民群众的医疗、保健、预防和康复等需求，患者到医院就诊，最基本的目的就是治愈疾病。充分利用医疗机构的资源，安全有效地获得最高层次的治疗和护理服务，尽可能地解除或减轻痛苦，最终达到治愈疾病或提高生存和生命质量的目的。

（2）救治护理需求：病情危重、变化快，随时可出现生命危险的患者如多脏器功能衰竭者，需要严密、连续、有效地病情观察，以便随时掌握疾病发展情况，及时组织抢救治疗，挽救患者的生命。

（3）保健护理需求：就医顾客不仅指患者，还包括健康、亚健康人群，例如：产妇、体检人员和保健咨询者等。这类需求主要来自广大民众对健康认识的深化，希望做到"无病防病""有病早治""既病防残"，使生命的全过程都得到适当的保护。

（4）心理护理需求：疾病及各种压力作为一种应激源在人的生命过程中是不可避免的。从医疗实践的过程来看，就医顾客有求愈心理，强烈渴求恢复健康；求快心理，希望药到病除；求细心理，希望医生对病史掌握更详细，对病情观察更细心；求廉心理，希望价格低，透明度高；求新心理，新药、新技术引起一部分人的兴趣与需求；求名心理，很多人无论大小病均愿意到大医院寻求专家就诊。因此，就医顾客希望得到精神上的支持和帮助，解决心理上的问题，使身心都得到满足。

（5）临终护理需求：临终和死亡是人生必经的阶段，无论在否认期、愤怒期、商讨期、抑郁期还是接受期，都需要得到理解、安抚和情感支持，保证较高的生命质量，使内心得到平静。同时，临终患者的亲属也需要护士给予耐心、关怀的态度和支持性行为，以缓解丧亲者哀伤情绪。

（二）护理服务标准的构建

医院服务的优劣直接影响医院的生存和发展，而能否最大限度地满足患者需求是决定医院服务优劣的关键。服务标准是指服务机构用以指导和管理服务行为的规范。医疗服务机构通过护理服务调研和关系营销了解就医顾客的期望或要求后，转化成服务标准，通过实际服务使其满意。

1. 顾客导向服务标准 许多服务机构的服务标准是来自机构自己的期望，这称为服务机构导向服务标准。这样的服务标准与顾客期望之间存在着差距。为了缩小这种差距，首先要从顾客的期望出发制订服务标准，即顾客导向服务标准，是指服务机构按照顾客期望或要求而制订的服务标准。

2. 顾客导向服务标准制订的程序 顾客导向服务标准制订程序见图9-3。

（1）确定服务接触环节和就医顾客的期望

1）确定服务接触点及相应的顾客期望（见图9-4）：门诊顾客就医过程确定为6个服务接触点：挂号、诊疗、交费、检查、取药、治疗。就医顾客对不同服务环节（接触点）的期望是不一样的。在挂号服务环节，顾客的期望是挂号服务人员分诊准确、反应快；在诊疗服务环节，顾客的期望是诊疗及时、准确、花费少；在交费服务环节，顾客的期望是账单准确，手续简化、便捷；检查服务环节，顾客的期望是等候时间短，报告结果迅速、准确；在门诊治疗服务环节，顾客的期望是用药及时、准确，有问题处理及时，环境舒适，医护人员言语文明礼貌等。

2）确定服务接触点的重要程度：就医过程需要确定可能影响整体服务质量的每个服务接触点的重要程度。服务接触点的重要程度来自服务调研，可用百分数表示。

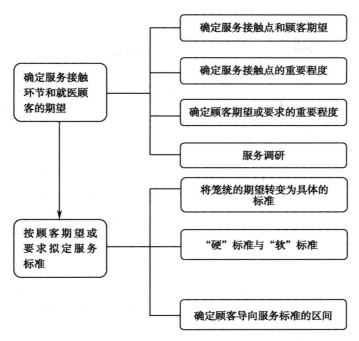

图 9-3　顾客导向服务标准制订程序

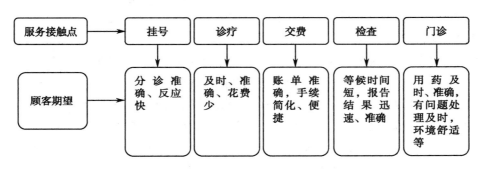

图 9-4　确定服务接触点和顾客期望

3）确定顾客期望或要求的重要程度：确定某个服务接触环节的期望或要求，也包括确定顾客的这种期望或要求的重要程度。通过调研将顾客的期望或要求进一步深化、细化和具体化。可以采用探索性调研的方法深入调研顾客的期望或要求，通过深度访谈、小组访谈等方法，收集顾客对服务标准的期望。例如调研就医过程中的挂号、诊疗、检查等环节中顾客的期望和要求，按其重要性排序，以便制订服务标准时能够掌握重点。

（2）按顾客期望或要求拟定服务标准

1）将笼统的期望转变为具体的标准："服务质量令人满意"这样的期望或要求，是抽象、笼统的，没有可操作性的，显然不能作为服务标准。"阑尾炎急诊患者术前准备不超过 1 小时"则是具体的、明确的，可作为一项服务标准。

2）"硬"标准与"软"标准：顾客对服务质量的感知包括可靠性、反应性、保证性、关怀性和有形性 5 个层面。服务的可靠性、反应性和有形性有关的服务标准组成"硬"标准。例如，"电话铃响 3 声之内必须有人接""为长期卧床患者每 2 小时翻身 1 次"等。服务的关注性、保证性有关的服务标准是"软"标准。例如，"要关注就医顾客的个性化需要"是一项与关注性有关的服务"软"标准。

3）确定顾客导向服务标准的区间：由于顾客的期望或要求通常有一个区间或范围，如理想区间、宽容区间和合格区间。因此，体现顾客期望或要求的服务标准相应也可以表达为区间。服务机构可根据自身的特点和战略，决定选择哪一区间作为制订服务标准的基础。

三、现代医院护理服务理念与体系

随着医学模式的发展,医疗护理技术水平的不断提升,多数患者已不仅仅满足得到最佳的治疗效果,而是希望在治疗的过程享受最佳的护理服务。将现代护理服务理念贯穿于医疗服务全过程,赢得就医顾客的认可和保持较高的满意度是每个护理管理者必然面对的问题。

(一)现代医院的护理服务理念

1. **JCI 评价标准** 美国医疗机构评审联合会(JCAHO)的国际联合委员会(JCI)是世界卫生组织认可的全球评估医院品质的权威评审机构。JCI 标准的理念是站在患者和公众利益上,最大限度地实现医疗服务"以患者为中心"的理念。通过建立医疗制度和流程,医院可以进行规范化管理,持续改进医疗服务质量,保证护理安全,为患者提供优质的人性化医疗服务。其根本目的是为了保证患者安全、维护患者权利和提升医疗照护服务品质,最终使医院得到患者与社会的广泛认可。

2. **优质护理服务** 2010 年国家卫生部办公厅关于印发《2010 年"优质护理服务示范工程"活动方案》的通知,在全国范围内倡导和推进优质护理服务。优质护理服务是指以患者为中心,强化基础护理,全面落实护理责任制,深化护理专业内涵,整体提升护理服务水平。优质护理服务的内涵主要包括:满足患者基本生活的需要,保证患者的安全,保持患者躯体的舒适,协助平衡患者的心理,取得患者家庭和社会的协调和支持,用优质的护理质量来提升患者与社会的满意度。

(二)系统化的护理服务体系

1. **建立健全规章制度,规范临床护理实践** 俗话说,无规矩不成方圆。制度是组织内成员需要共同遵守的行为规范,以保证组织有效运转。护理管理者应严格按照国家规定,及时制定、修改和完善临床护理工作规章制度、疾病护理常规和临床护理服务规范、标准,规范临床护理执业行为,提高护理人员依法执业意识,从而保证护理工作有章可循、有据可依。制度是安全的保障,护理常规是护理工作的基本准则。护士严格遵守医院的各项规章制度及技术操作规程,严格执行三查七对、无菌技术操作等原则,有利于形成规范的临床护理体系,促进护理服务质量的提升。

2. **学习先进管理理念,转变护理服务观念** 理念是经过深入思考,具有系统性、全面性和深刻性的意识。思想有多远,我们就能走多远。通过学习、借鉴先进的管理理念,建立科学、合理、有效的护理服务体系,将先进、优秀的护理理念应用到实际工作中,包括护理流程、专科业务、护理操作、分层培训、查房安排、护理评价等。同时树立正确的护理服务观念,并将其贯穿到医院的各项工作中,落实到护理服务的每一个岗位、每一个环节上。

3. **一切以患者为中心,构建和谐医患关系** 2015 年国家卫生计生委国卫办 15 号文件《关于进一步深化优质护理、改善护理服务的通知》明确指出:"护士要增强主动服务和人文关怀意识,深化"以患者为中心"的理念,尊重和保护患者隐私,给予患者悉心照护、关爱、心理支持和人文关怀"。以人为中心是对人存在的意义、价值、自由和发展的一种珍视和关注的思想。护理工作的直接服务对象是每一位就诊的患者,护士与患者接触的时间较多,护理服务质量直接影响其对医院的评价。态度和蔼、语言文明、服务热情、尊重与理解,并与患者建立一种彼此信任的良好互动关系,是每位护士的行为准则。

4. **合理使用人力资源,落实护士分层培训** 首先应合理分配医院人力资源,建立动态岗位管理制度,根据患者、科室等情况,实行弹性排班,保证护理工作井然有序。其次重视护理人员培训,制定详细的培训管理制度,设计不同阶段的培训课程,建立各阶段的考核记录,使培训常态化、规范化。培训应着重加强两个方面的内容:一是从优质护理的制度层面、物质层面、目标层面等方面进行全面分析,使护理人员更加明确优质护理服务的内涵和职责;二是要结合专科特点,强化护士的护理技能培训,特别是对危重症患者的护理,不断提高护理人员的业务水平,从而提高医院的护理服务质量。

5. 树立医院护理文化，积极开展创新服务　所谓文化是指存在于特定环境中被普遍认可的价值观念。护理文化是护理工作在特定环境中长期形成的、具有护理个性的信念和行为方式。良好的护理文化能提高护士对工作的认同感和生活幸福感，促进其业务技能的巩固和自身素质提高，从而有利于护理服务质量的提升。此外，还可通过开展各式各样的创新服务，提升文化氛围。如开设急救绿色通道，建立快捷方便的预约平台，成立不同病种患者"温馨之家"，在儿科重症监护病房倡导"以家庭为中心"的服务模式，让家长陪伴在孩子身边，减轻孩子的焦虑痛苦等等。通过实际行动营造护理文化氛围，增强服务意识，转变服务理念，改善服务态度，提倡主动服务，从而提高服务品质。

6. 加强支持系统建设，优化护理服务流程　加强支持保障系统的建设，缩短护士从事非护理工作的时间，如医院统一配送病房口服药品、静脉用药，购置先进的基础护理辅助器具并聘请专业人员对护士进行指导和培训，保证基础护理工作的安全和质量，缩短护士非护理工作时间，将护士还给患者。此外根据患者的实际需要，减少就诊环节，节省就诊时间，切实解决其在就诊过程中遇到的实际困难。对长期困扰患者和医院的一些问题，如挂号、收费、取药时间长，诊病时间短等问题，要认真研究解决；可以采取电话和网上预约挂号，实行弹性工作制度，合理调配人员力量，增设服务窗口等方式，优化服务流程，缩短等候时间，提高患者就医满意度。

相关链接

保护患者隐私的细致服务

◆床头卡上患者的疾病诊断采用英文首字母缩写

◆不在电梯、病房过道等公众场所讨论患者病情

◆无存档需要的患者信息资料及时销毁

◆进行科研、教学时需经患者同意

◆分享病例及故事，对有关患者的任何信息都需经隐私保护处理。

（三）加强患者满意度管理

现代营销学之父菲利普·科特勒指出："满意是一个人通过对一个产品或服务的可感知的效果与他们期望值相比较后形成的感觉状态。"20世纪90年代以来，我国卫生部将患者的满意度作为医院评审的重要指标。

1. 概述　满意是一种心理状态。是客户的需求被满足后的愉悦感，是客户对产品或服务的事前期望与实际使用产品或服务后所得到实际感受的相对关系。满意度则是服务达到顾客期望值的程度。

顾客在接受服务的过程中，满意与否取决于一个人的价值观和期望值。其满意心理反应见图9-5，当现实情况与期望一致时，产生满意的心理反应，可表现为忠诚于这个组织或服务；当现实情况小于期望值，则产生不满意的心理反应，可表现为抱怨、投诉。若抱怨没有得到有效处理，顾客就会放弃这个组织或服

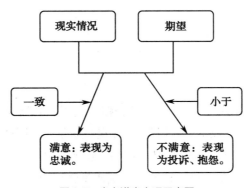

图9-5　患者满意心理示意图

务。对组织来讲,就失去这个顾客,失掉了市场。

2. 患者满意度的管理 我国原卫生部 1997 年 9 月颁布的《综合医院评审标准》、2011 年版《三级综合医院评审标准实施细则》中,都明确要求医院进行患者满意度调查,并规定满意度不得低于 85%,并实行一票否决制。因此,可以认为患者满意度是患者评价医院服务质量、医院改进工作的最重要的指标。患者满意度可用下列公式表示:

$$患者满意度=患者感受值/期望值$$

从上述患者满意度公式可以得知,在提高"患者感受值"的同时,还应加强对患者期望的管理,因为"期望值"增大,将使满意度下降。要主动了解顾客对服务的期望,创造能够兑现的顾客期望,并与就医顾客保持沟通,通过交流,调整就医顾客对医院过高或者不切实际的期望值,强化顾客对医院的信任度。

3. 满意度的调查方法 调查的方法有很多种,总体分为患者在院时调查和出院后调查。采用无记名满意度调查的方法,通过访谈、发放《护理满意度调查表》、电话测评等方式获取调查结果。

(1)问卷调查:调查表的发放可以通过以下方式实行:①入院时发放,出院时收回;②网上调查:使用含有金标准的问卷进行调查,能立刻发现问题,得到客观满意度数值且统计较容易,但存在不能完全体现患者的意见,易出现无效问卷的不足。

(2)入户访谈:通过交流可以更准确地了解患者对服务的意见和要求,访谈者对谈话内容进行记录和分析,可以得到更真实的顾客感受。但属于开放性问题不易进行数据处理。

(3)电话测评:又称回访式调查方法,由一名资深护理人员作为专职的回访人员,对全部出院患者进行电话回访。回访人员除回访患者对医院的整体评价、满意度外,还负责对患者进行医疗咨询及健康指导。此法可以在回访中对发现的问题做好及时沟通,又能充分了解患者的满意度情况,同时也让患者感受了良好的延续服务,从而有效地提升了医院的形象。

第二节 护理风险评估与安全管理

问题与思考

据文献报告,70%的不良事件是可预防的(Rockville,2000)。如何防范疏失的发生,确保病房的照护安全格外重要。为防范错误,除加强用药安全与管理外,还有必要增加护理人力配置。此外,还应重视护理工作环境的人性化设计,重视压力与疲劳处理,加强跨部门协调沟通能力,提升团队合作能力,运用资讯技术,尽可能减少不必要的传送与交接班等,以减少护理错误发生。

思考: 在临床护理工作中,应如何减少不良事件的发生?

一、护理风险

(一)护理风险概念

风险管理起源于 20 世纪 80 年代,美国一些医院遵循时代潮流,将商业策略融入健康照顾机构中,把工业企业的产品责任预防机制借鉴到医院,努力规避风险,提高质量。我国医院对风险管理的认识是由于市场竞争和患者维权意识的增强,特别是加入 WTO 以后,外资、独资医院的管理和对患者的关怀服务对现有的医院管理理念产生很大的挑战。发挥风险管理在医院质量管理中的积极作用,并把它纳入组织持续质量改进的一部分,是应对挑战的积极措施之一。特别是新的《医疗事故处理条例》自 2002 年 9 月 1 日开始执行后,风险管理在医院中医疗风险的防范越来越受到医院管理者的重视。风险管理是指对患者、工作人员、探视者可能产生伤害的潜在风险进行识别、评估并采取正确行动的过程,以达到减少伤害发生的频率及降低伤害程度的目的,是一个持续的、日复一日的发现、教育和干预的过程。

1. **护理风险(nursing risk)** 是指在医疗领域中,因护理行为引起的遭受不幸或损失的一种可能性。医院护理风险可分为 3 类:患者的医疗护理风险、护士的职业风险以及探视者或陪护等其他人员的风险。

2. **护理风险事件(nursing risk events)** 是指存在于护理工作各环节中的不安全因素,可以导致患者伤残或死亡等。护理风险事件可分为差错类、投诉类、意外事件和护士纪律问题等 4 类。

3. **护理风险管理(nursing risk management)** 是指对现有的或潜在的护理风险的识别、评价和处理,以减少护理风险事件的发生与风险事件对患者、探视者、医务人员和医院等的危机和经济损失。

(二)护理风险评估常用方法

护理风险评估是对已明确的风险事件发生的可能性及可能造成损失的严重性进行估计,为采取相应的护理风险管理措施提供决策依据的过程。风险管理重在预防,而预防工作则重在风险评估,因此,风险评估是风险管理程序中的重要一环。

一般的风险评估分级法可用于护理临床风险分析,例如目前在风险管理实践中被广泛使用的"严重程度-概率式风险评估矩阵表"(表 9-1)。可用来评估所识别的每项风险的可能性和后果,然后得出风险水平。再根据风险水平,排列风险控制措施的优先顺序。

表 9-1 严重程度-概率式风险评估矩阵表

			损伤的严重程度				
			1-轻微	2-轻度	3-中度	4-重度	5-灾难
损伤的可能性	A.	几乎肯定	高(H)	高(H)	极高(X)	极高(X)	极高(X)
	B.	高度可能	中(M)	高(H)	高(H)	极高(X)	极高(X)
	C.	中度可能	低(L)	中(M)	高(H)	极高(X)	极高(X)
	D.	低度可能	低(L)	低(L)	中(M)	高(H)	极高(X)
	E.	罕有可能	低(L)	低(L)	中(M)	高(H)	高(H)

美国医疗风险管理研究结果显示:若医院能掌握存在于医院各个环节的风险所在,风险的发生概率就会大大降低。保险业的经验证明,消除和降低风险事件频率最有效的措施是实施风险管理战略。在医疗行业中,常用的风险管理战略有:风险回避、风险承担、风险控制和风险转移。为了达到以上风险管理的战略目标,目前护理界普遍使用的风险管理方法有:风险识别、风险评估、风险控制和风险监察。

目前,临床上已经开始使用许多护理风险评估表,如跌倒/坠床风险评估表、Braden 压疮风险评估表。对高风险的患者进行评估和防范,能够有效地规避这一类风险事件的发生,从而避免该类事件给患者造成的身心痛苦和不必要的经济负担。护理评估量表的使用,还可以培养护士对风险的预知能力和应对能力。

二、护理安全管理

(一)护理安全概述

1. **护理安全** 指护士在实施护理的全过程中,严格遵循护理核心管理制度及操作规程,确保患者不发生法律和法定规章制度允许范围以外的心理、身体或功能上的损害、障碍、缺陷或死亡。护理安全还包括护士的执业安全,防止因护理事故或纠纷而造成医院及当事护理人员承担的行政、经济等方面的损害,以及在医疗护理服务场所的环境污染、放射性危害、化疗药物、各种病原体、针刺伤等对护理人员造成的伤害。护理安全是衡量医院护理管理水平的重要标志,是保证患者得到良好护理和优质服务的基础,是提高患者满意度的主要指标。护理不安全事件的发生会直接影响医院的社会效益与经济效益,增加患者痛苦及费用,影响医院效率及信誉。

2. 护理安全的影响因素

(1)法律意识不强:患者的自我保护意识逐渐增强,而与之相比,护士的法律意识远远不能适应现代社会护理的要求,护士没有充分认识到护理工作中的每个环节都存在着法律问题。

(2)护理记录存在缺陷:护理记录是反映护士在观察、诊疗、护理患者过程中的执业行为及护理质量;是衡量工作责任心、技术水平和工作好坏的依据;是具有法律意义的原始文件记录。在护理工作中,由于护理人员自我保护意识不强,当工作繁忙,尤其是在急诊或抢救患者时,护理人员着重于积极采取措施抢救而忽略了护理记录的及时性;护理记录字迹潦草、随意涂改、陈述不清、自相矛盾、缺页、缺项;护理记录与医生病历及医嘱不符;有些护士为了提高护理记录的书写质量应付检查,虚测观察结果;随意签名、代签名;回顾性记录、重抄护理记录等。一旦发生纠纷,护理人员将处于被动状态,甚至要负法律责任。

(3)工作态度不端正,缺乏良好的职业道德素质:良好的服务态度,可以促进医患和谐,态度不端正,会引起纠纷。护士在护理工作中态度不端正,就难以与患者及家属建立相互信任关系。在分析护理安全问题时,由于护士编制少、长期超负荷工作、家庭负担重、社会地位低、待遇低,使护士不安于本职工作,出现了语言及护理行为的不当,给患者及家属带来不安全感或造成不良后果。

(4)违反医院规章制度及护理技术操作流程:尽管医院有明确的规章制度和护理技术操作流程,但仍有个别护士以工作忙、任务多为借口,违反"三查七对"及护理技术操作流程,导致操作失误或错误,给患者增加了痛苦或负担,从而导致护理纠纷的发生。

(5)缺乏沟通技巧:据调查显示,65%的护理纠纷是由于语言使用不当所引起的。护理是一项护患双方共同参与的活动,护理活动的正常开展有赖于患者的密切配合及支持。有些护士由于缺乏社会经验、专业知识及与患者沟通的技巧,面对患者及家属的质疑时,回答问题含糊不清、简单、生硬或者采用命令式语言,不顾及患者及家属的情绪与心理,从而引起其不满而激化矛盾。

(6)医疗器械不良事件:医疗器械不良事件是指获准上市的、合格的医疗器械在正常使用情况下发生的,可能导致人体的任何与医疗器械预期使用效果无关的有害事件。如产品质量问题等。

(二)护理安全文化

安全文化最早出现在 20 世纪 80 年代,苏联的切尔诺贝利核电站爆炸之后,国际安全检查组概括出这次事故的主要原因是:电站的管理人员和员工缺乏基本的安全文化素养才导致了这场世纪悲剧的发生。国际核安全咨询组 1991 年在《安全文化》报告中指出:安全文化是存在于组织和个人中的素质和态度的总和。安全文化是安全管理的灵魂,决定着安全管理的成功与否。

护理安全是护理管理体制的核心之一,是衡量临床护理服务质量的重要指标,是护理质量的首要问题及基本要求,加强护理安全管理是医院管理者研究的重要课题。而护理安全文化的建设是保证护理安全的基本。如何构建护理安全文化,让患者在医院能够安全放心,让护士履职有足够的安全感,是医院管理者的一项重要任务。

1. 护理安全文化的概念　目前国内对护理安全文化的定义为在日常工作中着力影响和培养护理人员安全护理的理念与态度,以促进护理规范行为的养成,构建新的护理安全管理体系,从根本上防微杜渐。护理安全文化是护理人员对患者安全共同的价值观、信念和行为准则。其实质是一套科学完整的规章制度,一个缺乏有效护理安全文化的医疗团队,会造成患者得不到有效的治疗。

2. 护理安全文化的构成要素　护士是给患者直接提供治疗和护理的人,也是医疗安全操作事故中可逆性最小的群体。因此护士是构建护理安全文化和减少医疗差错的关键。护理安全文化组成要素有以下4方面:①医疗领导层的重视和积极的行动;②及时的错误报告体制,改善体制上的问题,并不是以处罚个人为重点;③形成优良的团队合作和高效的沟通机制;④建立积极的护理安全文化氛围。

我们应当大力构建护理安全文化氛围,通过树立安全文化信念,预防医疗差错,规范临床医护人员的管理,可以有效地保证护理安全,提高护理质量。

(三)护理安全管理

1. 护理安全管理的方法

(1)健全管理机制:健全管理机制是护理安全管理的保障。首先,护理安全涉及医院中所有部门,必须得到最高管理层和相关部门的重视和支持。其次,护理安全管理是一个持续不断的教育和干预的过程,需要我们努力加强护士安全意识、敬业精神、制度规范等的学习和培训,针对患者及家属开展不同形式的安全教育,鼓励他们参与安全管理,营造安全文化。再者,健全安全质量控制体系,成立护理部-科护士长-护士长三级护理安全管理监控网络,采取科学的质量控制方法,如 PDCA 循环、品管圈活动等,使护理安全管理工作落到实处。最后,还需要我们转变安全管理理念,从惩罚安全事件当事人转变为将安全事件作为促进安全建设的机会。作为护理管理者,要不断从学习系统和责任系统两个方面来分析以提高自己科学分析问题和解决问题的能力。学习系统主要针对事件而言,关注发生什么,发生原因以及如何防范;责任系统针对个人而言,关注这些人是否关注系统的安全问题,能否胜任安全工作,通过系统分析,寻求护理安全管理的改进,如增加人员配置、改变排班方式、悬挂警示牌等。

(2)应用安全技术:指用来帮助医护人员减少临床失误和增进患者安全的各类技术的总称。目前,护理工作中应用得最多的患者安全技术包括:①个人数字化辅助设备;②条形码系统;③全自动口服药品摆放;④计算机医生工作站和护士工作站;⑤各类报警技术;⑥患者监护系统。

(3)应用不良事件分析方法

1)根本原因分析(root cause analysis, RCA):指由多学科的专业人员,针对选定不良事件进行详尽地回溯性调查的一种分析技术,以揭示患者安全事故或临床失误的深层原因,并提出改进和防范措施。RCA 除需对安全事故当事者个人进行调查外,还需对事故发生的环境和事件来龙去脉进行深层分析,发现隐匿于组织系统或管理过程中造成安全事故的原因,为医疗机构增进患者安全提供有力依据。RCA 的工作要点主要包括 3 个方面:①问题:按照时间顺序排列护理过程中各种活动和现象,识别发生了什么事、事件发生的过程等;②原因:针对已发生的事件,运用科学的方法识别为什么会发生患者安全事故;③措施:多学科的专业人员从不同的专业角度提出意见和建议,识别能够阻止问题再次发生的方法及可吸取的经验教训,一旦发生类似事件医疗机构该如何应对。

2)重大事件稽查(significant event audit,SEA):医疗团队中的人员定期对不良或优良的医疗或护理事件进行系统和详细地分析,寻求改进和提高。而 SEA 可以看成是一个用来识别不良事件的"小型事故报告系统",全面系统地了解不良事件的前因后果和发生发展过程,在此基础上采取行动措施,以预防类似事件的发生。SEA 和 RCA 之间不是一种相互排斥的关系,SEA 的结果可能提示存在于组织水平上的安全隐患,然后决定是否进行 RCA。SEA 的结构化过程主要包括以下 4 点:①考虑和确定将要稽查的重大医疗或护理事件;②收集重大医疗或护理事件的信息;③举行重大医疗或护理事件讨论会:澄清事件的意义,案例的讨论以及作出关于事件的决定;④记录事件的发生、讨论及改进策略。

2. 护理标识在护理安全管理中的应用

20 世纪 90 年代以前,我国医院标识仅有医院及科室名称。自 20 世纪 90 年代以来,医院标识作为"系统"形成标识文化,逐渐显露出其独特的功能。医院是一种极为特殊的环境,一套完善的标识系统将会让人在使用中感到方便、自然。规范护理标识,在护理安全、实现护理服务过程的可追溯性和提高护理质量管理等方面均具有重要作用。

标识是指公共场所的指示,是文明的象征,个体的视觉元素,以特定而明确的图形、文字、色彩等来表示象征事物,同时表达出事物、对象等的精神内容。其主要功能是导向功能,即"指路"。护理标识是指为保证临床护理工作及患者安全,确保护理工作有序进行,运用材料的颜色、质感等物理属性及规范的图案、文字对护理工作中需警示提醒的工作环节进行具有行业特征的标识的总称。如治疗车悬挂"正确给药,您三查七对了吗?"。护理标识在护理工作中起着非常重要的作用,通过醒目的护理标识对护理人员、患者及家属等起到警示作用,能有效地规避护理风险,确保临床护理质量安全。例如在病房中张贴防烫伤、防跌倒坠床等护理安全标识。

相关链接

失效模式与影响分析(FMEA)

FMEA 起源于 1950 年宇航和美国军方航空业,是前瞻性评估系统流程的方法。2003 年,JCAHO 正式将 FMEA 用于医疗保健产业,公开支持与推行 FMEA 方法用以降低医疗风险的发生率。

健康照护失效模式分析着重于预防缺失,促进安全,提升正面的结果和增加患者的满意度。JCACHO 从 2003 年起将实行医疗失效模式与影响分析(Health Failure Mode and Effect Analysis,HFMEA)、改善风险流程列为标准,以期在医疗风险事件发生之前对其进行预测评估,并采取相应的应对措施,从而有效降低医疗风险事件的发生率。

FMEA 由失效模式(FM)和影响分析(EA)两部分组成。其中,失效模式是指能被观察到的错误和缺陷现象(安全隐患),可用于医院质量管理中任何可能出现的不良事件;影响分析是指通过分析该失效模式对系统的安全和功能的影响程度,提出可以或可能采取的预防改进措施,降低风险事件的发生率。

FMEA 是一种系统方法,使用表格及问题解决方法以确认潜在失效模式及其效应,并评估其严重度、发生度、侦测度,从而计算风险优先指数(Risk Priority Number,RPN),最后采取进一步改善方法,如此持续进行,以达到防患于未然的目的。

三、职业暴露及防护

(一)职业暴露相关概念

1. **职业暴露(occupational exposure)** 指由于职业关系而暴露在危险因素中,从而有可能损害健康或危及生命的一种情况,称为职业暴露。

2. **医务人员职业暴露(occupational exposure of medical staff)** 指医务人员在从事诊疗、护理活动过程中接触有毒、有害物质或传染病病原体,从而损害健康或危及生命的一类职业暴露。医务人员在医院工作期间获得的感染属于医院感染,所面临的多种职业危害暴露是造成医院感染的主要原因。

3. **标准预防(standard precaution)** 针对医院所有患者和医务人员采取的一组预防感染措施。包括手卫生,根据预期可能的暴露选用手套、隔离衣、口罩、护目镜或防护面罩,以及安全注射。也包括穿戴合适的防护用品处理患者环境中污染的物品与医疗器械。标准预防基于患者的血液、体液、分泌物(不包括汗液)、非完整皮肤和黏膜均可能含有感染性因子的原则。

(二)医务人员职业暴露来源

1. **皮肤损伤** 每年医务人员在操作中被针刺伤或经皮肤受伤的有数万人。包括静脉抽血、肌注、静脉穿刺、缝合、动脉抽血、不明原因和其他原因都造成皮肤损伤。

2. **血液感染暴露** 在工作中由于种种原因接触了血源性传播疾病患者或感染者的血液、体液、分泌物、排泄物等,造成医务人员发生感染导致血源性感染疾病的发生。我国人群中血源性感染疾病感染率高,肝炎、艾滋病、性病患者数也处于上升期。由于这些疾病目前还没有根治方法和疫苗技术,随着感染量不断增加,临床患者日益增多,医务工作者面临的血源性病原体职业暴露风险日益增加。

3. **空气暴露** 主要是飞沫与气溶胶传播的传染病的感染。最明显和典型的事例为 2003 年 SARS 流行所造成的医务人员大量的感染。如肺结核是飞沫传播的传染病,而医务人员是首当其冲的被感染人群。

4. 化疗药物的职业暴露 目前,化疗药物随着肿瘤、血液病患者数的增加,在临床上被广泛应用。据报道,长时间暴露在化疗药物的环境中可引起外周血淋巴细胞的染色体和DNA受到不同程度损伤。

5. 其他职业暴露 如放射性辐射(放射科、放疗科);紫外线消毒不当而致的辐照皮肤、眼结膜损伤;物理热损伤:干热灭菌不当致烫伤;高压氧、氧气站违章操作可致燃烧爆炸;医疗废物、污水处理站人员防护不当而造成中毒、微生物感染等。

(三)建立完善的医务人员职业暴露防护体系

随着近年来人类疾病谱的改变及现代仪器的使用,使得临床护士的职业危害因素更加复杂化、多样化。护士作为医院护理工作的直接参与者,由于工作环境、强度、服务对象的特殊性,常暴露于职业危害中。随着现代医学的迅速发展和对医院感染的认识,护理人员自我防护问题越来越受到关注。实施防护措施,降低职业危害,不仅为了自身不感染医源性疾病,而且还关系到所接触的其他人员的健康。

1. 完善各项制度 制作相关预防感染标准操作规程(SOP),包括员工职业安全、医务人员艾滋病病毒职业暴露防护、医务人员防护用品使用、微生物实验室安全管理制度、医务人员的锐器损伤处置规范、手卫生实施、医疗废物处置流程、隔离技术的实施等,以上各项内容均以书面形式下发至各临床科室,同时在医院内网上公布,方便医务人员学习。

2. 加强培训 每年举行全院职工的培训,培训对象包括医生、护士、工勤人员、新职工,培训的重点内容是:相关法律法规、标准预防措施、正确的消毒隔离方法、医务人员的锐器损伤处置规范、医疗废物分类、包装、运送等,其重要意义在于提高防护意识和防护水平,增强执行规章制度的自觉性,消除不安全医疗行为。

3. 提供安全的医疗护理器械 目前以采用真空采血设施取代传统的注射器采血标本,静脉留置针取代钢针头皮针输液,静脉配置中心取代各病区护士分散配制输液等。

4. 规范职业防护报告制度

(1)医务人员一旦发生职业暴露,须立即进行现场紧急处理,包括伤口、皮肤、呼吸道等的治疗。

(2)当事人报告科主任(护士长)和医院感染管理科,填写专用报告单,报告内容为职业暴露时间、当事人及暴露源信息、暴露方式、采取的紧急处理措施等。管理者应及时作出初步评估,以降低当事人被感染的风险。

(3)医院感染管理科专职人员接到报告后应及时作出评估,针对性地进行干预和血清学追踪随访等,并通过网络系统登记备案。

(4)定期随访每位发生职业暴露的人员,给予适当的心理疏导和技术指导,纠正不良工作习惯。

5. 建立职工保健制度

(1)主动免疫是预防职业暴露最经济、最有效的措施。为有效预防职业感染,应为乙肝表面抗原阴性的所有职工提供乙肝疫苗全程接种,并为已遭受职业暴露的职工提供免费检查和治疗,全部资料保存以备追踪。

(2)普通职工2年进行1次健康体检,特殊岗位职工每年进行1次健康体检(包括血液透析室、检验科、营养室、药剂科、放射科等)。新职工上岗前进行体检,以上体检内容包括经血液传播疾病的检查。

6. 坚持标准预防

(1)认定所有患者的血液、体液、分泌物、排泄物均具有传染性,无论何时接触都必须采取相应的隔离、防护措施。使用各种防护用品(手套、眼罩、口罩、工作服等);正确洗手,使用快速手消毒剂;防止利器损伤。

(2)标准预防强调双向防护,其目的是既要防止疾病从患者传播给医务人员,也要防止疾病从医护人员传播给患者。

(3)规范医务人员操作行为:禁止随意丢弃使用后或已开封的针头,禁止回套已使用后的针帽,如确需回套应单手操作,禁止徒手传递手术刀,手术刀应置入弯盘中传递。

7. 完善相关基础设施

(1)用洗手设施洗手:是预防医院感染最重要、最简便有效的方法。目前医院已全部采取非接触式流动水洗手,同时配备擦手纸和洗手液。病区走廊和治疗车配备快速洗手消毒剂,以提高医务人员和患者家属的手卫生依从性。

(2)改造重点科室布局和流程:根据卫生学要求调整新生儿室、口腔科、胃镜室、手术室、妇产科门诊、产房等的布局,改变人流、物流交叉现象,避免医疗废物的收集、转运流程给医务人员留下安全隐患。

8. 加强防护用品质控考核
重点科室的防护物资均须有一定的储备。如发热门诊、呼吸科门诊、急诊抢救室、胃镜室、供应室、口腔科、重症监护病房(ICU)、手术室等个人防护用品的储备均列入每月的自查项目,以确保应急状态的使用。

9. 改变科室经济考核方式
所有与预防职业暴露相关的消耗性成本不应列入科室经济考核内容,如洗手液、防护设施等,以保障医务人员的利益。

第三节 依法执业与执业安全

随着经济社会发展和社会主义法制的建立,医疗机构管理经历了制度化、标准化、科学化,现已进入法制化管理的新阶段。医疗机构及其医务人员必须树立法制观念,落实《医院管理评价指南》中"依法执业"评价指标的要求,增强依法执业意识,推进管理法制化。

原卫生部2005年制定并颁布实施的《中国护理事业发展规划纲要(2005—2010)》中指出,依法加强护士队伍建设,维护护士合法权益的目标,要完善护士执业准入,加强护士队伍建设。目前,我国有关护士的最主要也是最权威的法律条目即是2008年1月23日国务院第206次常务会议通过的《护士条例》。

一、依法执业

依法办事是每一个公民的责任和义务,我国的医疗卫生相关法律法规是规范医疗卫生行业从业人员职业行为的准则。改革开放以来,我国卫生事业取得了空前发展,完善医疗卫生管理的法律法规,重视法律法规对医务人员行为的职业规范和监督作用,是保证我国卫生事业健康发展的关键。护理执业活动与人的健康和生命直接相关,认真贯彻执行与护理有关的法律法规,是护理人员从业的首要条件,按照法律法规进行护理服务的规范管理,是护理管理者必须遵守的基本原则。

(一)护士执业管理办法

1. 护士执业资格考试

《办法》强调,具有护理、助产专业中专和大专学历的人员,参加护士执业资格考试并成绩合格,可取得护理初级(士)专业技术资格证书;护理初级(师)专业技术资格按照有关规定通过参加全国卫生专业技术资格考试取得。

具有护理、助产专业本科以上学历的人员,参加护士执业资格考试并成绩合格,可以取得护理初级(士)专业技术资格证书;在达到《卫生技术人员职务试行条例》规定的护师专业技术职务任职资格年限后,可直接聘任护师专业技术职务。

国家卫生健康委员会和人力资源社会保障部成立全国护士执业资格考试委员会,主要负责对涉及护士执业资格考试的重大事项进行协调、决策;审定护士执业资格考试大纲、考试内容和方案;确定并公布护士执业资格考试成绩合格线;指导全国护士执业资格考试工作等。委员会下设办公室,办公室设在国家卫生健康委员会。

此外,《办法》还对承办考试机构考务工作、考点的主要职责、申请参加护士执业资格考试的人员报考条件、需提交材料、考试工作人员回避制度等作出规定。

2. 护士执业注册管理

(1)申请护士执业注册,应当具备下列条件:

1)具有完全民事行为能力;

2)在中等职业学校、高等学校完成教育部和国家卫生健康委员会规定的普通全日制3年以上的护理、助产专业课程学习,包括在教学、综合医院完成8个月以上护理临床实习,并取得相应学历证书;

3)通过国家卫生健康委员会组织的护士执业资格考试;

4)应符合以下规定的健康标准:无精神病史;无色盲、色弱、双耳听力障碍;无影响履行护理职责的疾病、残疾或者功能障碍。

(2)申请护士执业注册,应当提交下列材料:

1)护士执业注册申请审核表;

2)申请人身份证明;

3)申请人学历证书及专业学习中的临床实习证明;

4)护士执业资格考试成绩合格证明;

5)省、自治区、直辖市人民政府卫生行政部门指定的医疗机构出具的申请人6个月内健康体检证明;

6)医疗卫生机构拟聘用的相关材料。

(二)依法执业问题

1. 侵权行为与犯罪　侵权行为是指医护人员对患者的权利进行侵害导致患者利益受损的行为。侵权行为主要涉及侵犯自由权、侵犯生命健康权、侵犯隐私权。侵权行为是违反法律的行为,情节严重者要承担刑事责任。

患者的自由权受宪法保护,护士执业时,应重视患者的自由权,保证患者的自由权,如护士以治疗的名义,非法拘禁或以其他形式限制和剥夺患者的自由,是违反宪法的。《刑法》第335条规定:医务人员由于严重不负责任造成就诊人员死亡或者严重损害就诊人身体健康处三年有期徒刑或拘役。护士执业时,错误使用医疗器械,不按操作规程办事,造成患者身体受损;护士执业时,使用恶性语言和不良行为,损害患者利益,都侵犯了公民的生命健康权。《中华人民共和国护士管理办法》第四章第42条规定,护士执业时,得悉患者的隐私,不得泄露;护士执业时,应遵守职业道德,执行护理规章制度,为患者提供优质服务。《中华人民共和国传染病防治法》第六章第35条第一款规定,拒绝对传染患者的水、污物、粪便进行消毒处理的承担法律责任。

2. 失职行为与渎职罪　主观上的不良行为或明显的疏忽大意,造成严重后果者属失职行为。例如:对危、急、重患者不采取任何急救措施或转院治疗,不遵循首诊负责制原则,不请示医生进行转诊,以致贻误治疗或丧失抢救时机,造成严重后果的行为;擅离职守,不履行职责,以致贻误诊疗或抢救时机的行为;护理活动中,由于查对不严格或查对错误,不遵守操作规程,以致打错针,发错药的行为;不认真执行消毒、隔离制度和无菌操作规程,使患者发生的交叉感染;不认真履行护理基本职责,护理文书书写不实事求是等。违犯护士职业道德要求,如为戒酒、戒毒者提供酒或毒品是严重渎职行为。窃取病区毒麻限制药品,如哌替啶、吗啡等,或自己使用成瘾,视为吸毒;贩卖捞取钱财构成贩毒罪,将受到法律严惩。

3. 临床护理记录不规范　临床护理记录,它们不仅是检查衡量护理质量的重要资料,也是医生观察诊疗效果、调整治疗方案的重要依据。在法律上,也有其不容忽视的重要性。不认真记录,或漏记、错记等均可能导致误诊、误治、引起医疗纠纷,临床护理记录在法律上的重要性,还表现在记录本身也能成为法庭上的证据,若与患者发生了医疗纠纷或与某刑事犯罪有关,此时护理记录,则成为判断医疗纠纷性质的重要依据,或成为侦破某刑事案件的重要线索。因此,在诉讼之前对原始记录进行添删或随意篡改,都是非法的。

4. 执行医嘱的问题 医嘱通常是护理人员对患者施行诊断和治疗措施的依据。一般情况下,护理人员应一丝不苟地执行医嘱,随意篡改或无故不执行医嘱都属于违规行为。但如发现医嘱有明显的错误,护理人员有权拒绝执行,并向医生提出质疑和申辩;反之,若明知该医嘱可能给患者造成损害,酿成严重后果,仍照旧执行,护理人员将与医生共同承担所引起的法律责任。

5. 麻醉药品与物品管理 "麻醉"药品主要指的是哌替啶、吗啡类药物。临床上只用于晚期癌症或术后镇痛等。护理人员若利用自己的权力将这些药品提供给一些不法分子倒卖或吸毒者自用,则这些行为事实上已构成了参与贩毒、吸毒罪。因此,护理管理者应严格抓好这类药品管理制度的贯彻执行,并经常向有条件接触这类药品的护理人员进行法律教育。另外。护理人员还负责保管、使用各种贵重药品、医疗用品、办公用品等,绝不允许利用职务之便,将这些物品占为己有。如占为己,情节严重者,可被起诉犯盗窃公共财产罪。

6. 护理专业学生的法律身份问题 护理专业学生在临床护理活动中不具备独立操作的资格,必须在执业护士的严密监督和指导下为患者实施护理操作,特别是侵入性操作。在执业护士的指导下学生因操作不当给患者造成损害,学生不负法律责任。但如果未经带教护士批准,擅自独立操作造成了患者的损害。那么她同样也要承担法律责任,患者有权利要她作出经济赔偿。所以,护理专业学生进入临床实习前,应该让其明确自己法定的职责范围。护士长在排班时,不可只考虑人员的一时短缺而将护生当作执业护士使用。

二、医疗执业保险

(一)医疗执业保险的概念

医疗执业保险是由医院和保险公司根据医务人员岗位风险的大小,确定不同的投保级别向保险公司投保,出现事故后,由受害人向保险公司索赔。被保险人在医疗活动中因医疗事故造成患者人身损害并且患方在保险期限内首次向被保险人提出索赔,被保险人依法应承担的经济赔偿责任,保险人依据《医疗事故处理条例》,在明细表列明的赔偿限额范围内负责赔偿。医疗执业保险部分地减轻了医院和医务人员的经济负担,分担了部分风险;减少了医院因纠纷造成的在时间、精力等方面所带来的损失;同时保障了患方的权利和利益。

(二)我国医疗执业保险推行艰难的原因

我国医疗执业保险推行艰难,主要包括以下5个原因。

1. 投保主体限于医院而不及药械厂商,显失公平;
2. 医疗机构可以用其强势压低对诊治失利患者的赔偿金额,使每年用于赔偿的金额远低于每年的投保费用,因而拒绝投保;
3. 不关心诊治失利患者在医学上的贡献和人生道路上的痛苦;
4. 政府应为医疗服务购买者,实际上却在担当着医疗服务销售者的角色;
5. 大多数医疗机构可利用管理强权将诊治失利的赔偿责任转给辛勤工作的医务人员。

三、执业安全与安全氛围

近年来,护士在执业过程中的安全问题得到越来越广泛的关注,如何最大限度地保障护士执业安全已被提到议事日程。护理人员安全与否,与其所处环境是否安全密切相关。安全氛围是指员工对组织工作环境安全问题的整体感知,积极的安全感知能提升员工的安全行为,也能减少职业暴露的风险。安全氛围已成为当代健康和安全管理思想的重要基石,它可随着环境和状态的变化而变化。我国医院管理者在保障医务人员安全管理上,不仅需要加强防护设备的供给、良好工作环境的创建,还要兼顾精神层面上给予护理人员支持与关心。

相关链接

营造正向执业环境

国际护理协会(ICN)于 2007 年推动落实正向执业环境(Positive Practice Environment)。若工作环境能符合安全性、资材供应、使用资源、薪资福利、继续教育、社会支持、设备完善与相互尊重等标准,该环境将会充满温馨与友善。如医师应尊重护理人员的角色执行与专业自主性;资深者应尊重资浅者,经验不足需增加其学习机会,并对其努力给予高度肯定;行政管理者应尊重基层工作者,协助缓解其工作压力,专心倾听其困难汇报并提供咨询或给予丰富的教育训练机会;护理人员一旦遭遇暴力或骚扰事件,需立即给予心理辅导或咨询,这将有助于医护人员在紧张与复杂的工作环境中感受到被关怀与被尊重,并增强其对护理工作的满意感与承诺感,进而将关怀行为体现于患者护理与临床工作中。

(黄湘晖)

学习小结

本章节首先从服务、护理服务的分类、特性、护理服务标准、患者满意度管理等方面阐述了护理服务;其次通过护理风险、护理安全管理、职业暴露及防护等方面阐述了如何进行护理风险评估与安全管理;最后阐述依法执业、医疗执业保险的内容。通过本章的学习使学生能初步认识护理服务的及护理安全的重要性,将所学知识与临床实践紧密结合起来。

复习思考题

1. 简述护理服务的特性。
2. 如何进行患者满意度的管理?
3. 护理风险评估的方法有哪些?
4. 护理管理者要如何建立职业防护体系?
5. 护士在从业过程中可能会遇到哪些法律问题?

第十章　护理信息管理

10

第一节　概述

社会的高速发展与世界的日益变迁使人类进入了信息化社会,而医院是一个多学科、多部门、多层次的科学机构,对信息化的要求程度更高。信息作为一种无形的有力资产,它不仅是管理的要素之一,更是管理的纽带和工具。随着医院管理不断信息化和全面化,医院信息系统得到了不断推广和完善,与此同时,医院的管理模式和工作流程得到了极大地改变。其中,护理信息是医院信息化管理的重要组成部分,是实现科学有效管理必不可少的关键因素。认识、学习和了解信息的作用、意义和价值,重视信息的收集、汇总和管理,是建立科学护理管理系统的必由之路,也是实现护理专业科学发展的关键。

一、信息与信息管理的概念

（一）信息

目前,有关信息的定义超过百余种,说明信息是一个复杂的概念。一般来讲,信息（information）的概念有广义和狭义之分。

1. **广义的信息概念**　泛指客观世界中反映事物特征及其变化的文字、符号、声像、语言、图形和数据等,以适于通信、储存或处理的形式表示的知识和信息。然而值得注意的是信息不是事物本身,但它可以反映事物的特征。由于事物不断发生变化,所以信息也在不断变化。

2. **狭义的信息概念**　指经过加工、整理后,对信息接收者有某种使用价值的数据、消息、情报的总称。因为不同的人对同一数据会有不同的理解,得到的信息也会不同,从而对各自的决定和行动也会起到不一样的影响和作用。

理解信息的概念,必须抓住以下4个要点:①信息是事物不断变化的最新反映;②信息是人们与外界相互交换和相互作用及影响的内容;③信息是减少或消除事物不确定性的工具;④在获得信息后,人们可以通过加工、整理而获得新信息。

相关链接

"十二五"期间信息化建设总体框架："3521工程"

为加强信息标准体系和信息安全建设,确保资源共享,实现互通互联。"十二五"期间提出了信息化建设总体框架："3521工程",即建设国家、省、市级3级卫生信息平台;加强公共卫生、医疗服务、新农合、基本药物制度、综合管理5项业务运用;建立健康档案和电子病历2个基础数据库和1个专用网络。

（二）信息管理

"信息管理"出现于20世纪60年代,但对信息的管理自古便有。

1. **信息管理（information management）**　是信息人员以信息技术为手段,对信息资源、信息机构和信息活动进行科学的计划、组织、领导、控制,以实现信息资源的合理开发与科学使用。

2. **信息系统（information system）**　是由人、计算机硬件和软件、网络、通信设备、数据资源及规章制度等组成的,以处理信息流为目的的人机一体化系统。

信息管理的实质就是对各类信息资源和人类信息活动有目的、有计划、有意义的控制行为。充分开发和利用信息资源、科学有效管理信息资源、正确运用信息资源,是国家信息化建设的重要内容。信息化管理水平的提高影响着国家的社会生产力水平、经济发展水平和整个社会的进步程度。

信息管理的 4 个发展阶段

信息管理是 20 世纪 60 年代后才出现的新概念,一般认为,信息管理的整个发展过程可以划分为以下 4 个阶段:

1. 传统管理时期　该时期以"信息源"为核心,以文献为主要载体,以公益性服务为主要目标,以图书馆为象征,也称为文献管理时期,为手工管理模式。

2. 技术管理时期　该时期以"信息流"为核心,以计算机为工具,以自动化、信息处理和信息系统建设为主要工作内容。其象征是电子信息系统。

3. 资源管理时期　其主要特征是涉及信息活动的各种要素都作为信息资源要素纳入信息管理的范围,它是一个综合性全方位的集成管理,是目前信息管理的最主要形式。

4. 知识管理时期　它是信息管理发展的趋势和方向,使信息管理向自动化、网络化、数字化方向发展,并从辅助性配角地位向决策型主角地位转变。

虽然信息管理经历了这 4 个发展阶段,但这几个管理阶段不仅仅是先后更替的,目前为止它们还是同时并存的。

二、信息的特征和种类

(一)信息的特征

信息的特征是指信息区别于其他事物最本质的属性,具体内容即使有所不同,但基本特征有着共同的地方。

信息的基本特征主要包括以下几个方面:

1. **事实性**　这是信息必须具备的最基本特征,也就是说信息必须是对客观事物存在及其特征的科学反映。不符合事实情况的信息便是失真的信息,不仅不存在任何价值,并且对于管理工作及决策也会产生一定的危害和不利影响。因此,在管理工作中,要充分重视信息的真实性,并学会根据实际情况辨别和鉴定,尽量避免虚假信息的影响,以做到科学管理。

2. **依托性**　信息本身是无形的,信息的传递交流和信息价值的实现必须依附于一定的客观物质形式——信息载体(information carrier)。例如:语言、文字、符号、图像、磁带、光盘等都属于物质载体,可用于储存、传递、显示、识别和利用信息。

3. **共享性**　信息和其他资源相较而言,在使用过程中不会消耗磨损。这种属性也就决定了它的共享性。信息的共享性主要表现为同一内容的信息可以在同一时间被两个或者两个以上的使用者使用,这大大提高了信息的使用率和人们的工作效率,从而促进了人类社会的不断发展和进步。

4. **实效性与及时性**　信息的价值随着时间的变化而变化,信息价值的时效周期可以分为升值期、峰值期、减值期以及负值期 4 个阶段,信息在不同的阶段呈现不一样的价值,这就是信息的时效性。在使用信息的过程中,要注意信息的及时性,滞后的信息往往已经失去其使用价值,会导致错误的决策。因此在管理过程中要及时使用信息。

5. **普遍性与客观性**　在自然界和人类社会中,事物都在不断发展和变化,所表达出来的信息也是无时无刻,无所不在。因此,信息是普遍存在的。由于事物的发展与变化不以人的主观意识转移,所以信息也是客观的。

6. **传递性**　信息通过传输媒体的传播,可以实现信息在空间上的传递。如:我国载人航天飞船"神舟九号"与"天宫一号"空间交会对接的现场直播,向全世界人民介绍我国航天事业的发展进程,缩短了对接现场和电视观众之间的距离,实现信息在空间上的传递。

7. 信息存储的牢固性 信息通过存储媒体的保存,可以实现信息在时间上的传递。如:没能看到"神舟九号"与"天宫一号"空间交会对接现场直播的人,可以采用回放或重播的方式来收看,这是利用了信息存储媒体的牢固性,实现信息在时间上的传递。

相关链接

信息媒体

人们将承载信息内容的文字、图形、图像、声音、影视和动画等称为信息载体,也称为信息媒体(Medium)。信息媒体有着多种形式,国际电话与电报咨询委员会(Consultative Committee on International Telephone and Telegraph, CCITT)将信息媒体划分为 5 类:

1. 感觉媒体(Perception Medium) 指直接作用于人的感觉器官,使人产生直接感觉的媒体。如引起听觉反应的声音,引起视觉反应的图像等。

2. 表示媒体(Representation Medium) 指传输感觉媒体的中介媒体,即用于数据交换的编码。如图像编码(JPEG、MPEG 等)、文本编码(ASCII 码、GB2312 等)和声音编码等。

3. 表现媒体(Presentation Medium) 指进行信息输入和输出的媒体。如键盘、鼠标、扫描仪、话筒、摄像机等为输入媒体;显示器、打印机、喇叭等为输出媒体。

4. 存储媒体(Storage Medium) 指用于存储表示媒体的物理介质。如硬盘、软盘、磁盘、光盘、ROM 及RAM 等。

5. 传输媒体(Transmission Medium) 指传输表示媒体的物理介质。如电缆、光缆等。

(二)信息的种类

世界是由物质组成的,物质是运动变化的。客观变化的事物呈现出各种不同的信息,人们需要对获得的信息进行加工处理,并加以利用。

信息无处不在,人们通过五种感觉器官,时刻感受来自外界的信息。人们所感受到的各种信息充斥在我们的生活中,这是信息存在和信息内涵的广泛性,加上信息现象本身的复杂性、多样性,就决定了信息种类的多样性。运用不同的标准对信息进行分类,可以把信息划分为以下几种类型:

1. 以产生信息的来源分类 可分为自然信息、生物信息和社会信息。

(1)自然信息:指自然界中各种非生命物体所传播出来的各种信息,例如:地壳运动、天气变化、天体演变等。

(2)生物信息:指自然界中具有生长、发育和繁殖能力的各种动物、植物以及微生物之间互相传递的各种信息。

(3)社会信息:指人与人之间交流的信息,既包括通过手势、身体、眼神所传达的非语义信息,也包括用言语、图片、文字等语义信息所传达的一切对人类社会运动变化状态的描述。按照人类的活动领域,社会信息又可以再分为科技信息、经济信息、政治信息、军事信息、文化信息和卫生信息等。

2. 以信息的表现形式分类 可分为声音信息、视频信息、文本信息、数据信息和图像信息等。

(1)声音信息:指人们用耳朵听到的信息,如广播、电话、录音机等都是人们用来处理声音信息的工具。

(2)视频信息:泛指将一系列静态影像以电信号的方式加以捕捉、纪录、处理、储存、传送与重现的各种技术。连续的图像变化每秒超过 24 帧画面以上时,根据视觉暂留原理,人眼无法辨别单幅的静态画面,看上去是平滑连续的视觉效果,这样连续的画面称为视频。视频技术最早应用于电视系统,但现在已发展为各种不同的格式,以便消费者用视频的形式将事件记录下来。发达的网络技术也促使视频的纪录片段以串流媒体的形式存在于因特网上并可被电脑接收与播放。

（3）文本信息：指用文字来记载和传达的信息，是信息的主要存在形式。

（4）数据信息：指计算机、笔记本能够生产和处理的所有事实、数字、文字和符号等。

（5）图像信息：指人们用眼睛看到的信息，随着科技的不断发展，图像信息变得越来越重要。

3. 以参与前后分类　可分为参与前的信息和参与后的信息。

（1）参与前的信息：指获取信息的人，在没有参与的情况下获得的信息。由于获取信息的人没有参与，这个信息是客观真实的，只是由于每个人的认知能力和水平不同，所获得的信息有所不同。

（2）参与后的信息：指获取信息的人参与了信息活动而获得的信息。由于有了获取信息人的参与，这个信息就掺入一些人为因素，会使获取的信息不再是原来状态下的信息。

信息是客观事物的一种属性，是运动变化的客观事物所蕴含的内容。文字、图形、图像、声音、影视和动画等都不是信息，而其所承载的内容才是信息。不管是哪一种形式的信息，只要是对我们的生活和工作有利的正面信息都应使用。

三、信息管理的作用

信息不仅是现代管理的重要组成部分，也是影响社会发展的重要战略资源。因此，信息管理越来越重要，其作用主要表现在以下3个方面：

1. 有效开发信息资源，提供优质服务　信息本身既不会自发形成资源，更不会自动去创造财富和价值。不加任何控制和管理的信息不仅不是资源，反而可能是一种干扰。信息真正成为资源的方法主要是通过对信息的管理，即对无序零散的信息进行搜集、整理，加工成系统的、有序的信息流，通过各种各样的方法传递给需要的人群，才能发挥信息的服务功能和体现它真正的价值。

2. 推动信息产业的发展，提高社会信息化水平　随着信息技术的飞速发展，信息管理已经成为一项独立存在的社会事业和产业。它在信息产业发展和各项管理活动中起着至关重要的作用。

3. 对信息资源进行科学合理配置，满足社会需要　当今社会信息资源分布不均，且比较分散，信息交流和共享存在诸多障碍。信息管理就是寻找信息开发者、利用者和传播者之间的利益平衡点，建立信息管理体系，使信息资源能够得到最佳分配和有效使用，满足社会对信息的需求。

四、信息管理的分类

信息管理的分类有多种方法，按照不同的分类方法可分为不同种类，主要有以下5种分类方法：①按管理层次可分为宏观信息管理、中观信息管理、微观信息管理；②按管理内容可分为信息生产管理、信息组织管理、信息系统管理、信息产业管理、信息市场管理等；③按应用范围可分为企业信息管理、商业企业信息管理、政府信息管理、公共事业信息管理等；④按管理手段可分为手工信息管理、信息技术管理、信息资源管理等；⑤按信息内容可分为经济信息管理、科技信息管理、教育信息管理、军事信息管理等。

五、信息管理的特征

（一）信息的管理特征

信息管理是管理的一种类型，因此它具有管理的一般特征。例如：管理的基本职能是计划、组织、人力资源管理、领导和控制，管理的对象是组织活动，管理的目的是为了实现组织的目标等，这在信息管理中同样具备。但是，信息管理作为一个专门的管理类型，又有自己的独有特征：①管理的对象是信息资源和信息活动;②信息管理贯穿于整个管理过程之中,有其自身的管理,也支持其他管理活动。

（二）信息的时代特征

1. 信息量迅速增长　随着经济全球化,世界各国和地区之间的政治、经济、文化交往日益频繁;组织与组织之间的联系越来越广泛;组织内部各部门之间的联系越来越多,以致信息大量产生。同时,信息组织与存储技术迅速发展,使得信息储存积累可靠便捷。

2. 信息处理和传播速度更快　由于信息技术的飞速发展,信息处理和传播的速度越来越快。

3. 信息的处理方法日益复杂　随着管理工作对信息需求的提高,信息处理的方法也就越来越复杂。早期的信息加工,多为一种经验性加工或简单的计算。现在的加工处理方法不仅需要一般的数学方法,还要运用数理统计、运筹学和人工智能等方法。

4. 信息管理涉及的研究领域不断扩大　从科学角度看,信息管理涉及管理学、社会科学、行为科学、经济学、心理学、计算机科学等;从技术角度看,信息管理涉及计算机技术、通信技术、办公自动化技术、测试技术、缩微技术等。

六、信息管理的基本流程

信息对于我们每个人来说并不陌生。在实际生活中,每个人都在不断地接收、加工和利用信息,与信息打交道。现代管理者在管理方式上的一个重要特征是:很少同"具体的事情"打交道,而更多地同"事情的信息内涵"打交道。管理系统规模越大,结构越复杂,对信息的渴求就越强烈。实际上,任何一个组织要形成统一的意志、步调,各要素之间必须能够准确快速地相互传递信息。管理者对组织的有效控制,都必须依靠来自组织内外的各种信息。信息如同人才、原料和能源一样,被视为组织生存发展的重要资源,是管理活动开展的前提,一切管理活动都离不开信息,一切有效的管理都离不开信息管理。

相关链接

我国医院信息管理的重点内容

目前我国医院信息管理中存在不少共性问题,主要表现在信息处理的手段相对落后,效率低下;同时对于如何有效地收集和利用信息来为医院决策没有明确认识。针对上述问题,医院信息管理应关注以下内容:

1. 全面、系统、深入地研究管理医院所需的信息内容,利用这些信息对医院服务的全过程进行监督和控制,并分析影响因素,以期能改进医院服务质量和效率,促进医院全面发展。

2. 建立健全信息制度保证医院信息处理全过程的效果和效率,为信息的及时、准确、有效利用提供保证。

3. 探索更有效的信息处理方式,传统的手工操作方式只能处理非常有限的信息,效果和效率都比较低下,当前应加强医院信息系统的建设和开发,为医院信息处理提供技术支持。

4. 普及信息和管理知识,提高管理者素质。在医院信息管理中,归根结底的因素是人的因素,例如资料要由人输入计算机,信息的分析决策要由人来进行。因此,在全院普及信息和信息管理相关知识,提高职工和管理者的素质是提高医院信息管理水平的关键因素。

第二节　护理信息管理

一、护理信息的概念与特点

护理信息管理是医院信息管理的重要组成部分。从门诊到病房、急诊到手术室、从诊疗检查到饮食起居,每环节都包含着大量的护理工作,因此护理信息管理内容复杂,涉及范围广。

(一)护理信息的概念

1. **护理信息(nursing information)**　是指在护理活动中产生的各种情报、消息、数据、指令和报告等,是护理管理中最活跃的因素,也是医院护理信息系统的重要组成部分。

2. **护理信息管理(nursing information management)**　是指为了有效地开发和利用信息资源,以现代信息技术为手段,对医疗及护理信息资源的利用进行计划、组织、领导、控制和管理的实践活动。简而言之,护理信息管理就是对护理信息资源和信息活动的管理。

(二)护理信息的特点

由于护理信息来源于医疗护理实践,因此,护理信息除具有信息的一般特点外,还有其专业本身的特点。

1. **生物医学属性**　护理信息主要是与患者健康相关的信息,因此具有生物医学属性的特点。

2. **动态性和连续性**　在人体这个复杂的系统中,由于健康和疾病处于动态变化状态中,如血压和脉搏的数值就有个体和不同时间段的差异,护士需要连续收集患者的信息,反映动态变化的情况,以掌握病情变化。

3. **相关性**　一方面,信息涉及的部门和人员多,因此各方面的密切配合至关重要,如临床护理数据的准确性直接影响到财务科计费的准确性;另一方面,护理信息的使用大多是许多单个含义的信息相互联系、互为参照来表现一种状态。如外科患者术后引流管的血性引流液多并不代表患者术后出血量多,应同时观察患者的临床表现,并参考血常规等相关检查结果,才能全面、真实、客观反映患者目前是否为术后出血。这种多个信息相互关联、共同表现同一种状态或情况就是相关性。

4. **不完备性**　不完备性即不完整性,往往由于获取信息的时间和方法受到限制而导致收集的信息不全面。护理信息大多来源于患者,医护人员不可能像拆分机器一样把患者"打开"来查看病情,特别是急危重症患者病情是刻不容缓的,抢救更应该争分夺秒,积极进行对症治疗和抢救生命,不可能等到所有的病情资料齐全再做诊疗和护理。基于护理信息的这个特点,更需要我们从各方面不断提高自己,多方面学习和掌握各种知识,以备不时之需。护士不仅仅要正确地观察和判断患者的病情,同时要充分认识疾病的复杂性,在思考和判断的时候留有余地,事先预计到可能出现和发生的各种情况和意外,以尽量避免给患者造成不可挽回的损失和伤害。

5. **大量性和分散性**　主要指医院每天都要面对各种各样的患者,产生不同的信息,而信息大都分散在各个科室的不同地方、各个专业和不同医务人员,因此信息量大、分布面广、不集中。

6. **重复性**　护理人员每天都重复收集患者的相关信息,它们各不相同、种类繁多,如生命体征、病情变化等。

7. **准确性**　护理信息部分是客观的,可以用数据表示,如患者出入院人数、护理人员出勤率、患者的血压及脉搏的变化、患者的平均住院日等。但是更多的护理信息来源于护理人员的主观判断,如患者的神志和意识状态、心理状况等。它们的可读性差,需要护理人员准确观察、敏锐判断和综合分析,这些都依赖护理人员的业务水平和经验。如果信息判断和处理失误,可能会造成不可挽回的损失,因此我们要准确判断和收集信息。

8. 复杂性　护理信息涉及面广、信息量大、种类繁多,有来自临床的,也有来自护理行政方面的信息,包括图像信息、数据信息、声像信息、无形和有形的信息等。护理信息的收集和传递需要多个部门和人员的配合,使信息的呈现形式多种多样,也使信息变得复杂。而这些信息正确地判断和处理,直接关系到护理工作质量和效率。

9. 直接性与间接性　护理信息多种多样,因人而异。就临床护理工作而言,对于一般的普通患者,我们可以通过护理评估收集来自患者主诉的第一手资料,这便是护理信息的直接性。但护理信息因为患者不同、疾病不同或者照顾者不同等原因,所收集到的信息也不尽相同。例如:老年人、婴幼儿、意识障碍患者、昏迷患者等特殊患者群,因为其年龄、疾病、意识状态等原因导致我们不能从这些特殊的人群中收集到第一手信息,而是需要从他们身边的人,比如家属、监护人、好友或同事等收集患者相关资料,这就决定了所收集的护理信息的间接性。

二、护理信息的分类与收集方法

(一)护理信息的分类

医院的护理信息种类繁多,主要可以分为护理科技信息、护理教育信息、护理业务信息和护理管理信息。

1. 护理科技信息　包括国内外护理新进展、新科研成果、新技术、论文、著作、译文、护理专业考察报告、学术活动情报、护理专利、新仪器、新设备、各种疾病的护理常规、卫生宣教资料等。与此同时,还包括院内护理专业科研计划和方案、成果、论文、著作、学术活动、译文、护士的技术档案资料、护理技术资料、开展新业务新技术情况等。

2. 护理教育信息　主要包括教学计划、实习与见习安排、教学会议记录、进修生管理资料、继续教育计划、培训内容、护理业务学习资料、历届各级护士考试相关材料。

3. 护理业务信息　主要是来源于护理临床业务活动中的一些信息,这些信息与护理服务对象直接相关,如出入院信息、转入科信息、患者的一般信息、医疗医嘱信息、检查报告信息、护理文件书写资料信息等。

4. 护理管理信息　指在护理行业行政管理过程中产生的一些信息,这些信息往往与护理工作者直接相关,例如护理人员基本情况、护理人员配备情况、护理工作计划、护理会议记录、护理质量检查结果等。

(二)护理信息收集的基本方法

收集护理信息的基本方法主要有2种:人工处理和计算机处理。

1. 人工处理　是指信息的收集、整理、加工、传递、存储、使用都是以人工书写、口头传递等方法进行。

(1)口头方式:抢救患者时的口头医嘱、晨交班、床旁交班都是以口头形式传递信息,是比较常用的护理信息传递方式之一。它的优点是简单易行、传递速度快,方便使用;缺点是容易发生错误,且错误的责任往往因为经手的人太多而难以追查。

(2)文字传递:这是护理信息传递常用的方式之一。例如交接班报告、各种护理记录、规章制度等,相对而言这是比较传统的传递方式。它的优点是保留的时间比较长、有依据可以查证;缺点是信息的保存和查阅会有诸多不便之处,资料的重复率和浪费率比较高。

(3)简单的计算工具:在生活和工作中,利用计算器处理数据也是一种常用的快捷方式,主要用于统计工作量、计算数字、评价成绩等。它的优点是方便快捷、容易学会;缺点是无法切实将结果进行科学分析处理。

在选取方法时要根据实际情况有针对性地选择合适的方式。

2. 计算机处理 使用计算机处理信息,其运算速度比较快,计算精确度很高,且有大容量的记忆功能和强大的逻辑分析能力,是当今社会比较先进的信息管理方式。

目前在护理管理工作中,计算机管理系统主要应用于以下 3 个方面:①临床护理信息系统,主要用来处理医嘱,制定护理计划等;②护理管理信息系统,主要用于护理质量管理,例如护士注册登记系统和护理质量改进系统;③护理科研信息系统,主要用于护理文献检索和护理诊断查询。

案例10-1

描述

护士小张的委屈

小张是普通外科的一名护士,工作积极主动,上星期值夜班时发生了一件令她非常委屈的事情。事情的经过是这样的:患者陈某,73 岁,以"急性下腹痛"为主诉急诊入院。小张接诊后对其立即进行了护理评估,将其生命体征等信息录入电脑,经医生诊断,该患者为"急性阑尾炎",需行急诊手术。小张又忙碌地为患者做术前准备,患者很快就被送入急诊手术间,小张在科室忙碌时接到麻醉科医师询问患者体重的电话,小张告诉了他。患者术后回病房,小张又积极地向患者实施术后护理,晨交班结束后,小张下班回家休息。在家接到护士长电话,护士长严厉地批评了她:第一,麻醉师投诉护士在电子病历录入患者体重时出现错误,导致麻醉师无法正确给药;第二,晨交班时,小张记录该术后患者尚未排气,而医生早上九点查房时患者陈述早上五点已排气,早餐尚未进食。

1. 小张在收集患者资料时使用了哪些方法?
2. 小张要如何避免此类委屈再次发生?

解析

1. 收集护理信息的基本方法主要有 2 种:人工处理和计算机处理。护士小张结合使用了这两种方法,具体表现在:

(1)人工处理:小张在该案例中采用了口头方式和文字传递两种方式。口头方式主要有晨交班、床旁交班等;文字传递方式主要有交接班报告、各种护理记录等。

(2)计算机处理:如小张将收集到的患者信息录入到电子病历系统中。

2. 护理信息管理是医院信息管理的重要组成部分,护士小张应充分认识到护理信息的重要性,可从以下两个方面进行改进:第一,认识到护理信息具有生物医学属性、准确性、复杂性等特点,小张在录入信息时应仔细核查患者信息,避免出现不良事件发生;第二,掌握护理信息的动态性和连续性,由于健康和疾病处于动态变化之中,所以小张应及时动态地收集患者信息,以便及时掌握病情变化。在此案例中,小张若是及时收集到患者"已排气"的信息,就可以给患者提供早期饮食护理。

三、护理信息系统

随着计算机在医疗领域的广泛应用,信息技术逐渐渗透到护理领域,护理信息系统也得到了快速发展。20 世纪 70 年代,护理信息系统主要用于支持护士完成日常护理记录、护理操作,如医嘱输入、体温单录入、护理记录及打印等;90 年代后,护理信息系统的研究方向主要是护理语言的规范化和护理决策支持;近年来,护理信息系统的发展方向包括护理专家系统、医院护理一体化管理信息系统、远程护理等。

（一）护理信息系统的概述

1. **护理信息系统（nursing information system，NIS）** 是一个可以迅速搜集、储存、处理、检索、加工、显示所需动态资料并进行对话的计算机系统，是信息科学和计算机技术在护理工作中的广泛应用，是医院信息系统的重要组成部分。

2. **建立护理信息系统的目的** 建立护理信息系统的主要目的是系统支持护理工作各个方面信息的登记、汇总、分析和处理等操作，满足护理管理及护士工作的需要；充分利用各种移动终端设备实现护理工作的轻盈性和方便性；利用成熟技术手段，保证护理工作的正确性和高效性。

3. **建立护理信息系统的意义** 护理信息系统是临床信息系统的子系统，它的建立和完善改变了传统意义上的护理工作模式，对于提高护理服务质量和管理水平，促进护理管理的科学化、规范化有重要意义。

（二）护理信息系统的分类

护理信息系统在医院应用广泛，主要包括护理管理信息系统和临床护理信息系统两大部分。

1. **护理管理信息系统**

（1）护理质量管理信息系统 运用计算机进行护理质量管理的关键是将质控指标体系和原始数据进行标准化分析，并赋予一定的值，建立值库。将质控小组定期与不定期的检查结果精确、及时地录入到计算机，由计算机完成这些信息的储存、分析、加工和评价工作。

（2）护理人力资源管理信息系统 目前护理人力资源管理信息系统主要运用于护理人力资源配置、护理人员的培训和技术档案管理等多方面。例如护士长排班系统，护士长可根据病房的患者总数、实际床位数、分级护理情况、护士数量及休假和特殊情况等进行机动排班。

2. **临床护理信息系统** 该系统主要覆盖了护士日常工作中所涉及的所有信息处理，比如医嘱处理、护理计划制定、护理文件书写、患者情况监测等。

（1）住院患者信息管理系统：住院患者管理是医院管理和护理管理的主要内容，耗用大量的人力、物力和财力。使用住院患者信息管理系统后，患者的所有信息会在护士站的终端电脑中全面呈现，护士只需在电脑中完成相关操作即可，这样避免了护士花费大量时间去完成住院患者的收费、登记、记账、填写各种卡片等间接护理工作。

（2）住院患者医嘱处理系统（computerized physician order entry，CPOE）： 是医院使用比较早、普及程度比较高的临床信息系统，由医生在电脑终端录入并审核后，护士站电脑终端即可显示新医嘱，护士核实医嘱无误并确认即可产生各种执行单、收费表格和记录。

（3）住院患者药物处理系统：本系统在病区电脑上设有取药、退药、换药功能，在患者入科、出院、死亡及医嘱变更时可以及时更新，并根据患者用药情况设有药物管理控制程序，避免人为错误发生。

（4）住院患者费用管理系统：该系统根据医嘱的生成、护理操作、费用额产生进行自动记账，并自带核实功能，但也需要人为核实与查对。

（5）手术患者信息管理系统：该系统主要在外科病区的终端电脑中运用，如拟行手术方式、安排洗手护士、特殊器械的安排、手术时间、麻醉种类等。

（6）护士长排班信息系统：该系统上设置有护士长排班系统，护士长录入账号和密码后，电脑显示出排班程序，方可进行排班、修改、打印等。

（7）护理电子病历：提高患者生命体征记录和各类护理文档记录功能，包括护理评估单、患者体温单、护理记录单等。护理电子病历是电子病历的重要组成部分，也是评价电子病历系统水平的指标之一，具有举证作用，所以严格权限与安全控制显得尤为重要。除了采用用户名和密码登录之外，护士只能自己修改自己的记录，护士长和护理质控成员可以修改所管辖护士的各种护理记录。

（8）条码与自动识别技术：条码技术在医院信息系统中的运用已经相当成熟，例如检查条码、患者身份条码（腕带和床头卡）、检查申请条码、物资申领条码等。检验条码在护理信息的管理中主要集中在配药系统(输液贴)、消毒物品跟踪管理系统(消毒物品条码)、耗材管理系统(耗材条码)。

（9）移动护士站（point-of-care information system）：改变了护士的工作模式，它以医院信息系统为支撑平台，以终端电脑为控制平台，以无线局域网为网络平台，充分实现数据资源的管理。例如个人数字助理（Personal Digital Assistant，PDA）可以实现床旁信息采集和查对。

（10）医护患呼叫对讲系统：该系统能使护士在病房工作时可直接与呼叫的患者对话，及时动态了解患者的需求，也可使患者随时清楚护士所在方位，避免医疗纠纷。当医护人员进入病房护理患者时，可根据需要呼叫增派医护人员到场，使患者得到及时处理。

（11）护士长电子工作手册：是护士长记录工作的备忘录，通过统一的格式规范地反映护士长工作计划以及实施、落实情况的记录本，是护士长管理工作中必不可少的工具之一。

相关链接

电子病案

电子病案通常是指计算机化的病案，它是基于一个特定系统的电子化病程记录，该系统使用户易于获得完整准确的数据，得到警示、提醒及方便利用临床决策支持系统，并与医学知识发生联系等。电子病案的内容包括纸质病案的所有信息，但它绝不只是利用计算机将纸质病案移植为电子载体，而是将纸质病案中的文字、图表信息变为计算机能够识别和理解的格式化数据予以输入、储存、处理和查询。它不仅包括了静态的病案信息，还可以利用信息技术将文本、图像、声音结合起来，进行多媒体的信息综合处理。

（三）护理信息系统的作用

护理信息系统的建立和完善改变了传统的护理工作模式，对贯彻"以患者为中心"的护理理念，提高护理质量，促进护理管理科学化、规范化具有重大意义。

1. **提升护理工作效率**　智能化的 NIS 简化了临床护理工作流程，如医嘱系统、电子病历、移动护士站等，提高了护士采集与记录信息的效率，优化了护理流程，缩短了间接护理时间，提高了护理工作效率，提升了护理工作内涵。

2. **保证护理工作安全**　NIS 提高了信息沟通的及时性与准确性，加强了医护人员之间的信息共享和交流，减少了医护差错的发生。NIS 使护士可从掌上电脑直接采集和获取患者信息，如医嘱执行情况、患者生理指标、护理情况等；NIS 自动进行身份识别及医嘱查对，极大地提高了医嘱执行的准确性，提高了护理的安全性。

3. **护理管理科学化**　NIS 使护理过程中的各个环节包括物流、人流、财流更加科学合理，如物品的网上申请，文件的发放，信息的交流，人员的档案及培训，人力资源的配置等，提高了信息传递速度，提升了管理效率。NIS 使护理管理模式形成横向、垂直矩阵式管理，管理工作网状式结构，减少护理工作中的漏洞，量化和细化了护理质量管理。通过网络直报不良事件，护理部能实时评价整改效果，减少延迟报告和漏报，有利于促进持续质量改进。通过网络化实时监控系统进行事前预警、缺陷记录、修正反馈及统计分析，准确、及时、客观地管理和量化关键指标，实现事前控制、事后反馈，提高管理效率，规范医疗行为，提高环节质量。护理管理真正走向了科学管理的道路。

4. **增强管理者的全局统筹能力**　护士长信息管理软件，包括全院护理人员的个人资料、护理工作计划和总结、科室护理信息、科研情况、日常护理情况、护理工作量统计、物资供应、质量考评、意见与建议等功能。通过信息网络传输的护士长电子手册，减少信息传递过程中不必要的环节和人力。护士长利用信息管理软件可以对护理资料进行分析、整理，提取对护理产生影响的数据，体现了护理工作的高效率，保证了信息的完整性与连续性。护理管理网络化可提高护士长的工作效率，使护理管理更规范、有效，使护士长有更多的时间和精力放在护理管理上，增强了管理者的全面统筹能力。

（四）护理信息系统的管理

护理信息系统作为一种工具，仍存在不足之处，在实际使用中需加强管理，使其功能更加完善、安全性更强，从而更好地为护理工作服务。

1. 护理信息管理的内容　主要包括病房信息管理、医嘱管理、护理计划管理和护理人员调配等4个方面。

（1）病房信息管理：主要包括病房基本信息和患者基本信息管理。病房基本信息管理主要是病房占用和空置情况、入院患者平均住院天数和病房周转率等。患者基本信息管理主要包括患者的一般情况、入院日期、住院号、病床号、入院诊断及病史摘要等。

（2）医嘱管理：包括医嘱的输入、查询、打印和自动计费等。医生将医嘱输入计算机后，长期医嘱经计算机分类汇编，由医嘱班护士打印后交由责任护士执行；临时医嘱则自动打印成医嘱单，由医生交给护士处理。在执行过程中无需护士转输、转抄。医护人员可随时随地利用医嘱查询系统对医嘱进行核对，将差错事故的发生率降到最低。

（3）护理计划管理：包括对患者的入院评估、护理诊断、护理计划、护理实施、护理效果评价的管理。护士可将本病区常见疾病的护理诊断、护理目标以及护理措施等做成模板提前输入计算机系统中，当患者住院以后，责任护士根据对患者的评估，对照模板进行编辑、修改，即可制定出个体化的护理计划和实施方案。

（4）协助护理人力调配：科室护士长在预先制定的表格上将患者需要执行的项目做标记，然后由专人输入到计算机中，借助分析软件就能得到各病房每班需要多少护士。护理部也可根据各科室的实际情况对全院护理人员进行科学合理的分配和组织，以期达到最优化的人员调配。

2. 护理人员使用信息的管理

（1）提高护理人员对信息管理的认识和了解：各级护理人员，尤其是护理部要重视护理信息管理的重要性和必要性，自觉主动地参与护理信息的收集、整理、分析、利用等。加强信息管理制度建设，实行护士长、科护士长、护理部主任三级管理，减少信息传递过程中的不必要环节，防止数据的遗漏或者丢失。

（2）普及计算机知识，鼓励护理人员学习计算机知识：组织和培训护理人员对计算机的使用，使其掌握计算机信息处理的方法，以保证信息的正确运用。

（3）保证信息来源和渠道的正确和畅通：各级护理人员应对信息的来源和真伪加以鉴别，使用正确的信息，排除不正确的信息，才有利于工作的开展。对违反信息管理制度、漏报或迟报信息、影响正常医疗护理工作和造成患者受损的情况应追究责任，并给予相应处理。

3. 信息系统的安全管理　医院信息系统中详尽地记录了患者的基本信息和诊疗活动，其中有涉及患者隐私问题应予保护，这是医务工作者的责任和义务。医院信息系统管理者和使用者应具有信息保密意识，知晓信息保密规定，可从以下5个方面进行安全管理。

（1）建立标准化计算机机房：计算机机房作为网络核心所在地，是网络安全的重要环节。机房在建设、装修时应严格按照机房标准设计、装修，做到专线、双路供电、防火的安全规范，如中心交换机等重要设备要做好备份。

（2）硬件和软件系统的安全保障：首先必须要使用不间断电源，保证服务器24小时不间断工作，防止停电造成的数据库损坏。对于中心服务器，目前大部分医院采用的是双机热备份磁盘阵列的模式。当一个服务器发生故障时，备份服务器能在十几秒内进行切换，启动数据库，一般在2分钟内恢复业务处理。其次，为了防止病毒入侵，应在各种电脑上只开放最小使用功能，并给予不同级别的权限，使工作人员仅能操作自己的程序和调用相关数据。再者，考虑到网络系统的不稳定性，应建立两个计算机网络配线间，将相邻的、同功能的信息点接入不同配线间内或分别连接到两个交换机。当一个配线间或交换机出现问题时，立即启动备用设备，避免业务停顿，以减少损失。

（3）数据备份和恢复数据安全：这是医院信息安全的核心部分，对数据进行加密，使它在网络传输和储存时不会泄露给非授权用户，保证数据的完整性、可用性、可控性。因此，须加强对数据的备份和恢复工作，设置专人对备份数据进行检查，确保备份数据的完整。

（4）建立信息系统的应急预案：应急预案是针对那些可能造成信息系统数据损失、网络瘫痪、设备破坏又具有突发性的故障。其首要目的是保护信息数据的安全，制定应急预案应结合实际情况，措施明确，操作性强。在故障发生以后，根据已制定好的应急预案，做好组织协调工作，明确故障排除的责任和分工，及时排除故障。管理者应及时分析原因，落实应急预案的执行，总结经验教训，避免类似事件再次发生。

（5）建立健全的网络安全管理制度：建立健全信息网络安全管理制度，明确信息系统各岗位人员的责任，并严格按照规章办事，管理者跟进督导和检查，确保医院信息系统正常运转。

（五）护理信息系统的评价

1. **实用性强，可行性高**　护理信息系统中的内容是根据科室常见疾病制定的模板，护士可据此选择、编辑、整理，这大大减少了护士的书写时间，使其将更多的时间和精力投入到患者的照护上。

2. **提高医院运行效率**　例如在药品管理子系统中，可以迅速反映药物的使用情况、剩余储存量，及时补充药品，可有效地避免药物出现断档或积压。

3. **降低人员的劳动强度，减少医院的运作成本**　护理信息系统借助计算机系统处理大量信息（如药品的规格、价钱、疾病的名称和编码等），可节省人力，降低成本。

4. **减少因人为判断或计算机失误给患者带来的损失**　如在为患者计算住院费用时只需录入手术及药品名称，系统可以自行计算出所需费用清单，避免了人工计算时出现的误差。

5. **为医院管理过程提供可靠数据，利于决策和控制**　例如对医疗质量、医院财务执行情况、各部门医疗工作量负担等情况的监督和评价。

6. **提高患者满意度**　将患者出入院的所有流程全部规范化、明朗化，有利于患者了解自身疾病状况和花费情况，减少误会，提高患者满意度。

7. **实现卫生资源共享，提高信息利用水平**　数据共享是国家信息化的根本原则和重要目标，也是医院信息资源的重要特征，只有共享才能共同发展。

（汪淼芹）

学习小结

　　本章首先从信息、信息管理的概念详细阐述了关于信息的基本知识；其次从护理信息的特征和种类阐述信息的基本特点和属性；通过信息管理的作用分析了信息管理的重要性；再次从护理信息的特点、护理信息的分类与收集方法来了解我们获取护理信息的主要途径；接着介绍护理信息系统的概念、分类、作用来了解护理信息管理系统的主要内容；最后阐明护理信息系统的管理和评价在工作和生活中的重要性。通过本章学习，学生应能够阐述护理信息和护理信息系统的概念，知晓护理信息的分类和收集方法，并学会通过案例解析将所学章节知识融会贯通。

复习思考题

1. 信息的概念是什么？

2. 信息管理的作用是什么？

3. 护理信息的特点是什么？

4. 护理信息的分类与收集方法有哪些？

5. 护理信息化系统的作用是什么？

参考文献

<<<<<< 1. 苏兰若.护理管理学［M］.3 版.北京：人民卫生出版社，2013.

<<<<<< 2. 郑翠红.护理管理学基础［M］.北京：人民卫生出版社，2012.

<<<<<< 3. 江长江，汪士寒.现代管理学［M］.北京：清华大学出版社，2015.

<<<<<< 4. 吴亚平，谢勇.管理学原理教程［M］.武汉：华中科技大学出版社，2007.

<<<<<< 5. 蒋冬梅.医院护理管理学［M］.2 版.长沙：湖南科学技术出版社，2012.

<<<<<< 6. 张金环，李彦广，周德胜.管理学原理［M］.2 版.北京：北京理工大学出版社，2015.

<<<<<< 7. 马同华.老 HRD 手把手教你做绩效考核［M］.北京：中国法制出版社，2016.

<<<<<< 8. 黄新，杨秀木.护理管理学［M］.北京：北京大学医学出版社，2015.

<<<<<< 9. 理查德 L·达夫特，多萝西·马西克.管理学原理［M］.7 版.北京：机械工业出版社，2012.

<<<<<< 10. 赫伯特 A·西蒙.管理行为［M］.北京：机械工业出版社，2016.

<<<<<< 11. 谭黎阳，王绮.管理学原理［M］.上海：华东理工大学出版社，2013.

<<<<<< 12. 斯蒂芬 P·罗宾斯，玛丽·库尔特.管理学［M］.11 版.北京：中国人民大学出版社，2012.

<<<<<< 13. 王建军.企业管理学［M］.修订版.青海：青海人民出版社，2008.

<<<<<< 14. 朱林.管理原理与实训教程［M］.北京：北京邮电大学出版社，2008.

<<<<<< 15. 张所地，吉迎东，胡琳娜.管理决策理论、技术与方法［M］.北京：清华大学出版社，2013.

<<<<<< 16. 李继平.护理管理学［M］.北京：人民卫生出版社，2014.

<<<<<< 17. 李黎明.护理管理学［M］.北京：人民卫生出版社，2012.

<<<<<< 18. 骆兰，王华.管理学原理［M］.重庆：重庆大学出版

社，2015.

<<<<< 19. 薛迪，吕军.医院绩效管理［M］.上海：复旦大学出版社，2013.

<<<<< 20. 肖洋.管理学基础［M］.湖南：中南大学出版社有限责任公司，2016.

<<<<< 21. 秦素萍，高雅琨.脑卒中患者出院准备计划与居家护理的效果分析［J］.中华护理杂志，2014.11：1337-1342.

<<<<< 22. 王琼娟，杜合英.ABC 时间管理法在病房护士长管理中的应用［J］.医学信息，2010，9：2578-2579.

<<<<< 23. 张桂芳.目标管理理论在临床护理管理中的应用探讨［J］.医药卫生管理，2017，10：115-116.

<<<<< 24. 李勤，余桂林.护理目标管理方法与应用护理目标管理方法与应用［N］.长江大学学报，2011.

<<<<< 25. 邢以群.护理管理学基础［M］.北京：人民卫生出版社，2014.

<<<<< 26. 胡艳宁.护理管理学［M］.2 版.北京：人民卫生出版社，2016.

<<<<< 27. 朱爱军.护理管理基础［M］.北京：人民卫生出版社，2015.

<<<<< 28. 法约尔.工业管理与一般管理［M］.北京：中国社会科学出版社，1982.

<<<<< 29. 李晓松.护理学导论［M］.3 版.北京：人民卫生出版社，2014.

<<<<< 30. 苏玉琴.护理学导论［M］.北京：人民卫生出版社，2013.

<<<<< 31. 阮晓波.与官员谈管理学［M］.北京：华文出版社，2010.

<<<<< 32. 中华人民共和国.关于加强护理工作领导理顺管理体制的意见［Z］.1986.

<<<<< 33. 谢红.护理管理学［M］.北京：北京大学医学出版社，2016.

<<<<< 34. 李玉翠.护理管理学［M］.北京：中国医药科技出版社，2016.

<<<<< 35. 魏万宏.护理伦理学［M］.郑州：郑州大学出版社，2011.

<<<<< 36. 陈忠卫.战略管理［M］.大连：东北财经大学出版社，2011.

<<<<< 37. 唐东方.战略选择：框架·方法·案例［M］.北京：中国经济出版社，2011.

<<<<< 38. 姜小鹰.护理管理理论与实践［M］.北京：人民卫生出版社，2011.

<<<<< 39. 张燕.管理学基础［M］.西安：西北大学出版社，2009.

<<<<< 40. 王秀红.护理管理学［M］.上海：同济大学出版社，2008.

<<<<< 41. 郑承志.管理学基础［M］.合肥：中国科学技术大学出版社，2008.

<<<<<< 42. 李志畴.绩效体系设计与管理实务［M］.北京：清华大学出版社，2014.

<<<<<< 43. 潘绍山.现代护理管理学［M］.北京：科学技术文献出版社，2001.

<<<<<< 44. 姜丽萍.护理管理学［M］.北京：清华大学出版社，2012.

<<<<<< 45. 冷长瑜.我国护理人才流失原因及对策［J］.卫生职业教育，2017，35（3）：149-150.

<<<<<< 46. 单玫，谭杰，卢九星，等.我国护理队伍在健康产业发展中存在的问题与建议［J］.医学教育管理，2017，3（1）：11-15.

<<<<<< 47. 卜方，陈华荣，陆根兰.护理人员分层次使用模式与实践［J］.护理学杂志，2007，22（3）：52-54.

<<<<<< 48. 程惠玲，黄行芝，刘庆，等.护理中青年人才库的建设与成效［J］.护理学杂志，2013，28（7）：42-44.

<<<<<< 49. 黄金月.护理实践导论［M］.北京：人民卫生出版社，2012.

<<<<<< 50. 王桦宇.人力资源管理实用必备工具箱［M］.北京：中国法制出版社，2011.

<<<<<< 51. Suzanne K.Powell.个案管理［M］.张瑛等译.台北：五南图书出版股份有限公司，2005.

<<<<<< 52. 魏嘉仪，章淑娟.运用个案管理模式于充血性心力衰竭住院病患照护的成效［J］.台湾志为护理，2010，9(4)：71-83.

<<<<<< 53. 辛爱利，李晓艳，赵书敏，等.陕西省154所不同等级医院护理垂直管理实施现状分析［J］.护理管理杂志，2014（12）：899-901.

<<<<<< 54. 黄明安，申俊龙.医院管理学：供卫生事业管理类各专业用［M］.北京：中国中医药出版社，2015.

<<<<<< 55. 秦永方.现代医院精细化运营绩效管理实务［M］.北京：中国经济出版社，2014.

<<<<<< 56. 王小合，张萌.管理学基础案例与实训教程［M］.杭州：浙江大学出版社，2016.

<<<<<< 57. 张岩松，张建锋，徐文飞.现代管理学案例教程［M］.2版.北京：北京交通大学出版社，2016.

<<<<<< 58. 赵德伟，吴之明.护理管理学［M］.2版.上海：同济大学出版社，2014.

<<<<<< 59. 单宝玲，辛枫冬.管理学原理［M］.3版.天津：天津大学出版社，2016.

<<<<<< 60. 李选芒，陈昊平.管理学基础［M］.北京：北京理工大学出版社，2016.

<<<<<< 61. 焦强，罗哲.管理学［M］.4版.成都：四川大学出版社，2016.

<<<<<< 62. 广小利，李卫东.管理学［M］.北京：北京理工大学出版社，2016.

<<<<<< 63. 马淑文，古家军.管理学［M］.杭州：浙江工商大学出版社，2016.

<<<<< 64. 王建荣，张黎明，马燕兰，等.临床护理过程质量评价指标体系的设立［J］.中华护理杂志，2005，40（10）：724-726.

<<<<< 65. 李兴国.信息管理学［M］.3版.高等教育出版社，2011.

<<<<< 66. 娄凤兰.护理管理学［M］.北京：人民卫生出版社，2009.

<<<<< 67. 朱春梅，王素珍.护理管理学［M］.上海：第二军医大学出版社，2010.

<<<<< 68. 刘庭芳，刘勇.中国医院品管圈操作手册［M］.北京：人民卫生出版社，2012.

<<<<< 69. 张宗久.中国医院评审实务［M］.北京：人民军医出版社，2013.

<<<<< 70. 吴欣娟.医院临床护理质量安全评审指南［M］.北京：中国协和医科大学出版社，2005.

<<<<< 71. 刘华平，李红.护理管理案例精粹［M］.北京：人民卫生出版社，2013.

<<<<< 72. 成翼娟，岳树锦，谷波，等.护理质量标准及评价体系的研究现状和趋势［J］.护理管理杂志，2005，5（5）：18-22.

<<<<< 73. 吴坚韧，张英.专科医院经营管理实录［M］.广州：广东人民出版社，2009.

<<<<< 74. 卫生部医院管理研究所护理中心.2016版护理敏感质量指标实用手册［M］.北京：人民卫生出版社，2016.

<<<<< 75. 医疗安全（不良）事件报告系统（试行）［OL］（http：//ps.zgkw.cn/harm.html）

附　录

附录 1

护理人员职业生涯发展规划表

1. 个人情况自我分析
个性特点：
个人专长：
个人兴趣爱好：　　　　　　　　至今为止个人的工作经验、知识和技能：
工作中哪些方面有信心，哪些方面没有信心：
个人健康情况：
2. 个人未来职业愿望
你生活和工作的发展目标：
为了实现目标，你认为有哪些途径，应采取哪些措施：
3. 个人职业状况评估
现在的职业状况：
工作适应新：很适应　适应　不好说　不太适应　不适应
工作能力：较强　能够胜任　较弱　弱
在职务变更方面的要求与希望：
综合本人能力、适应性和未来发展前途等因素，今后 1~2 年内进行工作调动的意愿如何：
希望能调动　可以调动　无所谓　不调动
如果打断工作调动，什么领域、什么时间、什么职务，调动理由是什么？
评价组织内、外可供选择的途径有哪些：
职业和生命阶段的变化及目标发面的变化和要求：
4. 今后职业生涯方面的综合计划
5. 关于个人能力开发的分析与思考
个人掌握并擅长的专业、知识、技术有哪些
个人的学习和研究兴趣在哪里
个人具备哪些资格、取得了哪些证书、接受过什么培训
个人有哪些方面的潜力可以开发（知识、工作能力、性格、态度、职称、学历方面的资格）
个人实现目标的策略和打算是什么

附录 2

某医院科护士长岗位说明书

基本资料					
岗位名称：护士长		直接上级：科主任、护理部主任		所属部门：眼疾病科	
性别要求：女		年龄要求：55 岁以下		直接下级：病区护士	

工作内容				
工作概要	根据医院发展情况，制定本科的各项管理制度及培训计划，并组织实施，不断提升本科的护理业务及管理水平，通过优质的服务，严格准确的护理，使入院、专员患者早日得到康复。			
岗位描述	1. 在护理部和科主任的领导下，全面负责科室护理管理工作。 2. 根据科室工作计划，负责制订本病区具体工作计划并组织实施，抓好落实，完成工作目标。 3. 检查、知道病区护理工作。帮助护理人员提高管理与业务能力，充分调动其主观能动性，积极支持护士履行职责。 4. 全面熟悉患者情况，组织指导并参与危重患者的抢救及护理工作。 5. 督促护理人员严格执行各项规章制度、职业道德规范和技术操作规程，加强护理安全管理。负责差错事故分析，制定并落实预防措施。 6. 组织本科护理查房及护理会诊，参加主诊医师、病房主任查房。 7. 负责指导和管理实习、进修人员，并指定有经验、有教学能力的护理人员担任带教工作。 8. 组织完成护理人员培训计划，组织技术操作考核、业务考试，提高护理人员理论水平和技能；申报病房内护师进修、参加学术活动。 9. 负责管理好病房，为患者提供整洁、安静、舒适、安全的病房环境。督促检查卫生员工作，并向主管部门组织反馈，每月召开患者及家属座谈会，听取意见，改进病房管理工作。 10. 负责护理人员的管理和调配，进行绩效管理。 11. 合理利用医疗资源，做好仪器设备、药品等物品的管理，减少消耗材料的浪费、降低成本，提高效益。 12. 完成上级领导交办的其他工作任务。			
工作关系	所施监督	本科护理人员		
	所受监督	科主任、护理部主任		
	岗位关系	可晋升到何岗位		护理部主任
		由何岗位晋升至此岗位		主管护师、护师

任职资格				
学历及专业要求	最低学历：大专及以上		职称：护师及以上	
	专业：护理		执业资格：执业护士	
培训要求	1. 护理管理培训。 2. 本专业护理知识与操作技能培训。 3. 护理服务技能及沟通能力的培训等。			
知识技能及要求	1. 账务基础护理学和临床护理知识与技能 2. 熟练掌握本专业疾病护理的技能。 3. 有一定的管理学、心理学、病理学、药理学和医院感染管理知识。			
能力要求	1. 有较强的护理管理能力。 2. 有较强的判断能力和应急处理能力。 3. 有一定的决策和指导能力、组织和协调能力。 4. 有一定的解决较复杂专业问题的能力。			
工作经验要求	具备三年以上的护师工作经验。			

基本素质要求	1. 具有良好的团队合作精神。 2. 具有环境适应性、忍耐性、逻辑性、果断性和一定的创新性。 3. 具有奉献精神和服务他人的精神。
应知法规	《医疗机构管理条例》《医疗事故处理条例》《医院消毒管理办法》《中华人民共和国护士管理办法》《医疗废物管理办法》《医务人员医德规范及实施办法》以及有关的护理技术操作规程和本院的护理制度等。

工作权限
1. 行使与履行职责相应的行政指挥权。
2. 课内护理人员的管理、调配权。
3. 课内护理人员工作的监督、考核权。

协调关系
1. 医护、护患间工作关系的配合与协调。
2. 护理人员内部关系的协调。
3. 与院内相关科室、关系协调。

某医院一级护士岗位说明书

岗位名称	一级护士
所属部门	护理
对应岗位	基础护理、药疗
工作概要	在一定时间范围内从初级上升到较具经验的过程。 在高年资护士的指导下进行工作，学习了解护理部各项制度，严格按护理标准工作，并按有关条文规定进行护理操作，做好基础护理及其他临床护理工作，在临床工作中不断提高技能，持续达到一级护士标准，可晋升到护师二级。
请示上级	楼层护士长/夜值班护士长。
工作职责	一、护理过程/记录 1. 了解主、客观资料，完成患者入院记录，制订护理计划。 2. 根据病史及当前患者评估，认识到患者存在的实际和潜在问题。 3. 针对患者心理和生理上存在的问题，做出护理诊断。 **计划** 1. 根据患者的需要制订护理计划，包括持续观察、治疗及患者宣教。 2. 当患者情况改变时，在常规基础上建立合理的护理计划。 3. 与患者和家属讨论出院需要。 **实施** 1. 提供安全可靠的生理和心理护理。 2. 做好各种记录、评估病情变化，文字清晰、易懂。 **评价** 评估并记录患者对所执行护理的效果。 二、护理操作 1. 根据三查七对正确给药：①对床号；②对姓名；③对药名；④对剂量；⑤对给药方法；⑥对给药时间；⑦对药浓度。 2. 掌握皮试的正确操作。 3. 如对操作及程序有疑问时，及时提问。 4. 掌握生命体征正常值，发现不正常情况及时向小组长和医生汇报。 5. 每班检查化验报告，如化验结果不正常及时向医生汇报 6. 与医生共同讨论医疗计划，了解患者今后护理的需要。

工作职责	7. 向患者和家属解释操作过程，协助医生进行各种操作。 8. 在病房内，学习常规操作： ◇ 静脉输液 ◇ 输血 ◇ 吸氧 ◇ 吸痰 ◇ 病床的使用 ◇ 导尿 ◇ 抢救车，包括药品清点及重新补上缺少的药品 ◇ 皮肤/褥疮的护理 ◇ 根据岗前培训要求完成其他操作 9. 参与抢救工作，紧急抢救时，在监督下协助抢救工作。 三、患者宣教 1. 使用通俗易懂的语音，对患者及家属进行基本健康宣教及疾病相关知识宣教。 2. 对患者及家属做术前、术后宣教。 四、专业责任 1. 穿着整齐、清洁，适合护士职业，符合护理部规章制度，体现护士职业形象。 保持工作环境的清洁整齐。 2. 遵守上下班工作制度，按时上班，安排适当的吃饭时间，工作时间不做与工作无关的事，保质保量完成班内的工作。 ◇ _____全年病假天数 ◇ _____全年事假天数 ◇ _____全年旷工天数 3. 对患者、家属和同事有礼貌，仔细倾听、交流。 4. 对患者资料保守秘密。 5. 认识存在的问题，能寻找帮助，解决问题。 6. 以患者安全为重，接受分配的工作。 7. 按护理计划先后次序完成工作，向下一班做好确切的交班，包括在下一班需要完成的工作。 8. 学习合理记录患者病情变化及需要。 9. 发现或发生任何异常情况，及时与护士长/值班护士长联系。 10. 接受其他任何所指派的工作。 五、专业发展 1. 关系医院及科室的发展。 2. 阅读病房交流本，了解病房状况。 3. 在要求的时间内做好岗前检查。 4. 明确自己在本部门工作的学习方向，并能收集资料，学习有关知识。 5. 获得护理继续教育学分 25 分____。 6. 获得 CPR 和 MOCK CODE 证书。 证书有效期：CPR _____。 　　　　　　MOCK CODE _____。
工作标准	按临床护理标准提供高质量的护理服务，并不断提高。
资历要求	护理中专以上学历。
工作经验	经过严格岗前培训，并通过考核。

工作态度	以给予您"真诚、信心和爱"为服务理念，自觉合作、情绪稳定、乐于助人、勇于创新。
工作联系	本科室成员、医生、医技、辅助部门人员、患者/家属。
体能要求	健康的身体、充沛的精力、持久的工作干劲。
员工	主管领导
日期	修订日期

附录3

急性单纯性阑尾炎临床路径表单

适用对象：第一诊断为急性单纯性阑尾炎（ICD10：K35）行急诊阑尾切除术（ICD9CM-3：47.1）

患者姓名：_____ 性别：____年龄：____门诊号：_____住院号：_____

住院日期：___年___月___日 出院日期：___年___月___日 标准住院日：≤7天

时间	住院第1天（急诊手术）			住院第2天（术后第1天）			住院第3天（术后第2天）		
主要诊疗工作	□ 询问病史，体格检查 □ 书写病历 □ 上级医师、术者查房 □ 制定治疗方案 □ 完善相关检查和术前准备 □ 交代病情、签署手术知情同意书 □ 通知手术室，急诊手术			□ 上级医师查房 □ 汇总辅助检查结果 □ 完成术后第1天病程记录 □ 观察肠功能恢复情况			□ 观察切口情况 □ 切口换药 □ 完成术后第2天病程记录		
重点医嘱	长期医嘱： □ Ⅰ级护理 临时医嘱： □ 术前禁食水 □ 急查血、尿常规（如门诊未查） □ 急查凝血功能 □ 肝肾功能 □ 感染性疾病筛查 □ 心电图 □ 胸透或者胸部X线片、腹部立位X线片			长期医嘱： □ Ⅱ级护理 □ 术后半流食			长期医嘱： □ Ⅱ级护理 □ 术后半流食 临时医嘱： □ 根据患者情况决定检查项目		
主要护理工作	□ 入院评估：一般情况、营养状况、心理变化等 □ 术前准备 □ 术前宣教			□ 观察患者病情变化 □ 嘱患者下床活动以利于肠功能恢复			□ 观察患者一般状况，切口情况 □ 患者下床活动有利于肠功能恢复，观察患者是否排气 □ 饮食指导		
病情变异记录	□ 无 □ 有，原因： 1. 2.			□ 无 □ 有，原因： 1. 2.			□ 无 □ 有，原因： 1. 2.		
护士签名	白班	小夜班	大夜班	白班	小夜班	大夜班	白班	小夜班	大夜班
医师签名									

时间	住院第4天（术后第3天）		住院第5天（术后第4天）		住院第6~7天 （术后第5~6天）	
主要 诊疗 工作	☐ 上级医师查房 ☐ 复查血常规及相关生化指标 ☐ 完成术后第3天病程记录 ☐ 观察患者切口有无血肿，渗血 ☐ 进食情况及一般生命体征		☐ 观察切口情况，有无感染 ☐ 检查及分析化验结果		☐ 检查切口愈合情况与换药 ☐ 确定患者出院时间 ☐ 向患者交代出院注意事项、复查日期和拆线日期 ☐ 开具出院诊断书 ☐ 完成出院记录 ☐ 通知出院处	
重点 医嘱	长期医嘱： ☐ Ⅱ级护理 ☐ 半流食 临时医嘱： ☐ 复查血常规及相关指标		长期医嘱： ☐ Ⅲ级护理 ☐ 普食		临时医嘱： ☐ 通知出院	
主要护 理工作	☐ 观察患者一般状况及切口情况 ☐ 鼓励患者下床活动，促进肠功能恢复		☐ 观察患者一般状况及切口情况 ☐ 鼓励患者下床活动，促进肠功能恢复		☐ 协助患者办理出院手续 ☐ 出院指导	
病情 变异 记录	☐ 无　☐ 有，原因： 1. 2.		☐ 无　☐ 有，原因： 1. 2.		☐ 无　☐ 有，原因： 1. 2.	
护士 签名	白班	小夜班	大夜班	白班	小夜班	大夜班	白班	小夜班	大夜班
医师 签名					

附录4

三级综合医院评审标准（2011版）（节选）

第五章　护理管理与质量持续改进

一、确立护理管理组织体系

评审标准	评审要点	责任科室	支撑材料准备
5.1.1　院领导履行对护理工作领导责任，对护理工作实施目标管理，协调与落实全院各部门对护理工作的支持，具体措施落实到位			
5.1.1.1 有在院长（或副院长）领导下的护理组织管理体系，对护理工作实施目标管理。 （总牵头科室护理部）	【C】 1. 有在院长（或副院长）领导下的护理组织管理体系，定期专题研究护理管理工作，实施目标管理。 2. 按照标准配置各层次护理管理岗位和人员，岗位职责明确	护理部	C1 ①护理管理领导小组成员文件，医院护理组织架构图，护理管理体系；②院长办公会或党委会专题研究护理管理工作会议记录，护理部工作制度；③医院年度工作计划、工作目标，护理年度工作计划、目标 C2 各层次护理岗位人员一览表及岗位职责汇总

评审标准	评审要点	责任科室	支撑材料准备
	【B】符合"C",并 落实岗位职责和管理目标,对各层次护理管理者有考核	护理部	B ①各级护理管理岗位职责;②科护士长、护士长、副护士长量化考评细则,有考核记录
	【A】符合"B",并 护理管理体系有效运行	护理部	A 每月按标准进行考核,留存考核资料;护理半年、年度工作总结(院科两级)
5.1.1.2 医院有护理工作中长期规划、年度计划和年度总结。 (总牵头科室护理部)	【C】 1. 有护理工作中长期规划、年度计划,与医院总体规划和护理发展方向一致。 2. 相关人员知晓规划、计划的主要内容	护理部	C1 医院护理工作发展规划、年护理工作计划 C2 现场访谈、提问
	【B】符合"C",并 有措施保障落实护理工作中长期规划,有效执行年度计划并有总结	护理部	B ①规划中有具体的保障措施。通过周计划及月计划的落实保障年计划的完成;②有护理工作总结
	【A】符合"B",并 有对规划和计划落实情况的追踪分析,持续改进护理工作	护理部	A 三级质控、护士长工作检查、半年及全年工作总结等进行分析改进
5.1.2 执行三级(医院-科室-病区)护理管理组织体系,逐步建立护理垂直管理体系,按照《护士条例》的规定,实施护理管理工作。			
5.1.2.1 执行三级(医院-科室-病区)护理管理组织体系。 (总牵头科室护理部)	【C】 有建立护理垂直管理体系的工作方案,逐步实行三级(医院-科室-病区)护理管理	护理部	C ①三级护理管理红头文件;②三级护理垂直管理体系(架构图)
	【B】符合"C",并 三级(医院-科室-病区)护理管理组织体系完善,有效运行	护理部	B ①护理质量管理制度;②护理三级质量控制网;③三级质控记录
	【A】符合"B",并 与相关科室及职能部门有联席会议或其他协调机制	护理部	A ①护理部(各护理单元)与相关职能部门工作协调制度;②与其他相关部门协调会议记录
5.1.2.2 按照《护士条例》的规定,实施护理管理工作。 (总牵头科室护理部)	【C】 1. 按照《护士条例》的规定,制定相关制度,实施护理管理工作。 2. 依法执行护理人员准入管理	护理部	C1 ①护士条例;②护理核心制度;③同工同酬和护士绩效考核制度等 C2 护士准入制度
	【B】符合"C",并 主管部门对《护士条例》执行及制度落实情况的监督检查	护理部	B ①财务科、人事科合同护士待遇、工资花名册,护理岗位资质准入人员名单;②护理督查记录;③随访护士
	【A】符合"B",并 对落实情况进行追踪与成效评价,有持续改进	护理部	A 各种检查有督查记录、问题分析、改进措施及效果评价记录

続表

评审标准	评审要点	责任科室	支撑材料准备
5.1.3 实施护理人员分级管理，病房实施责任制整体护理工作模式，落实责任制，明确临床护理内涵及工作规范，对患者提供全面、全程的责任制护理措施。			
5.1.3.1 实施护理人员分级管理，落实岗位责任制，明确临床护理内涵及工作规范。（总牵头科室护理部）	【C】 1. 实施护理人员分层级管理，制定与落实护理岗位职责。 2. 护理人员知晓本部门、本岗位的职责要求。 3. 有统一管理的护理人员分级管理档案	护理部1、3 临床各科室2	C1 ①护理人员分层级管理制度；②护理岗位职责汇总 C2 现场查看、提问 C3 护理人员分级管理档案
	【B】符合"C"，并 1. 护理工作规范并有效执行。 2. 科室能定期自查、分析、整改。 3. 主管部门履行监管职责，有定期监管检查的结果反馈和整改意见	临床各科室1、2 护理部3	B1 ①各科有质控小组；②现场查看执行情况 B2 科室一级质控检查记录 B3 医院三级质控检查记录
	【A】符合"B"，并分级管理落实有效，护理工作持续改进有成效	护理部 临床各科室	A 三级质控检查存在问题分析、改进措施及效果评价记录
5.1.4 实行护理目标管理责任制、岗位职责明确，落实护理常规、操作规程等，有相应的监督与协调机制。			
5.1.4.1 实行护理目标管理责任制、岗位职责明确。（总牵头科室护理部）	【C】 1. 有全院护理管理目标及各项护理标准并实施。 2. 相关人员知晓上述内容并履行职责	护理部 临床各科室2	C1 ①全院护理质量管理目标及控制方案，有具体措施；②各项护理质控标准，护士培训考核记录 C2 现场查看、提问、记录
	【B】符合"C"，并 1. 科护士长负责落实本科护理管理目标并按标准实施护理管理。 2. 主管部门对科室护理管理目标、护理质量执行有定期的检查、评价、分析、反馈，有整改措施	临床各科室1 护理部2	B1 科护士长制定有辖区护理质量管理目标及控制方案，并有具体措施 B2 三级质控检查记录
	【A】符合"B"，并 对护理管理目标及各项护理标准落实情况有追踪和成效评价，有持续改进	护理部 临床各科室	A ①护理管理目标及各项护理标准落实情况的追踪记录；②问题分析、改进措施及效果评价记录
5.1.4.2 落实护理常规、操作规程等，有相应的监督与协调机制。（总牵头科室护理部）	【C】 1. 有护理常规和操作规范并及时修订。 2. 对护理核心制度（分级护理、查对、交接班、安全输血等制度）和岗位职责有培训、考核。 3. 相关护理人员掌握上述内容并执行	护理部1、2 临床各科室3	C1 ①《临床护理实践指南》；②不同版次护理常规、操作规范；③修订标识 C2 ①定期护理岗位职责及核心制度培训、考核计划；②岗前培训、业务学习、晨会进行培训记录 C3 三基考试及晨会中考核记录
	【B】符合"C"，并 1. 护理单元对护理常规、操作规程、护理核心制度落实情况有自查、分析、反馈及整改。 2. 主管部门履行监管职责，有定期检查、分析、反馈，有改进措施	临床各科室1 护理部2	B1 ①科室对护理常规、操作规程、护理核心制度落实情况检查记录；②一级质控检查存在问题分析、反馈、改进措施记录 B2 三级质控检查存在问题分析、反馈、改进措施记录
	【A】符合"B"，并 按照《临床护理实践指南》，完善护理常规、操作规程、护理核心制度落实好，持续改进有成效	护理部 临床各科室	A ①护理常规、护理操作规程和护理核心制度均已修订；②三级质控检查存在问题分析、改进措施及效果评价记录

评审标准	评审要点	责任科室	支撑材料准备
5.1.4.3 护理单元有专科护理常规，具有专业性、适用性。 （总牵头科室护理部）	【C】 1. 各护理单元有能体现专业性和适用性的专科护理常规。 2. 护理人员掌握本专业的专科护理常规并执行	临床各科室	C1 护理常规汇编，各科均有专科护理常规 C2 业务学习、晨会进行培训，三基考试及晨会中考核记录
	【B】符合"C"，并 在实施专科护理常规过程中，定期补充、修改与完善	临床各科室	B 专科护理常规修订标识
	【A】符合"B"，并 1. 专科护理落实好。 2. 对开展的新项目、新技术有相应的专科护理常规补充和完善	临床各科室	A1 ①现场查看病人专科护理落实情况；②专科护理记录；③三级质控检查记录 A2 新项目、新技术的专科护理常规
5.1.4.4 能提供体现适时修订并有修订标识的护理制度，修订部分均遵守相关法律、法规和规章。 （总牵头科室护理部）	【C】 1. 有修订制度、职责、常规等相关文件的规定与程序 2. 修订后的文件，有试行—修改—批准—培训—执行的程序，有修订标识	护理部	C1 ①护理管理手册、护理常规、护理操作规程；②修订制度、职责、常规等相关文件的规定与程序 C2 试行—修改—批准—培训—执行相关记录，修订标识
	【B】符合"C"，并 1. 相关护理管理人员知晓修订规定与程序。 2. 护理人员知晓修订后的相关制度	临床各科室	B1 ①及时下发修订制度、职责、常规；②现场提问护理管理人员修订规定与程序 B2 ①定期组织培训学习；②现场提问护理人员
	【A】符合"B"，并 对修订后制度的执行情况有追踪与评价，持续改进有成效	护理部 临床各科室	A 病房督查追踪修订制度的落实与掌握情况，持续改进记录
5.1.4.5 定期开展护理管理制度的培训，有培训记录。 （总牵头科室护理部）	【C】 1. 有护理管理制度培训计划并落实。 2. 护理人员掌握相关护理管理制度	护理部1 临床各科室2	C1 院科：护理人员培训计划；护理人员培训考核记录 C2 日常督查、晨会提问、三基考核检查掌握情况，有记录
	【B】符合"C"，并 主管部门对培训落实情况有检查和督促	护理部	B ①培训检查督促落实情况记录；②现场考核护理人员
	【A】符合"B"，并 对培训后的效果情况，有追踪与评价，有持续改进	护理部 临床各科室	A 培训效果评价分析、改进措施及效果评价记录

二、护理人力资源管理

评审标准	评审要点	责任科室	支撑材料准备
5.2.1 有护理人员管理规定、实现岗位管理制度，明确岗位设置、岗位职责、岗位技术能力要求和工作标准，同工同酬			
5.2.1.1 有护理人员管理规定，对各项护理工作有统一、明确的岗位职责和工作标准，有考评和监督。（总牵头科室护理部）	【C】 1. 有适合医院实际情况的护理人员管理规定、岗位职责和工作标准。 2. 相关人员知晓本部门、本岗位的人员资质与履职要求	护理部1 临床各科室2	C1 护理人员管理规定，岗位职责，工作标准 C2 ①相关人员护理技术档案（职称、学历、继续教育等复印件）；②各岗位准入制度；③现场考核相关人员资质与履职要求

评审标准	评审要点	责任科室	支撑材料准备
	【B】符合"C",并 1. 各护理岗位人员符合相关岗位职责和工作标准的要求。 2. 主管部门定期对护理人员的工作进行绩效考核,包括工作数量、工作质量等内容	临床各科室1 护理部2	B1 ①护理岗位职责和工作标准;②各护理岗位人员信息表 B2 绩效考核方案,考核记录
	【A】符合"B",并 对护理人员管理工作有追踪和评价,持续改进有成效	护理部	A 三级质控检查存在问题分析、改进措施及效果评价记录
5.2.1.2 对各级护理人员资质进行严格审核。 (总牵头科室护理部)	【C】 1. 有各级护理人员资质审核规定与程序,并执行。 2. 相关人员知晓资质审核规定与履职要求	护理部1 临床各科室2	C1 ①专业技术人员任职资格审核制度;②护理人员执业准入制度;③护理岗位资质准入审批表(记录);④现场查看护士资质情况记录 C2 现场询问相关岗位护士资质与履职要求
	【B】符合"C",并 1. 相关人员符合相关执业资质的要求。 2. 主管部门监管并执行	临床各科室 护理部	B1 现场查看护士相关岗位资质情况,全院护士执业证书(复印件)统一集中管理 B2 护理部、人事科监管记录
	【A】符合"B",并 对护理人员资质审核管理中存在的问题与缺陷,有追踪和评价,持续改进有成效	护理部	A ①未取得执业证书人员不能独立值班;②护理人员资质审核督查记录、总结分析改进记录
5.2.1.3 有聘用护理人员资质、岗位技术能力及要求、薪酬的相关制度规定和具体执行方案,并有执行记录。 (总牵头科室护理部)	【C】 1. 有聘用护理人员的资质、岗位技术能力及要求。 2. 有薪酬的相关制度、规定和具体执行方案。 3. 聘用护理人员知晓本岗位资质与履职要求	人事科1、2 护理部1、2 临床各科室1、3	C1 护理人员招聘方案、招聘资料(护理部)、聘用护士管理制度、考核管理办法、岗位技术能力要求 C2 国家、省、市工资文件、医院合同制工资政策,聘用护理人员管理规定、聘用护理人员薪酬方案、聘用(合同)护士工资名册 C3 新护士岗前培训考核记录、现场提问护理人员本岗位资质与履职要求
	【B】符合"C",并 1. 有相关职能部门(人事部、护理部)及用人科室共同管理的用人机制。 2. 聘用护理人员符合相关聘用的要求	人事科 护理部	B1 科室需求申请、调配通知单、岗位编制文件 B2 护理人员资质、考聘方案、聘用合同、聘用护士基本情况一览表、相关资料复印件、分级管理档案
	【A】符合"B",并 聘用护理人员对薪酬制度满意程度较高	临床各科室	A 护士对薪酬制度满意度调查表
5.2.1.4 有全院护理人员的人员名册、薪酬、享有福利待遇、参加社会保险等信息,落实同工同酬。薪酬向临床一线和关键岗位倾斜,体现多劳多得,优绩优酬。 (总牵头科室护理部)	【C】 1. 有保障护理人员实行同工同酬,并享有相同的福利待遇和社会保险(医疗、养老、失业保险)的制度。 2. 护理人员每年离职率≤10%	财务科 经管办 人事科 护理部	C1 护理人员薪酬及福利待遇、社会保险制度、财务科、经管办、人事科护理人员工资发放名册、医疗、养老、失业保险上交相关凭证 C2 护理人员离职记录、离职率、原因分析、改进措施

评审标准	评审要点	责任科室	支撑材料准备
	【B】符合"C",并 落实不同用工形式的护理人员同工同酬、享有同等福利待遇、社会保险等待遇		B 财务科、经管办、人事科护理人员工资发放名册、福利通知
	【A】符合"B",并 1. 护理人员对薪酬和福利待遇满意程度较高。 2. 护理人员每年离职率≤5%		A1 现场调查护士薪酬和福利待遇满意度调查 A2 护理人员离职记录、离职率、原因分析、改进措施
5.2.1.5 护理人员能够获得与其从事的护理工作相适应的卫生防护与医疗保健服务。 (总牵头科室护理部)	【C】 有护理人员相应岗位职业防护制度及医疗保健服务的相关规定	护理部	C 护理人员职业安全管理制度、医务人员职业暴露防护制度、医院感染分级防护制度、职工体检文件
	【B】符合"C",并 保障上述制度和规定得到落实	护理部	B 相应岗位防护措施,防护物品(隔离衣、手套、口罩、眼罩、洗手液等)、防护费发放记录、年度护理人员健康体检文件、档案
	【A】符合"B",并 对上述制度落实情况有追踪和评价,持续改进有成效	护理部	A 质控检查存在问题分析、反馈、改进措施、效果评价记录
5.2.2 护理人力资源配备与医院的功能和任务一致,有护理单元护理人员的配置原则,有紧急状态下调配护理人力资源的预案			
5.2.2.1 有护理单元护理人员人力配置的依据和原则。 (总牵头科室护理部)	【C】 1. 按照医院的规模合理配置护理人员。 2. 护理人员分管患者护理级别符合护理人员能级水平。 3. 每位护士平均负责病人数≤8人,并体现护理人员能力与病人危重程度相符的原则	护理部 人事科	C1 卫生部关于实施医院护士岗位管理的指导意见卫医政发【2012】30号、湖北省卫生厅护理岗位设置名录、护理人员分层管理文件、全院护理人员花名册 C2 护理人员分层次管理制度,能级考核记录及能级确认 C3 科室护理人员一览表、现场查看护士平均负责病人数
	【B】符合"C",并 每位护理人员平均负责病人数≤8人,并体现护理人员能力与病人危重程度相符的原则	护理部 人事科	B 科室护理人员一览表、排班表,实际病人数、护士分管病人数,是否符合护士岗位能级管理
	【A】符合"B",并 能够依据护理人员能力、专业特点,合理配置护理人力资源,效果良好	护理部 人事科	A 督导改进记录
5.2.2.2 有各级护理管理部门紧急护理人力资源调配的规定,有执行的方案。 (总牵头科室护理部)	【C】 1. 各级护理管理部门有紧急护理人力资源调配的规定,有执行方案。 2. 相关护理管理人员知晓紧急护理人力资源调配规定的主要内容与流程	护理部	C1 护理人力资源紧急调配规定及方案、护理机动库人员管理办法、调配记录(院科两级) C2 现场提问护理人力资源调配规定的主要内容和流程(流程图)
	【B】符合"C",并 1. 有护理人员储备,可供紧急状态或特殊情况下调配使用。 2. 对储备人员有培训、考核	护理部	B1 护理机动库人员名单,相关资料,调配记录 B2 护理机动库人员培训、计划、考核记录
	【A】符合"B",并 有紧急情况下人力资源调配演练,持续改进	护理部	A 演练及改进措施记录

评审标准	评审要点	责任科室	支撑材料准备
5.2.3 以临床护理工作量为基础，根据收住患者特点、护理等级比例、床位使用率对护理人力资源实行弹性调配			
5.2.3.1 根据收住患者特点、护理等级比例、床位使用率，合理配置人力资源。（总牵头科室护理部）	【C】 1. 护理人员人力资源配备与医院的功能、任务及规模一致。 （1）临床一线护理人员占护理人员总数≥95%。 （2）病房护理人员总数与实际床位比0.4：1。 （3）ICU护士与实际床位之比不低于2.5~3：1。 （4）手术室护士与手术间之比不低于3：1。 2. 有护理岗位说明书，包括工作任务和任职条件，有实例可查。 3. 护理人员专业技术职称聘任符合医院聘任制度规定	护理部 人事科	C1 护理部、人事科、临床科室均有护理人员名册，并提供相关数据（床护比） C2 护理岗位说明书（对应实例） C3 ①医院聘任文件；②护理人员聘任资料岗位设置聘用管理实施办法员工职称考聘、资格认定实施细则，专业技术人员任职资格审核制度、专业技术职务评审、聘任管理办法
	【B】符合"C"，并 1. 病房护理人员总数与实际床位比不低于0.5：1（床位使用率≥93%）。 2. 病房护理人员总数与实际床位比不低于0.6：1（床位使用率≥96%，平均住院日小于10天）。 3. 基于护理工作量配置护理人员	护理部 人事科	B1 现场查看病房护士数与实际病人床护比的相关数据资料 B2 现场查看病房护士数与实际病人床护比的相关数据资料 B3 ①护理人员应急调配管理办法②机动护士管理办法③院内护理人员调配流程④实施记录
	【A】符合"B"，并 能够依据专业特点，合理配置护理人力资源，效果良好	护理部 人事科	A 护理人员调配记录
5.2.3.2 对护理人力资源实行弹性调配。（总牵头科室护理部）	【C】 1. 有为实行弹性护理人力资源调配的人员储备。 2. 有保障实施弹性人力资源调配的实施方案和实施效果	护理部	C1 紧急情况下护理人力资源调配预案 C2 护理机动库人员名单，原始调配申请单、调配记录。院内护理人员调配流程
	【B】符合"C"，并 根据收住患者特点、护理等级比例、床位使用率，在部分科室或部分专业实施实行弹性人力资源调配	护理部	B ①护理机动库人员调配记录汇总；②病区排班表
	【A】符合"B"，并 护理人员由护理部门统一调配，效果良好	护理部	A 调配后效果评价记录，全院及科室护理人员调配登记评价
5.2.4 建立基于护理工作量、质量、患者满意度并结合护理难度、技术要求等要素的绩效考核制度，并将考核结果与护理人员的评优、晋升、薪酬分配相结合，实现优劳优得，多劳多得，调动护理人员积极性			
5.2.4.1 建立基于护理工作量、质量、患者满意度、护理难度及技术要求的绩效考核办法与评优、晋升、薪酬挂钩。（总牵头科室护理部）	【C】 1. 有基于护理工作量、质量、患者满意度、护理难度及技术要求绩效考核方案。 2. 绩效考核方案制定应充分征求护理人员意见	护理部 临床各科室	C1 护理人员绩效考核方案 C2 ①绩效考核方案意见调查表、意见建议征集表；②护士座谈会记录

评审标准	评审要点	责任科室	支撑材料准备
	【B】符合"C",并 1. 绩效考核方案能够通过多种途径方便护理人员查询,知晓率≥80%。 2. 绩效考核结果与评优、晋升、薪酬挂钩	护理部 临床各科室	B1 ①绩效考核方案下发院内文件、在院内网公示、培训记录;②访谈护理人员 B2 绩效考核记录、工资发放名册
	【A】符合"B",并 绩效考核方案能够体现优劳优得,多劳多得,调动护理人员积极性	护理部 临床各科室	A 护理人员绩效考核表、工资发放名册
5.2.5 有护理人员在职继续教育计划、保障措施到位,并有实施记录			
5.2.5.1 有护理人员在职继续教育培训和考评。 (总牵头科室护理部)	【C】 1. 有护理人员在职继续教育培训与考评制度 2. 有护理人员在职继续教育计划,并有专职部门和专人负责落实。 3. 有开展培训的经费、设备设施等资源保障	护理部1、2 财务科3	C1 在职护理人员继续教育培训与考评制度,专科护士培训制度、新护士轮转管理办法、护理人员分层次培训与考核管理办法 C2 ①在职护士继续教育计划、培训通知、签到、课件、效果评价;②继续教育学分卡 C3 财务资料
	【B】符合"C",并 1. 培训与考评结合临床需求,充分体现不同专业、不同层次护理人员的特点,并与评优、晋升、薪酬挂钩。 2. 常规培训经费列入年度预算	护理部1 财务科2	B1 分层培训记录;考评记录;及绩效考核记录 B2 财务资料
	【A】符合"B",并 制度完善、内容翔实,效果明显	护理部	A 效果评价记录
5.2.5.2 落实专科护理培训要求,培养专科护理人才。 (总牵头科室护理部)	【C】 1. 根据医院功能及需要,培养临床所需的专科护理人员、 2. 有开展专科护理人员日常训练所需的师资、设备设施等资源保障。 3. 按照《专科护理领域护士培训大纲》等要求,有本院专科护理人员培训方案和培养计划	护理部	C1 专科护士培训方案(培养计划),培训记录,专科护理人员名单,相关资质证明 C2 相关师资资料、设备设施 C3 ①《专科护理领域护士培训大纲》(产房、新生儿、介入科、重病医学、急诊、手术室、肿瘤、糖尿病、血通);②本院专科护士培训方案和培养计划
	【B】符合"C",并 1. 根据临床需要,恰当培养和使用专科护理人才。 2. 有培训效果的追踪和评价机制	护理部	B1 专科护士资质相关资料 B2 专科护士培训使用情况、评价记录(技术档案)
	【A】符合"B",并 1. 有省级以上卫生行政部门批准的专科护理人员培训基地。 2. 根据评价结果,持续改进培训工作,效果良好	护理部	A1 省级以上卫生行政部门批准的专科护理人员培训基地文件 A2 评价、改进记录

三、临床护理质量管理与改进

评审标准	评审要点	责任科室	支撑材料准备
5.3.1 根据分级护理的原则和要求，实施护理措施，有护理质量评价标准，有质量可追溯机制。			
5.3.1.1 根据分级护理的原则和要求，实施护理措施，有护理质量评价标准，有质量可追溯机制。 （总牵头科室护理部）	【C】 1. 依据《综合医院分级护理指导原则》，制定符合医院实际的分级护理制度。 2. 护理人员掌握分级护理的内容。 3. 有护理级别标识，患者的护理级别与病情相符	护理部 临床各科室	C1 《综合医院分级护理指导原则》、本院分级护理制度 C2 现场访谈，护理人员知晓 C3 实地查看（一览表、床头卡）、病历病程描述
	【B】符合"C"，并 1. 科室对分级护理落实情况进行定期检查，对存在问题有改进措施。 2. 主管部门对分级护理落实情况进行定期检查、评价、分析，对存在的问题，及时反馈，并提整改建议	临床各科室1 护理部2	B1 分级护理考核标准、科室每周检查分析评价及持续改进记录 B2 护理部、科护士长每月1次专项检查，对存在问题有反馈、分析及改进措施，有记录
	【A】符合"B"，并 对分级护理落实情况有追踪和成效评价，有持续改进	护理部、临床各科室	A 各级质控检查有效果评价记录
5.3.2 依据《护士条例》《护士守则》《综合医院分级护理指导原则》《基础护理服务工作规范》与《常用临床护理技术服务规范》规范护理行为，优质护理服务落实到位			
5.3.2.1 优质护理服务落实到位。（★） （总牵头科室护理部）	【C】 1. 有医院优质护理服务规划、目标及实施方案。 2. 有推进开展优质护理服务的保障制度和措施及考评激励机制。 3. 有优质护理服务的目标和内涵，相关管理人员知晓率≥80%，护理人员知晓率100%	护理部1、2 临床各科室3	C1 卫生部"优质护理示范工程"实施意见通知、关于印发《"优质护理服务示范工程"活动方案》的通知、优质护理服务工作计划、"护理星级优质服务"活动实施方案 C2 医院有推进开展优质护理服务的保障制度和措施及考评激励机制；优质护理服务示范工程实施方案 C3 培训、考核、调查护理人员知晓率
	【B】符合"C"，并 1. 根据各专业特点，有细化、量化的优质护理服务目标和落实措施。 2. 定期听取患者及医护人员等多方意见和建议，持续改进优质护理服务。 3. 考评激励机制体现优劳优酬、多劳多得，并与薪酬分配、晋升、评优等相结合。 4. 优质护理服务病房覆盖率≥50%	临床各科室1 人事科3 护理部2、3、4	B1 各病房优质护理服务工作计划 B2 工休座谈会记录及医护人员征求意见记录 B3 绩效考核分配表、晋升、评优文件（证书） B4 医院关于"开展各批次优质护理服务试点病区的通知"相关文件
	【A】符合"B"，并 1. 优质护理服务措施落实有效，效果明显，优质护理服务病房覆盖率100%。 2. 患者与医护人员满意度高	护理部	A1 医院关于"开展各批次优质护理服务试点病区的通知"相关文件 A2 患者及医护人员满意度调查表
5.3.3 临床护理人员护理患者实行责任制，与患者沟通交流，为患者提供连续、全程的基础护理和专业技术服务			
5.3.3.1 实施"以患者为中心"的整体护理，为患者提供适宜的护理服务。（★） （总牵头科室护理部）	【C】 1. 根据"以病人为中心"的整体护理工作模式，制定实施方案，体现护理人员工作中的责任制。 2. 依据患者需求制定护理计划，充分考虑患者生理、心理、社会、文化等因素	临床各科室	C1 "以病人为中心"整体护理实施方案、责任护士职责、责任护士应知应会内容、责任护士弹性排班、责任护士包干病人评估表 C2 标准护理计划单的实施、个性化亲情护理服务

评审标准	评审要点	责任科室	支撑材料准备
	【B】符合"C",并 1. 依据患者的个性化护理需求制定护理计划,护理人员掌握相关的知识,并结合患者实际情况实施"以病人为中心"的护理,并能帮助患者及其家属了解患者病情及护理的重点内容。 2. 科室对落实情况进行定期检查,对存在问题有改进措施。 3. 主管部门对落实情况进行定期检查、评价、分析,对存在的问题,及时反馈,并提出整改建议	临床各科室 1、2 护理部3	B1 落实个性化亲情护理服务措施、标准护理计划单的实施。 B2 科室护理质量检查分析评价及持续改进记录。 B3 护理部质控检查存在问题分析、改进措施记录,患者满意度调查、汇总及分析
	【A】符合"B",并 对各科室落实情况有追踪和成效评价,有持续改进	护理部 临床各科室	A 三级质控检查效果评价记录
5.3.4 有危重患者护理常规,密切观察患者的生命体征和病情变化,护理措施到位,患者安全措施有效,记录规范			
5.3.4.1 护理人员具备危重患者护理的相关知识与操作技能。 (总牵头科室护理部)	【C】 1. 护理人员具备的技术能力包括:危重患者护理常规及抢救技能、生命支持设备操作、患者病情评估与处理、紧急处置能力等。 2. 护理人员经过危重患者护理理论和技术培训并考核合格。 3. 有针对危重患者病情变化的风险评估和安全防范措施。 4. 护理人员掌握上述相关的理论与技能	护理部 临床各科室	C1 危重病人护理常规、危重抢救护理工作管理制度、危重病人护理操作流程、危重病人风险评估制度、危重病人交接转运制度 C2 理论及操作培训计划记录 C3 危重病人安全管理措施、压疮管理制度、预防病人走失、跌倒、坠床管理制度、预防各类管道滑脱管理、各种风险报告制度、危重病人护理护理计划单及记录单 C4 考核记录
	【B】符合"C",并 1. 由具备上述技术能力的护理人员对危重患者实施护理。 2. 主管部门有护理人员培训、训练的考核评价机制	临床各科室1 护理部2	B1 护理人员执业准入制度、各级护士岗位技术能力要求,危重患者理论和技术培训与考核记录 B2 护理人员培训与考核管理办法、培训考核记录
	【A】符合"B",并 根据考核评价情况持续改进危重患者护理工作	临床各科室 护理部	A 三级质控检查存在问题分析、改进措施、效果评价记录
5.3.4.2 有危重患者护理常规及技术规范、工作流程及应急预案,对危重患者有风险评估和安全防范措施。 (总牵头科室护理部)	【C】 1. 有危重患者护理常规及技术规范,工作流程及应急预案。 2. 有危重患者风险评估、安全护理制度和措施。 3. 护理人员知晓并掌握相关制度与流程的内容	护理部1、2 临床各科室	C1 危重患者护理常规、危重患者抢救及工作流程、危重抢救护理工作管理制度、危重病人护理安全管理制度、患者突然发生猝死时的应急程序、患者发生误吸时的应急程序、患者突然发生病情变化时的应急程序 C2 危重病人风险评估制度、危重病人安全管理制度、休克抢救流程 C3 培训考核记录

评审标准	评审要点	责任科室	支撑材料准备
	【B】符合"C",并 1. 密切观察危重患者的病情变化,有风险评估和安全防范措施。 2. 根据专科特点,使用恰当的质量监测指标并实施监测。 3. 主管部门对落实情况进行定期检查,评价、分析,对存在的问题,及时反馈,并提整改建议	临床各科室 1、2 护理部3	B1 危重病人评估单、护理记录单、危重病人安全管理制度、压疮管理制度、预防病人走失、跌倒、坠床管理制度及评估、预防各类管道滑脱管理、各种风险报告制度、危重病人护理护理计划单及记录单 B2 危重患者护理合格率、危重患者压疮发生率、ICU 护理质量管理评价标准、各级质控组危重患者督查记录 B3 护理部质控检查及持续改进评价记录
	【A】符合"B",并 应用质量监测指标,持续改进危重患者护理质量	护理部 临床各科室	A 应用各项质控监测指标进行持续效果评价
5.3.5 遵照医嘱为围术期患者提供符合规范的术前和术后护理			
5.3.5.1 有围手术期的护理常规和处置流程,并有效执行。 (总牵头科室护理部)	【C】 1. 有患者围手术期护理常规、评估制度与处置流程。 2. 对患者及家属做好术前、术后的解释和教育工作,有记录	护理部1 临床各科室2	C1 围手术期护理常规、评估制度与处置流程,手术室护理常规,手术室术前准备制度 C2 手术前后宣教记录;实地查看
	【B】符合"C",并 1. 执行围手术期护理常规、评估制度与处置流程,有记录。 2. 主管部门定期开展围手术期护理评价,改进相关工作	临床各科室1 护理部2	B1 病历资料,现场查看,术前、当日、术后患者护理与评估记录单 B2 质控检查存在问题分析、改进措施记录
	【A】符合"B",并 落实围手术期护理工作,效果良好	临床各科室	A 质控检查效果评价记录、满意度调查,现场查看
5.3.6 遵照医嘱为患者提供符合规范的治疗、给药等护理服务,及时观察、了解患者用药和治疗反应			
5.3.6.1 执行查对制度,能遵照医嘱正确提供治疗、给药等护理服务,及时观察、了解患者用药及治疗反应。 (总牵头科室护理部)	【C】 1. 有医嘱核对与处理流程。 2. 有查对制度并提供符合相关操作规范的护理服务,有记录 3. 有观察、了解和处置患者用药与治疗反应的制度与流程。 4. 护理人员知晓并掌握上述制度与流程的内容	护理部1、3 临床各科室2、4	C1 执行医嘱制度、核对处理流程 C2 护理查对制度、紧急情况下口头医嘱查对制度及执行流程 C3 安全给药管理制度、患者用药后观察制度、患者用药与治疗反应处置流程、药物不良反应防范措施、药物过敏试验管理制度 C4 培训考核
	【B】符合"C",并 主管部门对落实情况进行定期检查,评价、分析,对存在的问题,及时反馈,并提整改建议	护理部	B 护理部质控检查存在问题分析、反馈、改进措施记录,给药错误、药物不良反应上报记录
	【A】符合"B",并 有监督与评价机制。有分析、改进措施,相关记录完整	护理部 临床各科室	A 质控检查效果评价记录

评审标准	评审要点	责任科室	支撑材料准备
5.3.7 遵照医嘱为患者提供符合规范的输血治疗服务			
5.3.7.1 遵照医嘱为患者提供符合规范的输血治疗服务。（总牵头科室护理部）	【C】1. 在输血前严格执行双人查对签名制度，确保准确无误。2. 按照输血技术操作规范进行操作，观察记录输血过程。3. 有输血反应处理预案、报告、处理制度与流程	护理部 临床各科室	C1 输血查对制度、输血安全管理制度 C2 安全输血工作流程、患者发生输血反应时的应急程序、输血技术操作规范、输血过程记录 C3 患者发生输血反应时的应急程序、输血不良反应处理与报告制度
	【B】符合"C"，并有临床输血过程的质量管理监控及效果评价的制度与流程	护理部	B 临床输血管理规定、安全输血工作流程、临床输血技术标准操作流程
	【A】符合"B"，并对输血质量管理监控及效果评价，有持续改进	护理部 临床各科室	A 护理部质控专项检查、改进措施记录
5.3.8 保障仪器、设备和抢救物品的有效使用			
5.3.8.1 有保障常用仪器、设备和抢救物品使用的制度与流程。（总牵头科室护理部）	【C】1. 有保障常用仪器、设备和抢救物品使用的制度与流程。2. 护理人员知晓使用制度与操作规程的主要内容	护理部1 设备科1 临床各科室2	C1 抢救物品管理规定，医疗设备使用及保养管理制度（呼吸机使用消毒保养管理制度、除颤仪使用消毒保养管理制度、监护仪使用保养制度、抢救车物品及药品管理规定、常用仪器、设备及抢救物品日常管理流程）C2 常用仪器设备操作培训考核记录
	【B】符合"C"，并1. 护理人员按照使用制度与操作规程熟练使用输液泵、注射泵、监护仪、除颤仪、心电图机、吸引器等常用仪器和抢救设备。2. 对使用中可能出现的意外情况有处理预案及措施	临床各科室1 护理部2 设备科	B1 实地查看操作 B2 常用仪器设备操作培训考核记录 B3 常用仪器设备使用意外情况处置预案、医疗仪器设备故障紧急处理流程、医疗设备巡检、保养、维修制度、吸氧过程中中心吸氧装置发生故障时的应急程序与作业指导、吸痰过程中负压中心吸引装置发生故障时的应急程序与作业指导
	【A】符合"B"，并1. 对各科室落实情况有追踪和成效评价，有持续改进。2. 意外情况的处理及措施，全部符合处理预案的要求	护理部 临床各科室	A1 三级质控检查存在问题分析、改进措施记录 A2 应急演练、护理部设备科共同监管
5.3.9 为患者提供心理与健康指导服务和出院指导			
5.3.9.1 为患者提供心理与健康指导服务和出院指导。（总牵头科室护理部）	【C】1. 有符合专业特点的心理与健康指导、出院指导、健康促进等资料，方便护理人员使用。2. 护理人员知晓主要内容。3. 通过多种方式将上述内容传提供给患者	护理部1 临床各科室2、3	C1 患者健康教育制度、体现专科特色的健康教育资料（健康处方、专业指导材料等）、健康教育记录本 C2 培训考核 C3 医患、护患沟通制度、医患公休会、住院知情书、病区健康教育专栏、出院随访

评审标准	评审要点	责任科室	支撑材料准备
	【B】符合"C",并 1. 对指导内容及时更新。 2. 能根据患者的需求提供适宜的指导内容和方式。 3. 对指导效果进行分析评价,有记录	护理部 1、3 临床各科室 2	B1 健康教育资料(修订标示); B2 健康宣教、发放健教资料、公休会、出院随访 B3 对指导效果有评价记录
	【A】符合"B",并 指导效果良好	临床各科室	A 满意度调查
5.3.10　有临床路径与单病种护理质量控制制度,质量控制流程,有可追溯机制(详见本标准第四章第四节)			
5.3.10.1 有临床路径与单病种护理质量控制制度,质量控制流程,有可追溯机制。 (总牵头科室护理部)	【C】 1. 有临床路径管理委员会和临床路径指导评价小组及科室临床路径实施小组并履行相应的职责。 2. 有临床路径开发与实施的规划和相关制度,并组织落实。 3. 将临床路径与单病种质量管理工作纳入规范临床诊疗行为、加强质量管理的重要内容。 4. 有指定的部门负责上述工作	护理部 1 医务科 临床各科室 2、3	C1 医院临床路径管理相关文件(管理委员会及临床路径指导评价小组)、科室有临床路径管理办法、人员组成、工作制度、工作职责 C2 医院临床路径实施方案及细则、临床路径工作制度及实施的相关通知 C3 医院单病种质量管理办法、临床路径每月登记表、临床路径变异登记表 C4 护理部对临床路径与单病种质控的检查记录、持续改进与反馈记录
	【B】符合"C",并 医疗、护理、医技、药学等相关科室职责、分工明确,有多部门间和科室间的协调机制	护理部 医务科 药学部 临床医技科室	B1 ①护理临床路径与单病种质量控制评价标准; ②医疗、护理、医技、药学等相关科室职责、多部门间和科室间的协调会议记录
	【A】符合"B",并 临床路径开展工作覆盖率达到相关要求	护理部 医务科 临床各科室	A 科室临床路径开展一览表
5.3.11　按照《病历书写基本规范》书写护理文件,定期质量评价			
5.3.11.1 按照《病历书写基本规范》书写护理文件,定期质量评价。 (总牵头科室护理部)	【C】 1. 有护理文件书写标准及质量考核标准。 2. 护理记录按照有关规定由相关护理人员审核签字。 3. 护理人员知晓并掌握《病历书写基本规范》	护理部 1 临床各科室 2、3	C1 护理文件书写标准及质量考核标准 C2 护理记录符合护理文件书写要求 C3 培训考核记录
	【B】符合"C",并 主管部门对运行的护理文件进行质量评价,有考核记录	护理部	B 护理部质控检查记录
	【A】符合"B",并 对护理文书的质量有追踪评价和持续改进	护理部 临床各科室	A 对检查存在问题有分析、改进措施、效果评价有记录
5.3.12　建立护理查房、护理会诊、护理病例讨论制度			
5.3.12.1 定期进行护理查房、护理病例讨论。对疑难护理问题组织护理会诊。 (总牵头科室护理部)	【C】 1. 有定期护理查房、病例讨论制度。 2. 有对疑难护理问题进行护理会诊的工作制度	护理部	C1 护理查房制度、护理病例讨论制度 C2 护理会诊制度、护理会诊单、护理查房、病例讨论记录本

评审标准	评审要点	责任科室	支撑材料准备
	【B】符合"C",并 1. 落实护理查房、病例讨论和护理会诊,解决患者实际问题。 2. 明确护理会诊人员的资质要求	临床各科室1 护理部2	B1 病区每月组织1次护理查房、护理部每季度组织1次全院性疑难护理病例讨论、有疑难护理问题随时组织护理会诊、护理查房、病例讨论及护理会诊记录 B2 见"护理会诊制度"
	【A】符合"B",并 落实有成效,促进护理工作持续改进	护理部 临床各科室	A 护理质控检查存在问题分析、改进措施、效果评价有记录

四、护理安全管理

评审标准	评审要点	责任科室	支撑材料准备
5.4.1　有护理质量与安全管理组织,职责明确,有监管措施			
5.4.1.1 有护理质量与安全管理组织,职责明确,有监管措施。 (总牵头科室护理部)	【C】 1. 在医院质量与安全管理委员会下设护理质量管理组织,人员构成合理、职责明确。 2. 有年度护理质量工作计划	护理部	C1 医院质量与安全管理委员会、护理质量与安全管理组织体系 C2 护理质量管理委员会工作制度职责、护理质量与安全管理年度护理质量工作计划
	【B】符合"C",并 1. 护理质量与安全管理委员会定期召开会议。 2. 护理质量工作计划落实到位。 3. 设专职人员负责护理质量管理,有考核记录	护理部	B1 护理质量与安全管理委员会会议记录 B2 护理质量工作计划落实到位 B3 成立有护理质量管理组织实行三级质控,有质控检查记录
	【A】符合"B",并 对各科室落实的成效有评价与再改进的具体措施	护理部	A 护理质量与安全检查有持续改进记录
5.4.2　有主动报告护理安全(不良)事件与隐患信息的制度,改进措施到位			
5.4.2.1 有主动报告护理不良事件制度与激励措施。 (总牵头科室护理部)	【C】 1. 实行非惩罚性护理安全(不良)事件报告制度,有护理人员主动报告的激励机制。 2. 有护理人员主动报告护理安全(不良)事件的教育和培训。 3. 有多种途径便于护理人员报告护理安全(不良)事件	护理部	C1 非惩罚性护理安全(不良)事件报告制度、有具体的激励机制 C2 护理质量与安全管理培训记录 C3 建立有口头、书面、网络报告系统
	【B】符合"C",并 1. 有护理安全(不良)事件与医疗安全(不良)事件统一报告网络,统一管理。 2. 护理人员对护理安全(不良)事件报告制度的知晓率100%	护理部1 信息科1 临床各科室2	B1 目前通过嘉禾电子病历流程上报,见程序功能 B2 培训记录考核
	【A】符合"B",并 提高护理安全(不良)事件报告系统的敏感性	护理部 临床各科室	A 护理不良事件上报率达100%

评审标准	评审要点	责任科室	支撑材料准备
5.4.3　有护理安全（不良）事件成因分析及改进机制			
5.4.3.1 有针对护理安全（不良）事件案例成因分析及讨论记录。 （总牵头科室护理部）	【C】 1. 护理安全（不良）事件有成因分析和讨论。 2. 定期对护理人员进行安全警示教育	护理部	C1 护理不良事件有成因分析和讨论记录 C2 对护理人员进行安全警示教育有记录
	【B】符合"C"，并 应用护理安全（不良）事件案例成因分析结果，修订护理工作制度或完善工作流程并落实培训	护理部	B 修订、完善工作制度和流程、培训记录
	【A】符合"B"，并 1. 修订后的工作制度或流程执行情况有督查。 2. 对各科室落实的成效，有评价与持续改进	护理部 临床各科室 2	A1 修订后的工作制度和流程有专项检查记录 A2 效果评价及持续改进
5.4.4　有护理风险防范措施，如跌倒、坠床、压疮、管路滑脱、用药错误等			
5.4.4.1　按照第三章患者安全目标的第五、七、八、九节标准的评价要求执行			
5.4.5　临床护理技术操作常见并发症的预防与处理规范			
5.4.5.1 执行临床护理技术操作常见并发症的预防及处理指南 （总牵头科室护理部）	【C】 1. 有临床护理技术操作常见并发症的预防与处理规范。 2. 有护理技术操作培训计划并落实到位。 3. 护理人员熟练掌握口腔护理、静脉输液、各种注射、鼻饲等常见技术操作及并发症预防措施及处理流程	护理部 1、2 临床各科室 3	C1 临床护理技术操作常见并发症的预防与处理规范 C2 培训方案、记录 C3 常见护理技术操作并发症处理流程、现场考核
	【B】符合"C"，并 1. 将"临床护理技术操作常见并发症的预防与处理规范"相关要求的手册发至对应岗位的人员。 2. 主管部门定期进行临床常见护理技术操作考核	护理部	B1 "临床护理技术操作常见并发症的预防与处理规范"手册 B2 护理部专项考核记录
	【A】符合"B"，并 1. 对各科室落实"临床护理技术操作常见并发症的预防与处理规范"的成效有评价与持续改进	护理部 临床各科室	A 效果评价与持续改进记录
5.4.6　有紧急意外情况的应急预案和处理流程，有培训与演练。			
5.4.6.1 有重点环节应急管理制度，有紧急意外情况的应急预案及演练。 （总牵头科室护理部）	【C】 1. 有重点环节应急管理制度。 2. 对重点环节：包括患者用药、输血、治疗、标本采集、围术期管理、安全管理等有应急预案。 3. 相关岗位护理人员均知晓	护理部 1、2 临床各科室 3	C1 患者紧急状态时的护理应急程序、临床护理应急预案与作业指导 C2 病人发生输液时的应急程序与作业指导、病人发生输血反应时的应急程序与作业指导、患者发生用药错误时的应急程序与作业指导患者发生过敏性休克的护理应急预案、手术室突发应急预案、临床检验标本采集、储存、运送制度、术后突发呼吸、心跳骤停的应急预案、护理差错处理流程、病人发生化疗药物外渗时的应急程序与作业指导 C3 各种应急预案汇编成册（护士人手一册）

评审标准	评审要点	责任科室	支撑材料准备
	【B】符合"C"，并 1. 应急预案有培训或演练。 2. 护理人员配制化疗药、锐器处理、为隔离患者实施治疗及护理时防护措施到位	护理部1 临床各科室2	B1 培训、演练记录 B2 实地查看 （配生物安全柜、手套、隔离衣、护目镜等防护用品）
	【A】符合"B"，并 重点环节应急管理措施落实到位，紧急意外情况的应急预案及演练成效明显，并持续改进	护理部 临床各科室	A 应急演练检查存在问题分析、改进措施、效果评价记录

五、特殊护理单元质量管理与监测

评审标准	评审要点	责任科室	支撑材料准备
5.5.1 按照《医院手术部（室）管理规范》有手术部（室）护理质量管理与监测的有关规定及措施，护理部有监测改进效果的记录			
5.5.1.1 手术室建筑布局合理，工作流程符合要求			
5.5.1.1.1 手术室建筑布局合理，分区明确，标识清楚，符合功能流程合理和洁污区域分开的基本原则。 （总牵头科室护理部）	【C】 1. 手术室布局合理，分区明确，标识清楚，洁污区域分开。 2. 各工作区域功能与实际工作内容保持一致。 3. 护理人员知晓各工作区域功能及要求并有效执行	手术室麻醉科	C1 GB50333—2002 医院洁净手术部建筑技术规范 C2 部颁《医院手术部（室）管理规范》 C3 手术安排本、护士培训记录
	【B】符合"C"，并 主管部门定期进行检查，对存在的问题，及时反馈，并提整改意见	护理部	B 手术室护理质量评价标准护理感染有检查督导记录，三级质控检查表：存在问题分析、反馈、改进措施记录
	【A】符合"B"，并 持续改进有效	护理部 手术室麻醉科	A 护理质量持续改进效果评价记录
5.5.1.2 手术室有工作制度、岗位职责及操作常规，有培训。 工作人员配备合理			
5.5.1.2.1 建立手术室各项规章制度、岗位职责及操作常规，有考核及记录。 工作人员配备合理。 （总牵头科室护理部）	【C】 1. 有手术室管理制度、工作制度、岗位职责和操作常规。 2. 有手术室各级各类人员的相关培训。 3. 根据手术量及工作需要，配备护理人员、辅助工作人员和设备技术人员。 手术室护理人员与手术间之比不低于 3∶1。 4. 明确各级人员的资质及岗位技术能力要求。 5. 手术室工作经历 2 年以内护理人员数占总数≤20%。 手术室护士长具备主管护师及以上专业技术职务任职资格和 5 年及以上手术室工作经验。 6. 相关护理人员知晓手术室工作制度和岗位职责。 7. 按照《专科护理领域护士培训大纲》等要求，有手术室护理人员培训方案和培养计划	手术室麻醉科 护理部	C1 以部颁《医院手术部（室）管理规范》《专科护理领域护士培训大纲》制定的手术室管理制度、工作制度、岗位职责、操作常规 C2 手术室分层次．培训计划及落实记录 C3 手术室护理人员档案、护士排班及手术安排表 C4 手术室新进护士岗前培训计划；手术室各级人员的资质及岗位技术能力的标准 C5 护士档案一览表 C6 培训考核记录及工作落实情况。 C7 手术室护士年度岗位培训方案和培养计划

评审标准	评审要点	责任科室	支撑材料准备
	【B】符合"C",并 1. 保证手术室护理队伍的稳定性,手术室工作经历2年以内护士数占总数≤10%。 2. 对新入职手术室护士有考核;手术室护士培训能体现内容与资质要求相符合。 3. 有培训效果的追踪和评价机制	手术室麻醉科 护理部	B1 手术室护理人员一览表 B2 新护士考核记录,手术室护士分层次培训计划 B3 科室培训考核记录及评价分析
	【A】符合"B",并 1. 手术室护士长具备副主任护师及以上专业技术职务任职资格。 2. 有省级以上卫生行政部门批准的手术室护理人员培训基地。 3. 根据评价结果,持续改进培训工作,效果良好	护理部 手术室麻醉科	A1 护士长任职资格 A2 省级培训基地的批准文件 A3 培训相关资料及分析、改进记录

5.5.1.3 手术室执行《手术安全核查》制度,有患者交接核查、安全用药、手术物品清点、标本管理等安全制度,遵医嘱正确用药,有突发事件的应急预案

评审标准	评审要点	责任科室	支撑材料准备
5.5.1.3.1 手术室执行《手术安全核查》制度,有患者交接、安全核查、安全用药、手术物品清点、标本管理等安全制度,遵医嘱正确用药,有突发事件的应急预案。 (总牵头科室护理部)	【C】 1. 有手术患者交接制度并执行。 2. 执行《手术安全核查》制度,有医生、麻醉师、护理人员对手术患者、部位、术式和用物等相关信息核查制度及相关落实情况记录。 3. 有手术中安全用药制度和麻醉及精神药品、高危药品等特殊药品管理制度,有实施记录。 4. 有手术患者标本管理制度,规范标本的保存、登记、送检等流程,有实施记录。 5. 遵医嘱正确为手术患者实施术前与术中用药(包含使用预防性抗菌药)和治疗服务。 6. 有手术物品清点制度,有实施记录。 7. 有突发事件的应急预案、有演练记录。 8. 护理人员知晓手术室安全管理方面的主要内容与履职要求	手术室麻醉科	C1 手术患者交接制度及手术患者交接登记本 C2 手术安全核查制度及手术安全核查表 C3 手术中安全用药制度、麻醉及精神药品、高危药品等特殊药品管理制度,药品交接、实施记录 C4 标本管理制度和流程及手术标本交接登记本 C5 手术患者的临时医嘱单 C6 手术物品清点制度;手术室护理记录单 C7 手术室应急预案,及实际演练记录 C8 手术室安全管理制度及督导落实记录
	【B】符合"C",并 1. 有手术室突发事件应急预案的培训和演练。 2. 有保证医护相互监督的相关制度落实的措施。 3. 主管部门对手术安全核查执行情况有督导检查,有分析,有反馈,有整改意见	手术室麻醉科1、2 护理部3	B1 手术室应急演练培训演练记录本 B2 手术安全核查落实制度 B3 三级质控检查存在问题分析、反馈、改进措施记录表

评审标准	评审要点	责任科室	支撑材料准备
	【A】符合"B",并 1. 对科室落实"手术患者交接、手术安全核查制度"的成效有评价与持续改进的具体措施。 2. 择期手术《手术安全核查》实际执行率100%	手术室麻醉科 护理部1	A1 三级质控组织实地检查效果评价记录表 A2 手术患者手术时或手术后病历-手术安全核查表
5.5.1.4　有消毒隔离制度,各项措施落实到位			
5.5.1.4.1 根据《医院感染管理办法》《医院手术部(室)管理规范(试行)》《医务人员手卫生规范》《医疗废物管理条例》等要求,建立手术室感染预防与控制管理制度及质量控制标准,并有培训、考核及监督 (总牵头科室院感科)	【C】 1. 有手术室感染预防与控制管理制度及质量控制标准,并对工作人员进行培训、考核及监督,有记录。 2. 定期对感染、空气质量、环境等进行监测,有记录。 3. 有医疗设备、手术器械及物品的清洁、消毒、灭菌及存放规定。 4. 手术室自行消毒的手术器械及物品应有标识及有效日期,使用者知其含义。 5. 手术室工作区域,每24小时清洁消毒一次。连台手术之间、当天手术全部完毕后,对手术间及时进行清洁、消毒处理。 6. 有医务人员手卫生规范和医疗废物管理制度。 7. 有医务人员职业卫生安全防护制度及必要防护用品。 8. 护理人员知晓手术室感染预防管理方面的主要内容与履职要求。 9. 医务人员手卫生执行率达100%。对感染控制制度的执行有监管,记录存在问题与缺陷	护理部1 院感科1、2、6、7、9 手术室麻醉科1、3、4、5、7、8	C1 依据《医院感染管理办法》《医院手术部(室)管理规范(试行)制定的手术室感染预防与控制管理制度及质量控制标准;手术室培训计划、培训落实及考核记录(医院感染管理控制登记本) C2 医院感染管理控制登记本 C3 医疗设备操作规程及使用登记本。手术器械及物品管理制度及交接登记本 C4 快速灭菌器使用登记本及无菌物品检查登记本 C5 手术室保洁登记本 C6 中华人民共和国卫生行业标准《医务人员手卫生规范》手术室医务人员手卫生规范,依据中华人民共和国国务院令第380号医疗废物管理条例制定的手术室医疗废物管理制度 C7 医务人员职业卫生安全防护制度;现使用的防护工具 C8 日常工作督导落实记录本 C9 科室质控检查考核记录
	【B】符合"C",并 1. 医疗废物处理符合规范,有交接记录。 2. 认真执行职业防护制度,处理相关物品及器械时,应穿戴适宜的防护用具,防护措施落实到位。 3. 定期对消毒及感控工作开展监测评价	手术室麻醉科1、2 院感科3	B1 手术室医疗废物交接登记本 B2 手术室职业暴露防护制度 B3 手术室医院感染管理控制登记本
	【A】符合"B",并 利用评价结果持续改进消毒及感控工作,效果良好	院感科 手术室麻醉科 护理部	A 院感科、手术室医院感染管理检测控制登记本

评审标准	评审要点	责任科室	支撑材料准备
5.5.2 按照《消毒供应中心管理规范》有消毒供应中心（室）护理质量管理与监测的有关规定及措施，护理部有监测改进效果的记录			
5.5.2.1 建筑布局合理，设施、设备完善，符合规范要求，工作区域划分符合消毒隔离要求			
5.5.2.1.1 建筑布局合理，设施、设备完善，符合相关规范要求。工作区域划分符合消毒隔离要求。（总牵头科室护理部）	【C】 1. 消毒供应室相对独立，周围环境清洁，无污染源。 2. 内部环境整洁，通风、采光良好，分区（辅助区域、工作区域等）明确并有间隔。 3. 配置有基本消毒灭菌设备设施。根据工作岗位的不同需要，配备相应的个人防护用品。 4. 污染物品由污到洁，不交叉、不逆流。污染物品有污物通道，清洁物品有清洁物品通道。 5. 护理人员知晓供应室洁污区分开流程规定与履职要求	消毒供应中心	C1 符合中华人民共和国卫生行业标准《医院消毒供应中心管理规范》的建筑要求的现供应室的建筑平面图 C2 消毒供应中心环境布局、设备、设施简介 C3 ①供应室消毒灭菌设备管理档案、设备操作流程，现使用的防护用品；②消毒供应室消毒隔离制度；③消毒供应室医院感染管理制度供应室设备清单 C4 洁、污物品进入流程图 C5 日常工作检查督导记录本
	【B】符合"C"，并 1. 辅助区域包括工作人员更衣室、值班室、办公室、休息室、卫生间等。工作区域包括去污区、检查、包装及灭菌区和无菌物品存放区。 2. 根据医院消毒供应中心（CSSD）的规模、任务及工作量，合理配置清洗消毒设备及配套设施，符合规范要求。 3. 去污区、检查、包装及灭菌区和无菌物品存放区之间有实际屏障。去污区与检查、包装及灭菌区之间有洁、污物品传递通道；并分别设人员出入缓冲间（带）。缓冲间（带）应设洗手设施，无菌物品存放区内不应设洗手池。 4. 上述感染控制制度与措施有监管，记录存在问题与缺陷	消毒供应中心1、2、3院感科4	B1 符合中华人民共和国卫生行业标准《医院消毒供应中心管理规范》的建筑要求的现供应室的建筑平面图 B2 ①供应室消毒灭菌设备管理档案，工作量统计报表；②关于调整床位数的通知；③消毒供应中心验收情况通报 B3 供应室平面布局图 B4 医院感染综合管理分析与评价本、消毒保洁登记本
	【A】符合"B"，并 1. 对科室落实感染控制制度的成效有评价与持续改进的具体措施。 2. 感染控制制度与措施的执行率100%	院感科1消毒供应中心2	A1、A2①护理质量检查分析评价及持续改进记录本；②消毒供应中心环境细菌学监测数据

评审标准	评审要点	责任科室	支撑材料准备
5.5.2.2　实施集中管理，合理配备工作人员，建立与其相适应的管理体制，符合规范要求			
5.5.2.2.1 实施集中管理，合理配备工作人员，符合卫生部管理消毒供应中心管理规范要求。 （总牵头科室护理部）	【C】 1. 根据医院规模和工作量合理配备人力，设专职护士长负责，并有监督。 2. 应采取集中管理的方式，对所有需要消毒或灭菌后重复使用的诊疗器械、器具和物品由消毒供应中心回收，集中清洗、消毒、灭菌和供应。 3. 开展工作人员业务技能培训，确保满足岗位需求。 4. 相关部门保障物资、水电气供应，设备运行正常；相关设备出现故障时，能及时处理	护理部 1、2、3 消毒供应中心 1、2、3 后勤服务中心 4 设备科 4	C1 ①消毒供应中心人员一览表；护士长任职文件；②消毒供应中心工作量统计表 C2 ①集中清洗、消毒、灭菌和供应工作制度；②器械、物品回收、发放记录本 C3 消毒供应中心年度业务学习培训计划及落实记录本 C4 灭菌设备运行前安全检查登记本、高压灭菌器年度检测报告
	【B】符合"C"，并 1. 在相关职能部门的领导下开展工作。 2. 临床科室可重复使用的消毒物品全部采取集中管理（回收、清洗、消毒及灭菌）完成。 3. 现场检查物资、水电气供应，符合管理规范要求	护理部 1 消毒供应中心 2 后勤服务中心 3	B1 职能部门工作指导记录；医院分管相关文件 B2 ①消毒物品发放登记本；②消毒供应中心回收物品登记本、消毒供应中心外来器械处置接收登记本、消毒供应中心灭菌物品发放登记本 B3 现场查看
	【A】符合"B"，并 相关职能部门对制度的执行有评价与监督，体现持续改进，有记录	护理部 消毒供应中心	A ①三级质控检查存在问题分析、改进措施及效果评价记录；②消毒供应中心工作质量满意度调查评价与分析
5.5.2.3　建立完善的规章制度、工作职责、工作流程，符合规范要求			
5.5.2.3.1 规章制度、工作职责、工作流程健全，建立与相关科室的联系制度，根据需要及时改进工作。 （总牵头科室护理部）	【C】 1. 科室有规章制度、工作流程及应急预案。 2. 有与临床科室联系的相关制度	护理部 消毒供应中心	C1 消毒供应中心规章制度、工作流程及应急预案 C2 与临床科室联系工作制度
	【B】符合"C"，并 1. 规章制度、工作流程及应急预案健全，具有专科特色。 2. 工作流程符合规范要求。 3. 定期征求临床意见，改进工作	护理部 消毒供应中心	B1 消毒供应中心规章制度、工作流程及应急预案 B2 ①护理质量检查评价分析记录本；②护理专科技能操作考核结果评价分析 B3 消毒供应中心临床征求意见记录本
	【A】符合"B"，并 规章制度及工作流程及时修订、完善，体现持续改进	护理部 消毒供应中心	A 规章制度及工作流程修订标识
5.5.2.4　建立完善的监测制度，质量控制过程的记录符合追溯要求			
5.5.2.4.1 建立清洗、消毒、灭菌效果监测制度，加强质量管理。消毒供应中心行业标准要求，专人负责质量监测工作。 （总牵头科室院感科	【C】 1. 有清洗、消毒、灭菌效果监测制度，有监测记录。 2. 专人负责质量监测工作	消毒供应中心	C1 ①清洗、消毒、灭菌效果监测制度及压力蒸汽灭菌运行监测记录本；②BD试验记录本植入物灭菌检测登记本；③消毒供应中心生物试验本等 C2 科室护理质量监控小组分工

评审标准	评审要点	责任科室	支撑材料准备
	【B】符合"C",并 清洗、消毒、灭菌效果监测符合监测标准要求,质量控制过程的记录符合追溯要求	消毒供应中心	B 质量管理追溯制度及相关流程
	【A】符合"B",并 1. 按照"监测制度"对工作质量进行日常监测和定期监测,有记录。 2. 相关职能部门对科室落实监测制度的成效有评价与监督,体现持续改进,有记录	消毒供应中心 1 院感科 2	A1 日常监测和定期监测登记本 A2 三级质控对消毒供应中心监测结果分析、改进措施及效果评价记录表
5.5.2.5　建立工作人员的在职继续教育制度,根据专业进展,开展培训,更新知识			
5.5.2.5.1 建立工作人员的在职继续教育制度,根据专业进展开展培训,更新知识。 (总牵头科室护理部)	【C】 有岗位培训计划,体现消毒供应工作特点	护理部 消毒供应中心	C 消毒供应中心护理人员岗位培训计划
	【B】符合"C",并 对岗位培训有考核及效果评价	护理部 消毒供应中心	B 培训考核记录及效果评价记录
	【A】符合"B",并 对培训计划及落实情况有评价与监督,体现持续改进,有记录	护理部 消毒供应中心	A 院级、科室护理质量检查分析评价及持续改进
5.5.3　有新生儿室护理质量管理与监测的有关规定及措施,护理部有监测改进效果的记录			
5.5.3.1　有新生儿病室工作制度、岗位职责、突发事件应急预案			
5.5.3.1.1 有护理管理制度、规范、岗位职责、工作流程、护理常规,有突发事件的应急预案或流程。 (总牵头科室护理部)	【C】 1. 新生儿病室有工作制度,岗位职责,护理常规及专业技术规范。 2. 有突发事件的应急预案,突出专科性,对应急预案有培训。 3. 护理人员知晓制度、规范、岗位职责、突发事件的应急预案或流程与履职要求	护理部 1、2 新生儿科 3	C1 新生儿病室工作制度、岗位职责、护理常规及专业技术规范。 C2 新生儿病室突发事件的应急预案与流程,培训记录 C3 培训考核记录本
	【B】符合"C",并 1. 护理人员岗位职责落实到位,对突发事件的应对能力有考核。 2. 工作制度、岗位职责和护理常规及时修订	护理部	B1 培训考核记录本 B2 工作制度、岗位职责和护理常规有修订标识
	【A】符合"B",并 对科室落实"工作制度,岗位职责,护理常规、专业技术规范"的成效与"突发事件的应急预案"演练效果有评价与持续改进的具体措施	护理部 新生儿科	A 二级、一级护理质量检查分析评价及持续改进记录本;三级质控检查存在问题分析、改进措施及效果评价记录表;护理应急预案演练记录

评审标准	评审要点	责任科室	支撑材料准备
5.5.3.2　新生儿室护理人力配备合理，护理人员经过专业理论与技术培训及考核合格，实施责任制护理			
5.5.3.2.1 新生儿室护理人力资源合理配备，经专业理论与技术培训，考核合格，实施责任制护理。 （总牵头科室护理部）	【C】 1. 新生儿室护理人员通过专业理论与技术培训，考核合格。 2. 新生儿室实施责任制护理。1名护理人员负责≤6名普通患儿或≤3名重症患儿	新生儿科1 护理部2	C1 新生儿室护理人员专科护士培训合格证 C2 见"新生儿病室工作制度、岗位职责"，排班表
	【B】符合"C"，并 护理人员按工作年限或职称分层培训，考核合格	新生儿科	B 新生儿病房护士分层次培训计划及培训考核记录
	【A】符合"B"，并 1. 对落实新生儿室护理人员配置与能力有评价与持续改进的具体措施。 2. 新生儿室1名护理人员负责≤4名普通患儿或≤2名重症患儿	护理部	A1 护理人员执业准入制度；护理部人员调配方案、护理人员能级考核管理制度，能级评价记录，监管记录 A2 新生儿室护士排班表
5.5.3.3　有护理专项质量管理，分级护理措施到位，患儿安全制度落实到位			
5.5.3.3.1 有护理专项质量管理考核标准、培训及记录。安全措施落实到位。 （总牵头科室护理部）	【C】 1. 有重症新生儿护理规范，新生儿病室护理质量专项考核标准，有培训。 2. 有新生儿安全管理制度，有培训。 3. 100%使用腕带识别新生儿身份。 4. 新生儿室环境适宜，符合新生儿护理要求。 5. 护理人员知晓质量与安全管理主要内容与履职要求	新生儿科	C1 重症新生儿护理规范，新生儿病室护理质量专项考核标准；培训记录 C2 新生儿安全管理制度、培训记录 C3 新生儿腕带使用制度 C4 新生室平面布局图 C5 培训考核记录 C6 新生儿室湿温度检测登记簿
	【B】符合"C"，并 新生儿的护理措施和安全措施落实到位。 1. 科室定期进行自查，对存在问题有改进措施。 2. 主管部门定期进行检查，对存在的问题，及时反馈，并提出整改意见	新生儿科1 护理部2	B1 一级护理质量检查分析评价及持续改进记录本 B2 三级质控检查存在问题分析、反馈及改进措施记录表
	【A】符合"B"，并 按照专项护理质量管理考核标准，有考核评价与持续改进的具体措施	护理部 新生儿科	A 重点科室质量考核标准、质控检查存在问题改进措施及效果评价记录表
5.5.3.4　有医务人员手卫生规范，有新生儿暖箱、奶瓶、奶嘴消毒规范，传染病患儿隔离措施到位			
5.5.3.4.1 对医务人员手卫生进行培训，提高依从性；新生儿暖箱、奶瓶、奶嘴消毒规范；有传染病患儿隔离护理措施。 （总牵头科室院感科	【C】 1. 有医务人员手卫生规范的培训。洗手正确率达100%。 2. 有新生儿暖箱、奶瓶、奶嘴清洁消毒规范。 3. 有传染病患儿消毒隔离制度。 4. 护理人员知晓手卫生规范、隔离措施与履职要求。	院感科1、2、3 新生儿科4	C1、C4 中华人民共和国卫生行业标准《医务人员手卫生规范》新生儿医务人员手卫生培训考核记录本 C2 新生儿暖箱、奶瓶、奶嘴清洁消毒制度 C3 新生儿传染病消毒隔离制度

评审标准	评审要点	责任科室	支撑材料准备
	【B】符合"C",并 1. 洗手和干手设施完好,护理人员洗手符合规范要求。 2. 新生儿暖箱、奶瓶、奶嘴有监测。 3. 高危新生儿和疑似传染病的新生儿采取隔离措施,标识清晰。 4. 有工作人员手细菌培养监测,并达标。 5. 有专人负责新生儿室的医院感控工作,有监测记录,定期分析和改进。	新生儿科 1、2、3、4 院感科5	B1、B2、B4、B5 新生儿室《医院感染管理与持续改进手册》与《消毒监测登记本》 B3 高危新生儿和疑似传染病的新生儿隔离消毒制度
	【A】符合"B",并 对手卫生规范等制度的执行有监管,有持续改进的具体措施并记录。	院感科 新生儿科	A 院感科和科室对手卫生规范等制度的执行有监管,有持续改进的具体措施并记录

索 引